# 2

## ORIENTIERUNG AM WEITERBILDUNGS-CURRICULUM DER BUNDESÄRTZTEKAMMER

## Suchtmedizinische Versorgung

# Springer

*Berlin*
*Heidelberg*
*New York*
*Barcelona*
*Budapest*
*Hongkong*
*London*
*Mailand*
*Paris*
*Singapur*
*Tokio*

T. Poehlke    I. Flenker    H.-J. Schülter
H. Busch (Hrsg.)

# Drogen

Mit einem Geleitwort von Dr. I. FLENKER

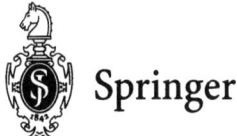 Springer

Dr. Thomas Poehlke
Hafenweg 11, 48155 Münster

Dr. Ingo Flenker
Präsident der Ärztekammer Westfalen-Lippe
Gartenstraße 210-214, 48147 Münster

Dr. med. Hans-Joachim Schlüter
Friedenstr. 20, 44139 Dortmund

Dr. med. Heiner Busch
Geschäftsstelle Westfalen-Lippe
Rosa-Luxemburger-Str. 20, 44141 Dortmund

ISBN-13:978-3-540-65582-4

Die Deutsche Bibliothek – CIP-Einheitsaufnahme
Suchtmedizinische Versorgung: Orientierung am Weiterbildungs-Curriculum der Bundesärztekammer / Hrsg.: Thomas Poehlke ... - Berlin; Heidelberg; New York; Barcelona; Hongkong; London; Mailand; Paris; Singapur; Tokio: Springer
   2. Drogen. - 2000
   ISBN-13:978-3-540-65582-4     e-ISBN-13:978-3-642-59614-8
   DOI: 10.1007/978-3-642-59614-8

Die Wiedergabe von Gebrauchsnamen, Handelsnamen, Warenbezeichnungen usw. in diesem
Werk berechtigt auch ohne besondere Kennzeichnung nicht zu der Annahme, daß solche
Namen im Sinn der Warenzeichen- und Markenschutzgesetzgebung als frei zu betrachten
wären und daher von jedermann benutzt werden dürften.

Produkthaftung: Für Angaben über Dosierungsanweisungen und Applikationsformen kann
vom Verlag keine Gewähr übernommen werden. Derartige Angaben müssen vom jeweiligen
Anwender im Einzelfall anhand anderer Literaturstellen auf ihre Richtigkeit überprüft werden.

Herstellung: PRO EDIT GmbH, D–69126 Heidelberg
Umschlaggestaltung: d & p, D–69121 Heidelberg
Satz: TBS, Sandhausen
Gedruckt auf säurefreiem Papier    SPIN 10702743   18/3134Re – 5 4 3 2 1 0

# Geleitwort

Aus medizinisch-wissenschaftlicher Sicht steht außer Zweifel, daß die Abhängigkeit von einer suchterzeugenden Substanz eine Krankheit ist. Dies gilt ohne Einschränkung auch für die Abhängigkeit von sog. illegalen Drogen, insbesondere von Opiaten. Die breite Akzeptanz, die heute für diese Auffassung nicht nur in der Ärzteschaft besteht, ist nicht zuletzt ein Verdienst der langjährigen Überzeugungsarbeit und der berufspolitischen Bemühungen der in der Suchtarbeit tätigen Berufsgruppen.

Die Ärzteschaft und die ärztliche Selbstverwaltung haben die Behandlung von Suchtkranken als ein wesentliches Problem- und Handlungsfeld erkannt und aufgegriffen. Ein Schwerpunkt liegt dabei auf der Therapie von Menschen, die von illegalen Drogen abhängig sind. Die Behandlungspalette wurde in den letzten Jahren insbesondere um die Substitutionstherapie opiatabhängiger Patienten erweitert, die sich als wichtiger Bestandteil therapeutischer Maßnahmen bewährt hat. Auch wenn das oberste Ziel der Behandlung unverändert die Suchtfreiheit ist, so kann mit Hilfe einer qualifizierten Substitutionstherapie bereits eine Reihe von Teilzielen auch im Sinne von Überlebenssicherung und sozialer Stabilisierung der Patientinnen und Patienten erreicht werden.

Bei der Entstehung einer Sucht handelt es sich nach wissenschaftlichen Erkenntnissen offensichtlich um ein multifaktorielles Geschehen. Die Behandlung der Suchterkrankungen, die in der Regel ein multiprofessionelles Vorgehen voraussetzt, muß diesem komplexem Geschehen Rechnung tragen. Insbesondere bei der Behandlung von Menschen, die aufgrund des Konsums sog. illegaler Drogen an einer Suchterkrankung leiden, werden aufgrund der rechtlichen und strukturellen Gegebenheiten sowie der gesellschaftlichen Dimension besondere Anforderungen an die fachliche Kompetenz der Behandler gestellt.

Nicht zuletzt deshalb hat die Ärztekammer Westfalen-Lippe als erste Ärztekammer im Bundesgebiet die neugeschaffene Fachkunde „Suchtmedizinische Grundversorgung" in die Weiterbildungsordnung aufgenommen. An der Erarbeitung des entsprechenden 50stündigen Curriculums „Suchtmedizinische Grundversorgung" der Bundesärztekammer war die Ärztekammer Westfalen-Lippe federführend beteiligt. Mit der Fachkunde werden unter anderem Qualifikationen zur Prävention, Diagnostik, Therapie und Frührehabilitation von Suchterkrankungen vermittelt.

Ich werte dies als großen Schritt auf dem Weg hin zu einer noch fundierteren und qualifizierteren Behandlung der bekannten Abhängigkeits- und Mißbrauchsformen.

Die vorliegende Veröffentlichung ist Spiegel des aktuellen Wissenstandes und der interdisziplinären Ansätze bei der Behandlung drogenabhängiger Patienten und bezieht sich auf den Baustein IV „Illegale Drogen" des Curriculums der Bundesärztekammer. Der vorliegende Band soll der erste Schritt zu einer Veröffentlichungsreihe sein, in der die Lern- und Lehrinhalte im Handlungsbereich „Suchtmedizinische Grundversorgung" abgebildet werden und die dem modularen Kurskonzept des Curriculums der Bundesärztekammer entspricht.

Den Herausgebern – hier sei insbesondere der Kollege Poehlke hervorgehoben – und allen Autoren, die zur Erstellung dieses Bandes beigetragen haben, danke ich auf diesem Weg ganz herzlich. Ihr Werk ist Ausdruck unseres gemeinsamen Bemühens, allen von Sucht bedrohten und betroffenen Menschen in medizinischer wie psychosozialer Hinsicht wirksam und adäquat zu helfen und gangbare Wege aus der Sucht zu entwickeln.

Dr. med. INGO FLENKER

Präsident der Ärztekammer Westfalen-Lippe
Vorsitzender des Ausschusses „Sucht und Drogen"
der Bundesärztekammer

# Vorwort

In Deutschland gibt es nach offiziellen Schätzungen etwa 9,3 Millionen Menschen mit einem riskanten Alkoholkonsum, davon etwa 1,7 Millionen manifest abhängige und 2,7 Millionen, die einen Alkoholmißbrauch betreiben. Ähnlich besorgniserregende Zahlen liegen für Medikamentenabhängige mit 1,4 Millionen Betroffenen und Abhängigen von illegalen Drogen mit etwa 150.000 Betroffenen vor. Dazu kommen nochmals etwa 30% der Gesamtbevölkerung, die zu regelmäßigen Rauchern zu zählen sind.

Der gesundheitliche Schaden, der durch den regelmäßigen Konsum von Suchtmitteln entsteht, ist erheblich. So sterben in unserem Land jährlich etwa 100.000 Menschen an den Folgen des Rauchens und 40.000 durch den Konsum von Alkohol. Der volkswirtschaftliche Schaden allein für die Folgen des Alkoholabusus werden auf 30–80 Milliarden DM beziffert. Diese Zahlen sollen und können nicht darüber hinwegtäuschen, daß es sich bei den beschriebenen Phänomenen um eine chronische und behandlungsbedürftige Erkrankung handelt: Sucht.

Ein großer Teil der Betroffenen hat regelmäßigen Kontakt zu einem Arzt. Deshalb ist es ein besonderes Anliegen, der Früherkennung ein größeres Gewicht in der ärztlichen Weiter- und Ausbildung zukommen zu lassen. Mit einem verbesserten Wissen über Phänomene der Abhängigkeitserkrankungen können die Ansprache und Hilfe für die Patienten verbessert und gleichsam ein Verständnis für die notwendigen präventiven Aspekte der ärztlichen Tätigkeit im Suchtbereich geschaffen werden.

Die Bundesärztekammer hat mit der Veröffentlichung ihres Curriculums zur Kursweiterbildung „Suchtmedizinische Grundversorgung" diesen Erkenntnissen Rechnung getragen und eine 50stündige Weiterbildung zur Anerkennung dieser Fachkunde für die verschiedenen Ärztekammern etabliert.

Aufbauend auf dieser Struktur eines modularen Aufbaus der Lerninhalte mit fünf Bausteinen, bei welchen die meisten der in den Bänden I–III „Suchtmedizin" vertretenen Autoren mitgewirkt haben, wird eine zeitgemäße, wissenschaftlich fundierte Übersicht zu einzelnen Themen gegeben.

Obwohl einzelne Aspekte für den interessierten Leser mit medizinischem, psychologischem, sozialwissenschaftlichem oder verwaltungstechnischem Hintergrund jeweils an Aktualität und Interesse im Vordergrund stehen mögen, so erschließt sich die komplexe Struktur der theoretischen und praktischen Fragen der Suchtmedizin erst in der Gesamtheit der Darstellung. Die Konzeption der einzelnen Bände berücksichtigt diese Überlegung, so daß sich der modulare Aufbau des Themas in den einzelnen Bänden ergänzt und schließt.

Besonderer Wert wurde dabei auf eine praxisnahe Darstellung der Thematik gelegt, wobei Fallbeispiele und Erörterungen einzelner Themenschwerpunkte Vorrang vor theoretischen Überlegungen erhielten. Tatsächlich ist es ein Anliegen der Verfasser, eigene, jahrelange intensive Erfahrung in spezifischen Bereichen der Behandlung Abhängiger für eine interessierte Leserschaft darzustellen und gleichsam eine lebensnahe Auseinandersetzung mit dem Thema zu ermöglichen.

Besonderer Dank der Herausgeber und Autoren gilt jenen Firmen, die durch ihr Engagement und finanzielle Unterstützung das Buchprojekt erst ermöglichten. Die Zusammenarbeit mit den Firmen *addi-Care* Arzneimittel, Holzkirchen, *Essex Pharma*, München, Hoechst Marion Roussel, Bad Soden, und *Hoffmann La-Roche*, Grenzach-Wyhlen, Merck, Darmstadt und Sanofi-Synthelcbo Arzneimittel, Berlin gestaltete sich sehr konstruktiv und angenehm.

Schließlich ist die Arbeit von Herrn Thomas Günther, Springer-Verlag, als nimmermüder und immer motivierender Begleiter hervorzuheben, ohne den die gesamte Arbeit nicht zu schaffen gewesen wäre.

Münster im Dezember 1999  Dr. THOMAS POEHLKE

# Inhaltsverzeichnis

KAPITEL 8

KAPITEL 9

KAPITEL 10

## KAPITEL 14

### Frauen und Sucht: Illegale Drogen ..................... 161

## KAPITEL 15

### Hepatitis C unter Drogenabhängigen ................... 173

## Anhang

## KAPITEL 1

# Zusammenfassung (Historie und Ausblick) 1

A. FOLLMANN, T. POEHLKE

Die Beschäftigung der Medizin mit dem Mißbrauch oder auch der Abhängigkeit von psychoaktiven Substanzen ist so alt wie die Kenntnisse der Wirkungen verschiedener Drogen. Allerdings galt über Jahrhunderte hinweg die Auseinandersetzung mit den Folgen des Alkoholkonsums als hauptsächliches Ziel der Maßnahmen. In ihm fanden sich später auch bei anderen Substanzen wiedergefundene Eigenschaften, die den fortgesetzten Konsum so naheliegend erscheinen ließen: als sedativ-hypnotische Substanz ist ihm die Linderung von Angst-, Spannungs- und Erregungszuständen zu eigen. Ähnliche Wirkungen wurden in einem anderen Kulturkreis den Opiumalkaloiden zugesprochen. Hier war jedoch bald schon die Gefahr der Überdosierung berichtet worden, so daß die Verbreitung zwar anhielt, letztlich aber immer eine gewisse Beschränkung in ihrem Konsum bestand. Schließlich wurden auch Bromid und Chloralhydrat als Alternativen zu Alkohol und Opium gefunden, um Dämmerzustände in medizinisch gewünschter Form herzustellen. Nicht wenige der damit Behandelten wurden auch von diesen Substanzen abhängig. Nachdem vor über 100 Jahren Heroin synthetisiert worden war, kam der Handel damit durch die Farbenfabriken rasch in Gang. Stimmen, die vor der Ausbildung einer Abhängigkeit warnten, wurden durch die Unternehmen kritisiert. Namhafte und meinungsbildende Ärzte konnten gefunden werden, um die Unbedenklichkeit einer Heroin-Verordnung zu dokumentieren. Obwohl die vorherrschende Indikation die Erkrankung der Atemwege war, kam es zu einer vielfachen Verwendung in unterschiedlichen Bereichen in der Erwachsenen- sowie in der Kinderheilkunde. Es dauerte lange, bis das gesamte Ausmaß einer möglichen Suchtgefährdung des Heroins in Ärztekreisen bekannt gemacht wurde. Ähnlich wurde mit dem Kokain verfahren, das ebenfalls in den Zeiten der aufblühenden Alkaloidforschung in Deutschland hergestellt und von hier aus vertrieben wurde.

Nachdem sich der Schwarzmarkt mit diesen Medikamenten versorgt hatte, gelang kaum noch ein rationaler Zugang zur Diskussion möglicher therapeutischer Interventionen. Das mit der Verabschiedung der „Leitsätze über Suchtgifte und Giftsuchten" während des Deutschen Ärztetages von 1928 in die Medizin eingeführte Abstinenzpostulat in der Therapie Drogenabhängiger blieb bis auf weiteres medizinische Lehrmeinung.

Bis zu Beginn der 70er Jahre, in denen sich Heroin und andere Drogen auch rapide in Deutschland ausbreiteten, wurde das Postulat der Abstinenz in der Behandlung Abhängiger nicht hinterfragt. Danach wurde es zumindest bis zu größerem Einsatz von Methadon Ende der 80er Jahre kaum diskutiert und mittlerweile weiter intensiv „hinterfragt". Gerade mit der Substitutionstherapie kam das Abstinenzparadigma ins Wanken und somit wurden viele für uns neue Ansätze in der Behandlung Abhängiger eröffnet.

Exakte Berechnungen über die tatsächliche Zahl der stoffgebundenen Abhängigkeitskranken liegen nicht vor. Bisherige Untersuchungen gehen von etwa 2,5 Millionen Alkoholkranken, 800.000 Medikamentenabhängigen und mindestens 200.000 Abhängigen von illegalen Drogen aus. Dabei ist zu berücksichtigen, daß die Zahlen für die Alkohol- und Medikamentenabhängigen aufgrund der Behandlungsbedürftigkeit erhoben wurden und die Angaben über illegale Drogen konsumierende Abhängige aus polizeilichen Ermittlungsdaten stammen.

Die sog. Dunkelziffer liegt bei allen Abhängigkeitsformen sicher höher. Die Therapie der Abhängigkeit von gesetzlich verbotenen Drogen hat innerhalb der letzten Jahrzehnte, in denen das Problem des jetzt zu beobachtenden Ausmaßes entstand, gerade in Hinsicht der flächendeckenden Versorgung Fortschritte gemacht. Überwiegend wurde jedoch von der Abstinenz als Grundlage jeder weiteren therapeutischen Intervention ausgegangen. Ein Großteil der so Behandelten bricht die Therapie aber frühzeitig ab, und von den restlichen etwa 30%, die eine stationäre Therapie regulär beenden, bleibt etwa ein Drittel abstinent! Diese Zahlen können nicht zufriedenstellen.

Die Erkenntnis, daß die Drogenabhängigkeit eine chronisch rezidivierende Erkrankung ist und deshalb über einen langen, nach Jahren zu bemessenden Zeitraum zu begleiten ist, setzt sich nur allmählich durch. Theorien über den Ausstieg aus der Sucht ohne Hilfe durch das medizinische System oder die Einrichtungen der Drogenhilfe, das „maturing out", werden vornehmlich unter Sozialwissenschaftlern diskutiert und sind weniger den Medizinern bekannt. Erst nachdem die hohe Rate der Infektionen mit HI-Viren unter Drogenkonsumenten deutlich wurde und die Furcht um einen möglichen „Virus-Pool" unter ihnen umging, konnte die international langjährig durchgeführte Drogensubstitution mit Methadon auch in Deutschland Fuß fassen.

Dabei wurde der Grundcharakter der Behandlung, die pharmakologische Therapie einer auch neurobiologischen Erkrankung, verändert. Mehrheitlich folgten die Behandler zunächst dem Prinzip einer möglichst kurzen Substitutionsdauer mit Blick auf eine möglichst rasche „Abdosierung". Dies vor allem in der Hoffnung, die Patienten alsbald wieder in einer Abstinenzstruktur behandeln zu können. Dem widersprachen alle bisher gemachten Erfahrungen, die erst dann stabile Situationen und Verläufe beschrieben, wenn über einen mehrjährigen Zeitraum hinweg substituiert wurde. Der Verweis auf eine umfangreiche Literatur und die auch in Deutschland bereits mehrjährige Erfahrung der Methadonbehandlung verhinderte den oft emotional geführten Diskurs um die Wirksamkeit der Methode nicht.

Erwähnt seien hier lediglich die grundlegenden Untersuchungsergebnisse zur Wirksamkeit von Methadon auf den menschlichen Organismus und zu therapeutischen Einsatzmöglichkeiten. Nachdem Methadon in Deutschland noch während des zweiten Weltkriegs synthetisiert worden war, wurde anschließend vornehmlich in den USA damit geforscht, so daß bereits 1947 erste Publikationen erschienen. Zwei Jahre später folgten dann detaillierte Forschungsergebnisse zum erfolgreichen Einsatz von Methadon zur Unterbindung des Heroin-Abstinenzsyndroms.

Die Methadon-gestützte Detoxifikationstherapie konnte sich als Methode der Wahl seit den 50er Jahren durchsetzen. Trotz positiver Erfahrungsberichte in Deutschland, stieß dieser Behandlungsansatz auf eine breite Ablehnung innerhalb der Ärzteschaft.

Dole und Nyswander führten schließlich, basierend auf mehreren Studien, die Behandlung mit Methadon als langfristig angelegte Substitutionsbehandlung Opiatabhängiger ein. Als wesentliche Erfolgsparameter wurde von ihnen postuliert: physische Rehabilitation, soziale/berufliche (Re-)Integration und allgemeine Stabilisierung, das Einstellen krimineller Aktivitäten und die Abkehr vom illegalen Drogenmarkt. In ihrem Kontext wurde die Drogenabhängigkeit als primär neurochemisch verursacht angesehen, und eine psychiatrische Grundstörung trat eher in den Hintergrund. Das oberste und wichtigste Behandlungsziel war somit der Schutz des Lebens des betäubungsmittelsüchtigen Patienten. Primär wurde nicht die Abstinenz, sondern die allgemeine Gesundheit Drogenabhängiger in den Vordergrund gerückt.

Diese Betrachtung hat in Deutschland erst schrittweise Eingang in medizinische Kreise gefunden und ist wohl auch noch nicht völlig akzeptiert.

Selbst die langjährige Erprobungsdauer des Methadon läßt zu bestimmten Fragen keine abschließende Antwort zu, so daß die fortgesetzte Forschung notwendig ist. Andererseits wurde durch die medikamentöse Behandlung Opiatabhängiger der Blick auf neurobiologische Faktoren der Sucht gerichtet, so daß auch in anderen Feldern eine verstärkte Therapieoffenheit zu bemerken ist, etwa im Bereich der Alkoholbehandlung mit sog. „Anti-craving"-Substanzen, wie Acamprosat (Camapral®), den Substitutionssubstanzen Buprenorphin (Subutex®), LAAM (Orlaam®) und L-Polamidon® oder als Opiatblocker mit Naltrexon (Nemexin®). Keiner der genannten Stoffe kann eine Garantie für eine letztliche Abstinenz des Abhängigen bieten, aber die Möglichkeiten der Therapie haben sich mit den verfügbaren Substanzen vergrößert. Zugleich bietet der Gedanke, in der Behandlung Abhängiger auch akzeptierende Ansätze zuzulassen, auch die Möglichkeit, eine Originalstoffvergabe zu ermöglichen. Die Zukunft der Behandlung Drogenabhängiger sieht also einen multimodalen Behandlungsansatz, der individuelle Bedürfnisse berücksichtigen hilft und den Respekt und die Wertschätzung des Einzelnen in den Vordergrund stellt.

## KAPITEL 2

# Pharmakologie I
# Illegale Drogen

**2**

H. KÖHLER, T. POEHLKE

Die Betrachtung des Konsums illegaler Drogen in Deutschland fußt unter anderem auf Erkenntnissen, die durch Ermittlungsbemühungen der Polizei und anderer staatlicher Organe entstanden sind, sowie auf Schätzungen und epidemiologischen Berechnungen, was die Zahl der Konsumenten betrifft. Um sich ein Bild vom Ausmaß der Situation zu verschaffen, ist dieser Überblick eine erste Grundlage weiterer inhaltlicher Überlegungen und pharmakologischer Darstellungen des Problems. Es wird dabei deutlich, daß es sich durchaus nicht um ein gesellschaftliches Epiphänomen handelt, sondern daß der Konsum illegaler Drogen ein allgemeines, fast alltägliches Problem geworden ist.

Bis zu 0,9% der deutschen Bevölkerung gelten nach neueren Erhebungen als Konsumenten illegaler Drogen. Bisherige Berechnungen gehen von 120.000 Heroinabhängigen, 100.000 Kokain-Konsumenten und etwa 2 Mill. Cannabis-Konsumenten aus.

Die behandelnden Ärzte sind aber trotz ihrer motivierten Haltung oft frustriert, da sie übersehen, daß die Drogenabhängigkeit eine durchschnittlich über viele Jahre verlaufende Erkrankung mit häufigen Rückfällen und starker gesundheitlicher Beeinträchtigung ist. Sinnvoller ist es, die Behandlung, unterstützt durch eine Substitutionstherapie mit Methadon, in untergeordnete Therapieziele zu unterteilen. Die Sicherung des Überlebens und die Reduzierung des Konsums sowie der Exzesse steht dabei im Vordergrund, da die Abstinenz nur mittel- bis langfristig erreichbar ist.

Es soll an dieser Stelle nicht unerwähnt bleiben, daß der Konsum von Alkohol und Tabak ein gravierendes gesundheitliches und volkswirtschaftliches Problem geschaffen hat, das bisher in seiner Gesamtheit weder im medizinischen noch im sonstigen wissenschaftlichen oder gar öffentlichen Bereich genügend gewürdigt und bekämpft wurde!

In Europa steht hinsichtlich des Konsumumfangs illegaler Drogen Cannabis an erster Stelle. Seit Beginn der 90er Jahre nimmt der Konsum von Amphetaminderivaten insbesondere von den 2,3-Methylendioxyamphetaminderivaten (im allgemeinen Sprachgebrauch als „Ecstasy", „XTC" bezeichnet) stetig zu. Wie die Sicherstellungen von Polizei und Zollfahndung zeigen, ist die Zeit, in der Kokain ausschließlich die Droge der „upper class" war, vorbei. Da inzwischen etwa genausoviel Kokain wie Heroin sichergestellt wird, muß man davon ausgehen, daß von beiden Drogen etwa gleich viel auch konsumiert wird. Die Polizei nimmt an, daß ihre Sicherstellungen etwa 5% des Drogenmarktes abschöpfen. Im folgenden werden die wichtigsten illegalen Drogen im einzelnen beschrieben.

## Cannabis

Die Hanfpflanze Cannabis sativa ist ein einjähriges, zweihäusiges Kraut, d. h. , es gibt weibliche und männliche Pflanzen. Sie gedeiht unter unterschiedlichsten klimatischen Bedingung und kann daher praktisch überall angebaut werden. In Europa war früher Hanf zur Gewinnung von Fasern sehr weit verbreitet. In den letzten Jahren nimmt der Anbau von Faserhanf wieder zu. Neben der Bildung von Fasern ist die Absonderung eines Harzes, dessen berauschende Wirkung schon vor Jahrtausenden in Asien und Afrika bekannt war, von Bedeutung.

Durch Selektion sind Variationen von Cannabis sativa entstanden, die harzarm und faserreich oder harzreich und faserarm sind. Im Harz von Cannabis sativa hat man bisher mehr als 60 Substanzen identifiziert, die aufgrund ihrer chemischen Struktur zu den Cannabinoiden zählen. Die wichtigsten sind Cannabinol, Cannabidiol, Tetrahydrocannabinol und Tetrahydrocannabinolcarbonsäure. Die psychotrope Wirkung von Cannabis wird auf Tetrahydrocannabinol (THC) zurückgeführt. Die Bildung von THC aus den entsprechenden Cannabinoidvorstufen erfolgt im Verlauf der Vegetationsperiode und bedarf einer ausreichenden UV-Strahlung.

Die getrockneten grünen Spitzentriebe von blühenden Hanfpflanzen kommen als Marihuana („Gras") auf den Drogenmarkt. Der THC-Gehalt von Marihuana variiert sehr stark. Da THC licht- und sauerstoffempfindlich ist, verringert sich der THC-Gehalt während der Lagerung. Frische Marihuanaproben können je nach Sorte, Herkunft und Vegetationsbedingungen bis zu 25% THC enthalten. In der Regel liegen die THC-Konzentrationen aber unter 10%. Als Haschisch („Piece") bezeichnet man Cannabispreßmassen, die sich durch einen hohen Harzanteil auszeichnen. Der Wirkstoffgehalt von Haschisch schwankt ebenso wie der von Marihuana über einen weiten Bereich. Je plastischer eine Preßmasse ist, desto frischer ist sie und um so höher ist ihr THC-Gehalt. Cannabis (Marihuana), Cannabisharz (Haschisch) und Tetrahydrocannabinol stehen in der Anhang I des BtMG. Sie gehören zu den „nicht verkehrsfähigen Betäubungsmitteln". Es wird überwiegend entweder in Verbindung mit Tabak geraucht, nicht wenige Kosnumenten nehmen es aber auch pur zu sich. Bei dieser Konsumform läßt sich die aufgenommene THC-Menge und damit der Rauschzustand gut steuern. Diese Möglichkeit besteht nicht, wenn Cannabis in Form von Plätzchen oder Tee oral aufgenommen wird. Die wirksame THC-Rauschdosis beträgt 15 mg, wenn Cannabis geraucht wird. Bei oraler Aufnahme wird etwa die dreifache Dosis für einen Rausch benötigt.

Im Verlauf eines Cannabisrausches laufen zahlreiche Wirkungen neben- und nacheinander ab: Veränderung der Stimmungslage, Euphorie, allgemeines Wohlbefinden, Heiterkeit, Verminderung des Antriebs, Gelassenheit, Apathie, Ideenflucht, gestörtes Kurzzeitgedächtnis, verminderte Konzentrationsfähigkeit, erhöhte Ablenkbarkeit, veränderte Zeitwahrnehmung, gestörte bzw. veränderte Wahrnehmung von visuellen und akustischen Reizen. Ein atypischer Rauschverlauf führt zu Angst und Panik. Er kann praktisch jederzeit auftreten, auch wenn vorher ein ausgeprägtes Wohlgefühl erreicht worden war. Bei Langzeitkonsum kann es zu psychischer Abhängigkeit kommen. Die akute Toxizität von Cannabis ist gering. Bisher gibt es keine in der Literatur beschriebene tödliche Intoxikation mit Cannabis.

Beim Rauchen erreicht die THC-Konzentration im Blut bereits nach ca. 15 Minuten ihr Maximum. Es erfolgt eine rasche Verteilung und ein sehr schneller Übergang in das ZNS. Gleichzeitig fällt die THC-Konzentration im Blut schnell ab. In der zweiten Eliminationsphase folgt die Depotbildung im Fettgewebe, in dieser Phase sinkt der Blutspiegel nur langsam weiter. In der dritten Phase wird deponiertes THC wieder langsam freigesetzt, dann sinkt der Blutspiegel noch langsamer.

THC ist im Blut bei einer Nachweisgrenze von 1 ng/g etwa 5–6 Stunden nachweisbar. Der Hauptmetabolit ist Tetrahydrocannabinolcarbonsäure (THC-COOH). THC-COOH erreicht nach etwa 1,5–2 Stunden ihren maximalen Blutspiegel. Aufgrund der langen Plasmahalbwertszeit von mehr als 24 Stunden kumuliert THC-COOH bei häufigem Cannabiskonsum im Blut. Daher ist es möglich, durch die analytische Bestimmung von THC-COOH im Blut eine Aussage darüber zu machen, ob der Proband gewohnheitsmäßig oder nur gelegentlich Cannabis konsumiert.

## Amphetamine

Amphetamine sind synthetische Substanzen. Von dem Amphetamingrundgerüst leiten sich viele Derivate ab, die nach ihrer Wirkung in Stimulantien, Entactogene und Halluzinogene eingeteilt werden (Abb. 2.1).

Zu den Stimulantien zählen Amphetamin und Methamphetamin. Amphetamin, die Ausgangssubstanz für alle Amphetaminderivate, ist bereits im vergangenen Jahrhundert erstmalig synthetisiert worden. Seine psychotrope Wirkung wurde 1910 entdeckt. Während der illegale Konsum von Methamphetamin in Deutschland nur eine sehr untergeordnete Rolle spielt, wird Amphetamin relativ häufig konsumiert.

Amphetamin und Methamphetamin stehen in der Anlage III des BtMG. Sie gehören zu den „verkehrsfähigen und verschreibungsfähigen Betäubungsmitteln".

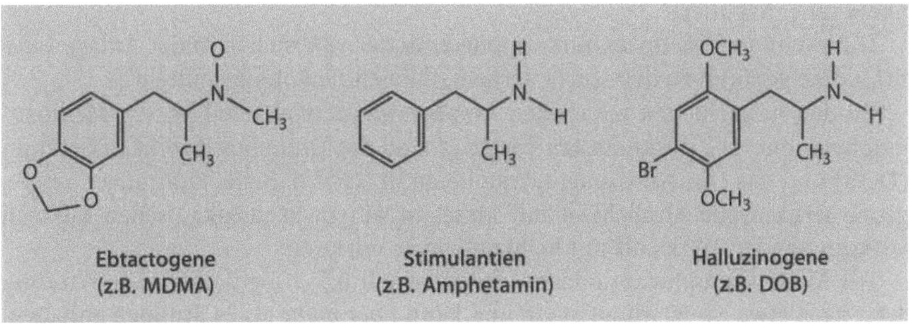

Ebtactogene          Stimulantien          Halluzinogene
(z.B. MDMA)          (z.B. Amphetamin)     (z.B. DOB)

**Abb. 2.1.** Amphetaminderivate

Meist wird das weiße bis leicht rosafarbene, häufig etwas feuchte Pulver oral eingenommen. Gelegentlich gibt es Amphetamin auch in Tablettenform auf dem Drogenmarkt. Die mittlere Rauschdosis liegt bei 15–25 mg. Durch die Stimulierung des noradrenergen Systems kommt es zu einem ausgeprägten euphorischen Zustand mit vermehrtem Rededrang, gesteigerter Spontaneität verbunden mit beschleunigten Denk- und Assoziationsvorgängen aber auch mit Gedankenflucht. Das Schlafbedürfnis wird ebenso wie Hunger- und Durstgefühl unterdrückt. Die maximale Blutkonzentration bei Einmalkonsum von 25 mg wird nach ca. $1\frac{1}{2}$ Stunden erreicht und liegt im Bereich von 30–50 ng/g. Regelmäßiger Konsum führt zu ausgeprägter psychischer Abhängigkeit. Außerdem bildet sich eine deutliche Toleranz aus, die von den Konsumenten nicht in erster Linie durch eine Dosissteigerung, sondern meist durch Erhöhung der Applikationsfrequenz ausgeglichen wird. Der Tagesbedarf kann bei extremem Mißbrauch bis auf 1 g Amphetamin steigen. Bei solchen Extremkonsumenten werden Amphetaminkonzentrationen bis zu 2000 ng/g Blut festgestellt. Bei nicht ausgeprägter Toleranz sind das tödliche Amphetaminkonzentrationen.

Seit 1991 ist in der Bundesrepublik ein steigender Konsum von Ecstasy zu verzeichnen. Ecstasy war ursprünglich die Szenebezeichnung für 2,3-Methylendioxymethaphetamin (MDMA). Inzwischen steht die Bezeichnung Ecstasy als Synonym für den Konsum von Amphetaminderivaten in Tablettenform. Diese Tabletten enthalten meistens MDMA und/oder 2,3-Methylendioxyethylamphetamin (MDE). Häufig zeigen die Tabletten Prägungen mit Motiven aus der Comic-Welt. Allerdings kann man nicht davon ausgehen, daß Tabletten gleichen Aussehens auch die gleiche Zusammensetzung haben.

Die mittlere Konsumdosis liegt bei 50–100 mg. Die Wirkung tritt im allgemeinen nach 30–60 Minuten ein und hält über mehrere Stunden an. Aufgrund ihrer pharmakologischen Wirkung ist für die 2,3-Methylendioxyamphetamine die Bezeichnung „Entactogene" eingeführt worden. Frei übersetzt bedeutet dieser Begriff etwa: „im Innern ein Gefühl erzeugend". 2,3-Methylendioxyamphetamine entwickeln in abgeschwächter Form dieselbe stimulierende Wirkung wie Amphetamin. Hinzu kommt eine emotionale Enthemmung verbunden mit dem Abbau von Kommunikationsbarrieren. Als wichtigste und gefährlichste Nebenwirkung der Entactogene ist die Hyperthermie und die Blutdrucksteigerung zu nennen. Der chronische Konsum führt zu psychischer Abhängigkeit. Weiterhin wird derzeit eine irreversible Schädigung von Nervenzellen durch 2,3-Methylendioxyamphetamine diskutiert.

Die genannten Methylendioxyamphetaminderivate stehen in der Anlage I des BtMG. Sie gehören zu den „nicht verkehrsfähigen Betäubungsmitteln".

Zu den halluzinogen wirkenden Amphetaminderivaten zählen die Methoxyamphetamine. Die bekanntesten Vertreter sind das Dimethoxybromamphetamin (DOB) und das Dimethoxymethylamphetamin (DOM). Beide Substanzen zeigen große strukturelle Ähnlichkeit mit Mescalin, einem in mexikanischen Kakteen vorkommenden Wirkstoff mit halluzinogener Wirkung.

Die Methoxyamphetaminderivate werden mit 0,5–1 mg dosiert. Die Wirkung setzt nach etwa 30–60 Minuten ein und kann über mehr als 24 Stunden anhalten. Sie ist von visuellen und akustischen Halluzinationen geprägt. Die halluzinogen wirkenden Amphetamine zeichnen sich durch eine sehr geringe „therapeutische Breite" aus. Eine Dosis von 5 mg kann schon tödlich sein.

Die Methoxyamphetamine stehen in der Anlage I des BtMG. Sie gehören zu den „nicht verkehrsfähigen Betäubungsmitteln".

## LSD

LSD (Lysergsäurediethylamid) wurde erstmalig 1938 von Albert Hofmann bei Sandoz synthetisiert. Hofmann untersuchte damals die Alkaloide des Mutterkorns. Als Mutterkorn bezeichnet man das Myzel des Pilzes Claviceps purpurea, der bevorzugt in feuchten Sommern Getreide infiziert. Aus dem Mutterkornalkaloid Lysergsäure ist LSD leicht zu synthetisieren. LSD ist das stärkste bekannte Halluzinogen. Die wirksame Dosis beträgt 25–100 µg. Es wird damit um den Faktor 100–1000 niedriger dosiert als alle anderen Drogen. Da so geringe Substanzmengen nicht handhabbar sind, wird LSD immer auf Trägermaterialien angeboten. Die gängigsten sind sog. Papiertrips, die mit allerlei bunten Motiven bedruckt und zumeist konsumentenfreundlich perforiert sind.

Die Trips werden oral eingenommen. Die Wirkung setzt nach ca. einer Stunde ein und kann bis zu 12 Stunden dauern. Sie manifestiert sich in intensiven akustischen und vor allem in visuellen Halluzinationen. Das Besondere an einem LSD-Rausch ist, daß das Bewußtsein erhalten bleibt. Der Konsument kann sich anschließend an alles erinnern. Vielfach wird die Erinnerung an die Halluzinationen als Grund für die erneute LSD-Einnahme genannt. Bemerkenswert ist auch, daß LSD einen so umfassenden Rauschzustand erzeugen kann, ohne einen Kater zu hinterlassen. Gelegenlich werden von den Konsumenten sog. Horrortrips erlebt. Diese sind von schrecklichen Visionen, z. B. von Menschen, die in der Realität zwar dem Konsument vertraut sind, in seiner Wahnvorstellung aber zu grotesken, bedrohlichen Figuren verändert erscheinen, gezeichnet. Im Rahmen solcher Horrortrips ist es schon mehrfach zu strafbaren Handlungen (Körperverletzungen, Tötungsdelikten) gekommen. Ein weiterer, sehr gefährlicher Aspekt des LSD-Rausches ist die mögliche Ausbildung eines Omnipotenzgefühls. So wurde im Sommer 1996 im Institut für Rechtsmedizin in Münster ein LSD-Konsument untersucht, der, nach Zeugenaussagen, in dem Glauben fliegen zu können, aus dem 6. Stock eines Hauses sprang. Der Sturz endete tödlich.

Die akute Toxizität von LSD ist sehr gering, es ist in der Literatur kein Fall einer tödlichen Intoxikation durch LSD bekannt. LSD-Konsum führt weder zur Ausbildung einer Abhängigkeit noch zur Entwicklung von Toleranz.

LSD findet sich in der Anlage I des BtMG. Es ist ein „nicht verkehrsfähiges Betäubungsmittel".

## Kokain

Kokain wird aus den Blättern des südamerikanischen Kokastrauches (Erythroxylon coca), in denen es in einer Konzentration von ca. 1% enthalten ist, gewonnen. Das aufgrund seines Erscheinungsbildes auch gern als „Schnee" bezeichnete

Kokainhydrochlorid wurde wegen seiner Wirkung bereits 1884 als Lokalanästhetikum therapeutisch vor allem in der Augenheilkunde eingesetzt. Während Kokainhydrochlorid überwiegend nasal und seltener i.v. appliziert wird, wird die freie Kokainbase (Crack) geraucht. Auf dem Drogenmarkt wird in Deutschland nahezu ausschließlich Kokainhydrochlorid angeboten. Es ist meist mit Lidocain und/oder verschiedenen Zuckern (Glukose, Laktose, Mannose) gestreckt. Der Wirkstoffgehalt des Straßenkokains schwankt zwischen 10 und 80%. Die freie Kokainbase wird aus Kokainhydrochlorid gewonnen, indem es in Wasser gelöst und mit einer Base (z. B. Ammoniak oder Backpulver) versetzt wird. Die ausfallende Kokainbase wird isoliert, getrocknet und anschließend geraucht.

Insbesondere beim Kokainschmuggel wird häufig auf das „body-packing" zurückgegriffen. In Kunststoff fest verpacktes Kokainhydrochlorid wird dazu z. B. in Form von kleinen Kügelchen („bubbles", ⌀ 1 cm) geschluckt und am Zielort über den Darm wieder ausgeschieden. Größere Abpackungen werden nach analer Einführung im Dickdarm geschmuggelt. Dabei hat es bereits einige Todesfälle gegeben, weil sich die Verpackung im Körper geöffnet hat.

Die durch Kokain verursachten psychischen Wirkungen zeigen einen zweiphasigen Verlauf:

- Im *euphorischen Stadium* dominieren positive Empfindungen, Mut, Antriebssteigerung ohne Ermüdungsgefühl, Distanzlosigkeit und gesteigertes Selbstwertgefühl, es kann zu taktilen und/oder optischen Halluzinationen kommen. Diese Phase kann Minuten bis Stunden dauern.
- Das *dysphorische Stadium* (Kokainkater) geht mit Antriebsverlust, Müdigkeit, Erschöpfung, Reizbarkeit und Depressionen einher.

Die geschnupfte mittlere Rauschdosis liegt bei 30–200 mg Kokainhydrochlorid. Werden 50–200 mg Kokainbase (Crack) geraucht, ist das Rauscherlebnis sehr viel kürzer, dafür ist aber sowohl das euphorische als auch das dysphorische Stadium erheblich intensiver, so daß gerade beim Crack-Rauchen der Drang zum erneuten Konsumieren sehr hoch ist. Kokain führt zu psychischer Abhängigkeit.

Kokain wird intensiv verstoffwechselt, der Hauptmetabolit ist Benzoylecgonin, der im wesentlichen über den Urin ausgeschieden wird. Kokain ist im Blut etwa 4–6 Stunden nachweisbar (Plasmahalbwertszeit ca. 30–60 Minuten). Als durchschnittlich letale Dosis werden 1–2 g angesehen. Besonders gefährlich ist die Überdosierung bei i.v.-Konsum. Über Symptome wie Angstgefühl, Atemnot, Bluthochdruck und tonisch-klonische Krämpfe kann der Tod durch Atemdepression oder Kreislaufkollaps eintreten.

Kokain steht in der Anlage III BtMG. Es ist ein „verkehrsfähiges und verschreibungsfähiges Betäubungsmittel".

## Heroin

Heroin hat seinen Ursprung im Opium. Opium gewinnt man, indem man die Kapsel des unreifen Schlafmohns (Papaver somniferum) anritzt und den austretenden Milchsaft einige Stunden an der Kapsel beläßt. Durch enzymatische Prozesse entsteht aus der milchigen Flüssigkeit eine bräunlich, viskose Masse, die man leicht von der Kapsel abschaben kann. Diese Masse bezeichnet man als Opium. Opium enthält etwa 20% Alkaloide. Davon sind Morphin (ca. 10%) und Codein (ca. 1,0%) die wichtigsten. Heroin wird durch Azetylierung des aus Opium gewonnenen Morphins hergestellt. Es kommt in der Bundesrepublik Deutschland als Heroinbase in Form eines sehr feinkörnigen, braunen Pulvers auf den Drogenmarkt. Meistens ist es mit Koffein und Paracetamol verschnitten und mit Zuckern (Glukose, Laktose, Mannose) getreckt. Der durchschnittliche Gehalt an Heroinbase in Heroinsicherstellungen, die im Institut für Rechtsmedizin in Münster 1997 untersucht wurden, lag bei 30%.

Die Entwicklung und die Bedeutung des Heroinkonsums in Deutschland wird deutlich, wenn man die jährlichen Zahlen der sog. Drogentodesfälle betrachtet (Abb. 2.2).

Heroin ist in der weit überwiegenden Mehrzahl der Drogentodesfälle die verursachende Droge.

Heroin wird entweder geraucht oder i.v. konsumiert. Dafür wird es in Wasser nach Zusatz einer Säure (z. B. Ascorbinsäure) durch Erhitzen gelöst. Die anfängliche Dosis beträgt 10–20 mg. Heroin wird im Organismus sehr schnell zu Monoacetylmorphin (MAM, $t_{1/2}$: 8–20 min) und weiter zu Morphin ($t_{1/2}$: 45 min) gespalten. Aufgrund ihrer deutlich höheren Lipophilie überwinden Heroin und MAM noch schneller als Morphin die Blut/Hirn-Schranke und lösen eine „überwältigende Gefühlswoge" aus. Euphorie, nachlassendes Spannungsgefühl und gesteigertes Selbstvertrauen sind die wesentlichen Rauscherscheinungen. Ein Heroinrausch dauert anfänglich etwa 6–8 Stunden. Der Konsum von Heroin führt zu einer starken Toleranzentwicklung, die zu einer Dosissteigerung von anfänglich 20 mg bis auf 200 mg führt. Eine solche Dosis ist für einen nicht toleranten, d. h. nicht heroingewöhnten Menschen absolut tödlich. Es bildet sich rasch eine

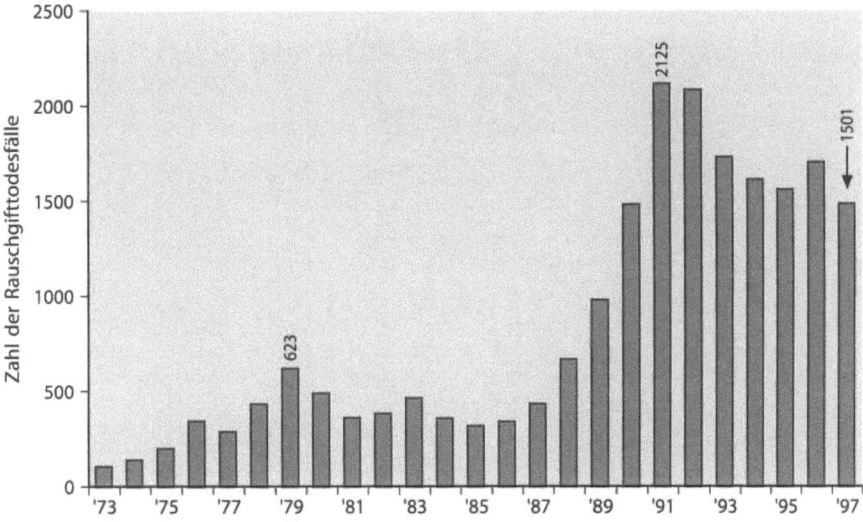

**Abb. 2.2.** Drogentodesfälle 1973–1998

physische und psychische Abhängigkeit aus. Steht anfänglich der beschriebene „Kick" bei dem Konsumenten im Vordergrund ist nach einiger Zeit sein ganzes Streben ausschließlich von der Vermeidung der Entzugssymptomatik geprägt. In diesem Stadium injiziert der Abhängige 4–6 mal täglich Heroin.

Die besondere Gefahr des Heroinkonsums liegt darin, daß Heroin neben seiner euphorisierenden und analgetischen Wirkung auch narkotisierend und atemdepressiv wirkt. Häufig befinden sich die Konsumenten während der Rauschphase in einem schlafähnlichen Zustand, der sich über ungewollten Tiefschlaf bis zum Koma vertiefen kann. Dabei sinkt die Atemfrequenz, es kann zur Entwicklung eines Lungenödems kommen. Außerdem besteht die Gefahr des Erbrechens und der Aspiration von Erbrochenem im Zustand der Bewußtseinsstörung. Durch die dämpfende Wirkung des Heroins auf den Hustenreflex wird dies häufig von den Konsumenten nicht bemerkt. So führt häufig nicht die unmittelbare Heroinwirkung, sondern die zusätzliche, infolge des Heroinrausches entstehende Komplikation zum Tod des Konsumenten.

## Literatur

Amass L, Bickel WK, Crean JP et al. (1998) Alternate-day Buprenorphine dosing is preferred to daily dosing by opioid-dependent humans. Psychopharmacology 136: 217–225

Bickel WK, Stitzer ML, Bigelow GE et al. (1988) Buprenorphine: Dose-related blockade of opioid challenge effects in opioid dependent humans. J Pharmacol Exp Ther 247: 47–53

Bickel WK, Amass L (1995) Buprenorphine treatment of opioid dependence: a review. Experimental and Clinical Psychopharmacology 3: 477–489

Emrich HM, Vogt P, Herz A (1982) Possible antidepressive effects on opioids: action of Buprenorphine. Ann NY Acad Sci 398: 108–112

Walsh SL, Preston JL, Stitzer ML et al. (1994) Clinical pharmacology of Buprenorphine: ceiling effects at high doses. Clin Pharmacol Ther 55: 569–580

## Kapitel 3

# Pharmakologie II
# Substitutionsmedikamente
# und Opioidantagonisten

**3**

H. Köhler, T. Poehlke

Neben der mißbräuchlichen Anwendung des Opioids Heroin steht die sinnvolle therapeutische Anwendung vieler anderer Opioide. Der Begriff Opioide umfaßt alle Substanzen, die eine Affinität zu den Opioidrezeptoren haben. Opioide sind also Liganden an Opioidrezeptoren mit und ohne intrinsische Aktivität. Zu den Opioiden gehören:

- natürliche Opioide (Morphin, Codein),
- halbsynthetische Opioide, z. B. Heroin, Dihydrocodein, Buprenorphin, Naloxon,
- synthetische Opioide, z. B. Methadon, Fentanyl,
- endogene opioide Peptide, z. B. Endorphine, Enkephaline.

Substanzen, die als Liganden an Opioidrezeptoren binden, besitzen eine räumliche Struktur, die nach dem „Schlüssel-Schloß-Prinzip" zu der räumlichen Struktur der Opioidrezeptoren paßt. Eine solche Struktur beinhaltet als wichtigste Elemente eine phenolische Hydroxylgruppe sowie ein in einem bestimmten räumlichen Abstand dazu stehendes Stickstoffatom. Die richtige Paßform eines Liganden am Rezeptor (Affinität) allein reicht für die Wirkung nicht aus. Der Opioid-Rezeptor-Komplex muß zu einer Konformationsänderung des Rezeptors führen. Diese Konformationsänderung (intrinsische Aktivität) bewirkt dann die pharmakologischen Effekte. Dafür ist der Substituent am Stickstoffatom von besonderer Bedeutung. Liganden mit hoher intrinsischer Aktivität wirken als Agonisten (z. B. Morphin, Heroin, Methadon, Levomethadon), solche mit geringer intrinsischer Aktivität als partielle Agonisten (z. B. Buprenorphin). Liganden ohne intrinsische Aktivität sind Antagonisten (Naloxon, Naltrexon), sie entfalten keine Wirkung, sind aber in der Lage, andere Liganden zu verdrängen. Darauf beruht ihr therapeutischer Einsatz als Antidot bei Opioid- bzw. Heroinintoxikationen.

Seit 1975 weiß man, daß es drei Rezeptor-Typen gibt (Tabelle 3.1).

Durch die Aktivierung der μ-Rezeptoren entsteht Analgesie, Miosis, Atemdepression, Hustenreflexdämpfung, aber auch Euphorie und Abhängigkeit. Die δ- und κ-Rezeptoren sind ebenfalls an der analgetischen Wirkung beteiligt. Über die κ-Rezeptoren entsteht außerdem Sedierung.

Von den Opioiden werden insbesondere Methadon, Levomethadon, Levacetylmethadol, Codein, Dihydrocodein und Buprenorphin zur Therapie von Heroinabhängigen eingesetzt.

Tabelle 3.1. Opioid-Rezeptoren und ihre Liganden (Forth et al. 1996)

| Rezeptor-Typ | Agonisten | Antagonisten | Wirkungen |
| --- | --- | --- | --- |
| μ | β-Endorphin | Naloxon | Analgesie |
| | Morphin | Naltrexon | Euphorie |
| | Pethidin | Pentazocin | Miosis |
| | Methadon | Nalbuphin | Atemdepression |
| | Fentanyl | | antitussive Wirkung |
| | Buprenorphin | | Erbrechen |
| | | | Bradykardie |
| | | | Obstipation |
| δ | Leu-Enkephalin | Naloxon | Analgesie |
| | β-Endorphin | Naltrexon | Verhaltens- veränderung |
| κ | Dynorphin | Naloxon | Analgesie |
| | Pentazocin | Naltrexon | Sedation |
| | Nalbuphin | | Dysphorie |

## Methadon

Seit Anfang der 90er Jahre in Deutschland die Substitution mit Methadon auf eine breitere Basis gestellt wurde, werden von den 60.000–100.000 Heroinabhängigen etwa 20.000 mit Methadon substituiert (Seidenberg 1998).

Methadon (= 4,4-Diphenyl-6-dimethylamino-3-heptanon) wurde 1945 bei Hoechst als Morphinersatz entwickelt. Es hat am C-6-Atom ein Asymmetriezentrum. Es liegt somit nach der Synthese primär als Racemat, d. h. als Gemisch mit gleichen Anteilen an links- und rechtsdrehenden Enantiomeren vor. Nur das R-Methadon/Levomethadon (l-Methadon, alte Nomenklatur) zeigt die morphinanaloge pharmakologische Wirkung, das S-Methadon ist nahezu wirkungslos.

**In Deutschland wurde lange Zeit nur das R-Methadon/Levomethadon (L-Polamidon®) zur Substitution verwendet. Seit 1994 wird auch das Racemat eingesetzt. Seit 1999 ist mit Methaddict® das erste methadonracemathaltige Fertigarzneimittel für die Indikation Substitution bei Opiat/Opioidabhängigkeit in Deutschland zugelassen.**

R-Methadon/Levomethadon weist im Vergleich zu Morphin etwa die doppelte analgetische Aktivität auf. Es ist in der Lage, die Entzugssymptomatik von Heroinabhängigen ausreichend zu unterdrücken und kann auch, weil es subjektiv ein ähnliches Gefühl des Wohlbefindens produziert wie Morphin, den sog. „Opiathunger" der Abhängigen stillen. Methadon wird nach oraler Applikation sehr gut resorbiert, die orale Bioverfügbarkeit des Methadons liegt zwischen 70 und 95%. Nach 30 Minuten ist es im Plasma nachweisbar, nach ca. 3 Stunden ist die maximale Plasmakonzentration erreicht. Methadon wird rasch und umfangreich im Organismus verteilt. Als Speicherorgane treten in erster Linie Leber, aber auch Muskel- und Fettgewebe, Niere, Milz und Lunge in Erscheinung. Das pharmakokinetische Gleichgewicht („steady state") zwischen Aufnahme, Verteilung und Elimination ist bei Langzeittherapie nach ca. 1 Woche erreicht. Wird Methadon nach Langzeittherapie abgesetzt, kommt es zur protrahierten Freisetzung aus den Speichern. Daraus erklärt sich die verzögerte Ausbildung der Entzugssymptomatik. Die ersten Symptome setzen nach ca. 24–30 Stunden ein und erreichen oft erst nach 6 Tagen ihren Höhepunkt. Das Methadon-Entzugssyndrom soll erträglicher als das des Heroins sein, was allerdings widersprüchlich diskutiert wird.

Methadon wird umfangreich an Plasmaproteine gebunden. Das Ausmaß der proteingebundenen Methadonfraktion hängt stark von der Plasmakonzentration des Alpha-1-sauren-Proteins = Orsomucoid ab. Dieses Protein, das bei vielen akuten und nekrotisierenden Erkrankungen vermehrt gebildet wird, scheint für die erheblichen individuellen Unterschiede der Proteinbindung von Methadon verantwortlich zu sein.

Methadon wird in der Leber von Zytochrom-P-450-abhängigen Enzymen metabolisiert. Es kommt in erster Linie zur Demethylierung mit nachfolgender Zyklisierung. Dabei entsteht das pharmakologisch unwirksame 2-Ethyliden-1,5-dimethyl-3,3-diphenylpyrrolidin (EDDP). Nur ein geringer Teil des Methadons wird unverändert ausgeschieden. Im Verlauf der Substitutionstherapie kommt es zu einer geringfügigen Steigerung der Biotransformation im Sinne einer metabolischen Toleranz.

Methadon zeichnet sich durch eine relativ lange Plasmahalbwertszeit aus. Sie liegt im Steady State zwischen 20 und 35 Stunden. Aufgrund der langen Plasmahalbwertszeit reicht die einmal tägliche Einnahme von Methadon im Rahmen der Substitutionstherapie aus, um den Opiathunger für 24 Stunden zu stillen.

Als Analgetikum wird R-Methadon/Levomethadon in Dosen von 5–10 mg verabreicht. In der Substitutionstherapie von Heroinabhängigen schwanken die Dosen zwischen 30 und 150 mg pro Tag. Untersuchungen von Schmoldt et al. (1997) an Substitutionspatienten, die erwiesenermaßen keine Drogen oder anderen Arzneistoffe eingenommen haben, zeigen, daß es keine Korrelation zwischen der verabreichten Levomethadondosis und der daraus resultieren R-Methadon/Levomethadonkonzentration im Blut gibt (Abb. 3.1).

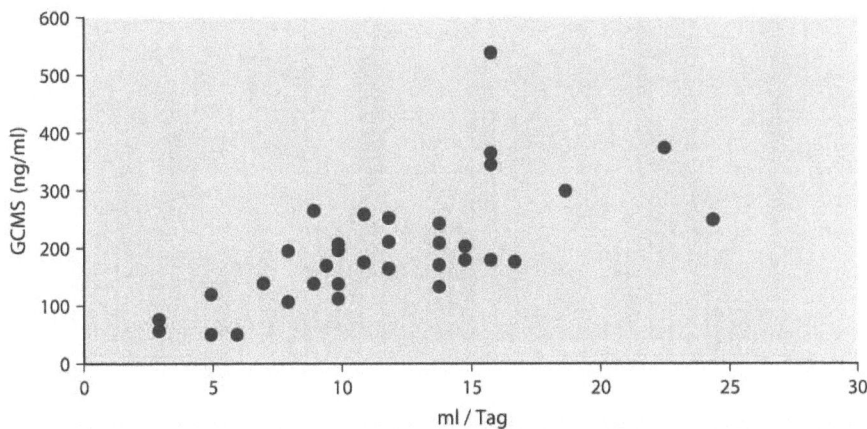

**Abb. 3.1.** Korrelation von Levomethadondosis (in ml Levomethadon 0,5%ig) versus Blutspiegel

Beispielsweise wird bei einer Dosis von 55 mg (11 ml) im Blut etwa die gleiche R-Methadon/Levomethadonkonzentration festgestellt wie bei einer Dosis von 125 mg (25 ml).

Ähnliches gilt für das Racemat. Da nur das R-Methadon/Levomethadon pharmakologisch aktiv ist, müßte bei der Umstellung eines Patienten von R-Methadon/Levomethadon auf Methadon-Racemat rein rechnerisch die Dosis verdoppelt werden. Viele Patienten klagen bei einer solchen Umstellung aber über leichte Entzugssymptomatik. Betrachtet man die Gesamtmethadonkonzentration im Blut nach der Umstellung der R-Methadon/Levomethadondosis auf die zweifache Methadon-Racemat-Dosis, muß man feststellen, daß sich die Gesamtmethadonkonzentration im Blut nicht verdoppelt (Abb. 3.2).

Daraus folgt, daß nicht nur für jeden Patienten die individuelle R-Methadon/Levomethadondosis gefunden werden muß, sondern daß eine aus Kostengründen manchmal erforderliche Umstellung auf Methadon-Racemat eine neue individuelle Dosiseinstellung erfordert.

Methadon führt zu einer sehr differenzierten Toleranzentwicklung. Wie bei Morphin entwickelt sich zuerst Toleranz gegenüber der euphorisierenden und später erst gegenüber der analgetischen Wirkung. Insgesamt entwickelt sich die Toleranz bei Methadon aber langsamer und später als bei Morphin. Hinsichtlich der Fähigkeit, die Entzugssymptome bei Heroinabhängigen zu unterdrücken, entsteht keine Toleranz.

Methadon weist, wie alle Opioide, ein breites Spektrum an unerwünschten Wirkungen wie Atemdepression, Obstipation, exzessives Schwitzen, Schlafstörungen und Gewichtszunahme auf. Nach Erfahrungen aus der Praxis sollen in vielen Fällen die Nebenwirkungen unter Methadon-Racemat deutlich stärker als unter S-Methadon sein. Dies gilt insbesondere für das exzessive Schwitzen.

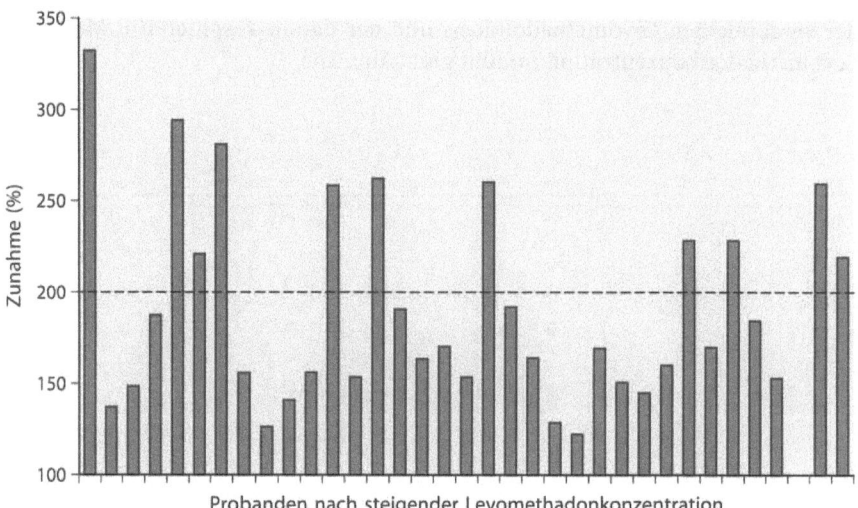

**Abb. 3.2.** Prozentualer Anstieg der Gesamtmethadonkonzentration nach Umstellung (100% = Konzentration vor der Umstellung)

Die Toxizität des Methadons ist sehr differenziert zu betrachten. Für einen nichttoleranten Erwachsenen kann eine Dosis von mehr als 60 mg (bei einem Kind viel weniger!) bei oraler Aufnahme schon letal sein. Bei bestehender Methadontoleranz ist mit Lebensgefahr zu rechnen, wenn die oral eingenommene Menge mehr als das Dreifache der gewohnten Dosis überschreitet. Bei intravenöser Verabreichung oder in Kombination mit anderen atemdepressiv wirkenden Pharmaka kann die letale Dosis deutlich geringer sein.

Die unter toxikologischen Gesichtspunkten relativ hohe Sicherheit der Substitutionstherapie mit Methadon geht verloren,

- wenn Methadon i.v. appliziert wird; denn dann erreicht die Substanz in wenigen Sekunden das ZNS, führt zu dem für den Heroinschuß typischen „flash" und entwickelt wegen der viel längeren Verweildauer im Körper ihre besondere Gefährlichkeit,
- wenn neben Methadon Benzodiazepine, Barbiturate oder Alkohol – allgemein Substanzen mit atemdepressivem Potential – konsumiert werden.

Daher ist auch aus Sicherheitsgründen die Überwachung der Patienten hinsichtlich ihres Beikonsums von großer Bedeutung.

## Levacetylmethadol (LAAM)

Levacetylmethadol [(3 S,6 S)-6-Dimethylamino-4,4-diphenylheptan-3-ylacetat, Levo-alpha-acetylmethadol] ist wie R-Methadon/Levomethadon ein langwirkender Opioidagonist mit ausgeprägter Affinität zum μ-Rezeptor. Es ist zur Behandlung von Heroinabhängigen entwickelt worden und in den USA seit 1993 verfügbar. Es soll laut Martindale 31 (zit. nach: Pharmazeutische Stoffliste) mit einer Initialdosis von 20–40 mg oral verabreicht werden und kann mit 5–10 mg Schritten in 48- oder 72-Stundenintervallen bis auf eine ausreichende Erhaltungsdosis gesteigert werden. Die Maximaldosis soll 140 mg nicht überschreiten.

Levacetylmethadol wird im Organismus zu Nor- und Dinor-Levacetylmethadol verstoffwechselt. Beide Metaboliten sind pharmakologisch fast genauso wirksam wie die Ausgangssubstanz. Die Plasmahalbwertszeit beträgt im Mittel für Levacetylmethadol $2\frac{1}{2}$ Tage, für Nor-Levacetylmethadol 2 Tage und für Dinor-Levacetylmethadol ca. 4 Tage.

Wegen seiner langen Wirkdauer muß und darf Levacetylmethadol nur jeden zweiten Tag eingenommen werden. Dieses bringt für die Patienten den Vorteil, daß sie nicht mehr täglich die Arztpraxis aufsuchen müssen. Dadurch wird auch der Bedarf an Take-home-Dosen mit all den Risiken, die sie in sich bergen, geringer.

Die Gefahren, die von einem Beikonsum potentiell atemdepressiver Substanzen wie Benzodiazepine, Opioide oder Alkohol ausgehen, sind bei Levacetylmethadolsubstitution mit denen bei Methadonsubstitution gleichzusetzen.

Levacetylmethadol ist nach Anlage III des BtMG ein „verkehrsfähiges und verschreibungsfähiges Betäubungsmittel". Es ist derzeit in Deutschland aber

noch in der Erprobung und noch nicht als Arzneimittel für die Substitutionstherapie zugelassen.

## Codein/Dihydrocodein

Codein und Dihydrocodein wurden in Deutschland seit Mitte der 70er Jahre ärztlich als Substitutionsmittel für Heroinabhängige verordnet. Der Hauptgrund des
im Vergleich zu anderen Ländern sehr breiten Einsatzes dieser Opioide in der
Substitutionstherapie ist in den damaligen gesetzlichen Bestimmungen, nach
denen eine Verordnung von R-Methadon/Levomethadon (L-Polamidon®) ohne
BtM-Rezept möglich war, zu suchen.

Codein unterscheidet sich von Morphin durch eine Methylgruppe an der phe-
nolischen Hydroxylgruppe. Durch diese geringfügige Änderung der chemischen
Struktur reduziert sich seine analgetische Wirkung verglichen mit Morphin auf
etwa $^1/_{10}$. Die antitussive Wirkung beträgt etwa $^1/_3$ der des Morphins. Da auch die
sedierende und vor allem die euphorische Wirkung des Codeins deutlich geringer ist als die des Morphins, findet dieses Opioid breite therapeutische Anwendung als Antitussivum und als Analgetikum.

Gleiches gilt für Dihydrocodein, das durch selektive Hydrierung von Codein
entsteht.

Beide Substanzen werden nach oraler Einnahme gut resorbiert, unterliegen
aber einem umfangreichen First-Pass-Effekt in der Leber, so daß die Bioverfügbarkeit nur etwa 20% beträgt. Ca. 10% der eingenommenen Codein-/Dihydroco-
dein-Dosis werden im Organismus enzymatisch zu Morphin bzw. Dihydromorphin demethyliert. Daher sind beide Arzneistoffe bei ausreichend hoher Dosierung
in der Lage, die Heroinentzugssymptomatik zu unterdrücken und den Opioid-
hunger zu stillen. Codein und Dihydrocodein haben eine Wirkdauer von etwa 5–6
Stunden.

Aus den pharmakologischen Eigenschaften von Codein und Dihydrocodein
ergibt sich, daß es sich bei beiden Arzneistoffen nur um Substitutionsmittel der
zweiten Wahl handeln kann. Sie müssen einerseits sehr hoch dosiert werden (bis
zu 500 mg) und aufgrund der relativ kurzen Wirkdauer bis zu 4mal täglich in
hoher Dosierung eingenommen werden. Das stellt eine erhebliche Belastung für
den Organismus dar. Außerdem darf bei so hoher Dosierung die Toxizität der
Substanz nicht unbeachtet bleiben.

## Buprenorphin

Buprenorphin wird halbsynthetisch aus dem Alkaloid Thebain synthetisiert. Als
Analgetikum ist die Substanz seit 1980 in Deutschland für die Behandlung von
starken bis sehr starken Schmerzen zugelassen. Aufgrund dieses ausgeprägten
First-Pass-Effektes bei oraler Einnahme wird Buprenorphin sublingual als
Tablette verabreicht. Diese Applikationsform reduziert die Gefahr akzidenteller
Intoxikationen. Die Bioverfügbarkeit bei sublingualer Applikation liegt bei etwa
55 %. Die Ausscheidung erfolgt entweder in unveränderter Form, als N-Dealkyl-

buprenorphin oder jeweils als Glucuronid dieser beiden Substanzen ($^2/_3$ biliär und ca. 20 – 30 % renal).

Pharmakologisch zeichnet sich Buprenorphin gegenüber dem als reiner μ-Opiod-Rezeptor-Agonisten wirkenden Methadon durch seinen partiellen μ-Agonismus kombiniert mit einem $κ_1$-Antagonismus aus. Als partieller Agonist entfaltet Buprenorphin eine geringere, aber dennoch ausreichende pharmakologische Wirkung, verbunden mit einer reduzierten Intensität der unerwünschten Wirkungen – geringere Atemdepression – (Walsh et al. 1994). Die einzigartige antagonistische Wirkung am $κ_1$-Rezeptor ist möglicherweise mit positiven psychotropen Effekten verbunden (Emrich et al. 1982). Darüber hinaus weist Buprenorphin eine hohe Rezeptoraffinität mit langsamer Dissoziation auf, welches das geringere Abhängigkeitspotential sowie die lange Wirkungsdauer bei vergleichsweise kurzer Plasmahalbwertszeit erklärt. Eine 2-tägliche Gabe erscheint in diesem Zusammenhang praktikabel (Amass et al. 1998). Gleichzeitig wird der Rezeptor wirksam für andere Opioide – Unterdrückung unerlaubten Beigebrauchs – blockiert (Bickel et al. 1988). Ein Umsetzen auf Burpenorphin ist in niedrigen Dosisbereichen von 30–40 mg/Tag Methadon Racemat möglich. Mehrere doppelblind, randomisierte Studien belegen die Wirksamkeit von Buprenorphin im Vergleich zu Methadon in der Maintenance-Therapie substituierter Patienten (Bickel und Amass 1995). Darüber hinaus wurde Buprenorphin auch erfolgreich in der Entzugsbehandlung eingesetzt, was auf die vergleichsweise geringe Entzugssymptomatik zurückgeführt werden kann (weitere Informationen beim Hersteller). Buprenorphin ist seit Februar 1996 in Frankreich für die Substitutionsbehandlung zugelassen. Die Anzahl der behandelten Patienten beläuft sich mittlerweile auf etwa 60.000. In Deutschland befindet es sich in der klinischen Erprobung, eine Zulassung wird jedoch noch 1999 erwartet. Wie bei anderen Substitutionsmedikamenten ist auch bei Buprenorphin der Beigebrauch von potentiell atemdepressiv wirkenden Substanzen, insbesondere Benzodiazepinen und Alkohol, unbedingt zu vermeiden.

## Literatur

Amass L, Bickel WK, Crean JP et al. (1998) Alternate-day Buprenorphine dosing is preferred to daily dosing by opioid-dependent humans. Psychopharmacology 136: 217–225

Bickel WK, Stitzer ML, Bigelow GE et al. (1988) Buprenorphine: Dose-related blockade of opioid challenge effects in opioid dependent humans. J Pharmacol Exp Ther 247: 47–53

Bickel WK, Amass L (1995) Buprenorphine treatment of opioid dependence: a review. Experimental and Clinical Psychopharmacology 3: 477–489

Emrich HM, Vogt P, Herz A (1982) Possible antidepressive effects on opioids: action of Buprenorphine. Ann NY Acad Sci 398: 108–112

Ling W, Rawson RA (1996) Opiatsubstitutionsprogramme in den USA. Von Methadon zu LAAM. In: Rihs M, Lotti H, Stamm R, Clerc J (ed) Ärztliche Verschreibung von Betäubungsmitteln. Bundesamt für Gesundheit. Hans Huber, Bern

Ling W, Wesson DR, Charvuvastra C, Klett J (1996) A controlled trial comparing buprenorphin and methadone maintenance in opioid dependence. Arch Gen Psychiat 53: 401–407

Schmoldt A, Iwersen S, Chorzelski G (1997) Enantioselektive Analyse von d,1-Methadon bei 35 Substituierten nach Umstellung von 1-Methadon auf d,1-Methadon. In: Pragst F (Hrsg) Moderne Meßverfahren im Rahmen der toxikologisch-forensischen Begutachtung. Verlag Dr. Dieter Helm, Heppenheim

Seidenberg A, Honegger U (1998) Methadon, Heroin und andere Opioide. Verlag Hans Huber, Bern

Tracqui A, Tournoud C, Flesch F et al. (1998) Acute poisoning during substitution therapy based in high-dosage Buprenorphine. 29 clinical cases – 20 fatal cases (in französisch). Presse Med 27: 557–561

Walsh SL, Preston JL, Stitzer ML et al. (1994) Clinical pharmacology of Buprenorphine: ceiling effects at high doses. Clin Pharmacol Ther 55: 569–580

## KAPITEL 4

# Pathogenese, Risikofaktoren und Entwicklung der Suchtkrankheit

**4**

T. POEHLKE

Die Entwicklung einer Abhängigkeit ist multifaktoriell bedingt. Der Status in der sozialen Gruppe und in der Familie, die persönliche Biographie und die Sozialisation sind mitbedingende Umstände. Zusätzlich spielen körperliche Prädisposition, psychische und neurobiologische Faktoren, Drogenart, -applikation und Dauer des Konsums eine Rolle im Suchtgeschehen. Insbesondere medizinisch-biologische Betrachtungsweisen haben innerhalb der letzten Jahre die Erkenntnisse der Genetik, der Biochemie und der Pathophysiologie in die Diskussion miteinbezogen. Dennoch ist das derzeitige Erklärungsmodell der „Abhängigkeit" nur mit Hilfe einer aus verschiedenen Bereichen kommenden Theorienbildung möglich. Insbesondere psychologische und soziologische Ansätze zur Erklärung der Abhängigkeit werden weiterhin berücksichtigt.

Ein Argument, das wesentlich zur stärkeren Auseinandersetzung mit möglichen biologischen Ursachen der Abhängigkeit beitrug, war die Entdeckung spezifischer Rezeptoren etwa für Opiate oder Cannabinoide. Die speziellen Strukturen für endogene Liganden richteten den Blick dann verstärkt auf die Endorphinforschung. Die Erkenntnis, daß der Körper selbst Stoffe produziert, die Wohlbefinden auslösen, führte zu der Überlegung, daß Drogenkonsum körpereigene Abläufe imitiert.

Die klinische Erfahrung lehrt, daß sowohl Jugendliche als auch reife Persönlichkeiten einer Abhängigkeit erliegen können. Gründe für die durchaus unterschiedlichen Konstellationen lebenszeitlicher Bindung an stoffgebundene Süchte sind letztlich noch nicht geklärt. Diese Beobachtungen finden sich etwa in Theorien über Alkoholabhängigkeit wieder.

Cloninger (1988) wies auf die unterschiedliche Genese in der Entwicklung jugendlicher und älterer Abhängiger hin. Er berichtete über spezifische Unterschiede in ihren Persönlichkeitsmerkmalen, die offenbar den frühen oder eben späteren abhängigen Alkoholkonsum mitentscheiden. Der sog. Typ I ist durch späten Beginn und geringe soziale Folgeprobleme gekennzeichnet, während der Typ II durch frühen Beginn, gleichzeitigen Mißbrauch von Rauschdrogen, schwere soziale Komplikationen und vermehrtes Auftreten von Alkoholismus und Depressionen bei Verwandten ersten Grades gekennzeichnet ist.

Jedoch münden nicht nur mißbräuchliche Konsumformen unter dem Aspekt lebensbegleitender Umstände wie Alter und soziale Schichtung in eine Abhängigkeit. Vielmehr ist auch wichtig, die Verfügbarkeit eines Suchtstoffes und den sozialen Anreiz für seinen Konsum zu berücksichtigen. Spezifisch für diese Art des süchtigen Konsums ist die berufsbedingte Exposition etwa bei Gastwirten und

Brauereibeschäftigten etc., die gegenüber anderen Berufsgruppen bei Abhängigen überrepräsentiert sind. Zwar ist die Griffnähe für illegale Drogen nicht in einem solchen Feld anzusiedeln, dennoch kann aus der Erfahrung mit Prohibition gelernt werden, daß durch diese Maßnahmen erst ein organisiertes System von Drogenanbietern entsteht. Somit können Drogenmorbidität und -mortalität letztlich auch als prohibitionsinduziert vermutet werden.

Offenbar sind auch typische Verläufe an Charakteristika der jeweils bevorzugten Drogeneinnahme gekoppelt. Die Entwicklungsgeschwindigkeit, mit der eine Abhängigkeit entsteht, ist durchaus unterschiedlich. Ebenso können Ausprägung und Progredienz der seelischen und körperlichen Abhängigkeit variieren. Individuelle Faktoren wie Alter, Persönlichkeitsstruktur und Peer-Gruppe sind gleichfalls Einflußgrößen. Beginnt der Drogenkonsum im frühen Alter, so ist die Wahrscheinlichkeit, daß der Betroffene seine angestrebte soziale Stellung innerhalb der Gesellschaft einnimmt, eher unwahrscheinlich. Die mangelnde Sozialisation zeigt sich dann unter anderem in nicht erfolgtem Schulabschluß, der Arbeitslosigkeit und problematischem Übergang in das Erwachsenenalter.

Als ebenso problematisch kann der jeweilige Beginn oder die Entwicklung einer Abhängigkeit während lebensrelevanter Ereignisse oder in sog. Statuspassagen gesehen werden. Hier fließen individuelle Situationen und Lösungsmuster mit globalen Formen der Umorientierung zusammen, z. B. in Zeiten erhöhter Arbeitslosigkeit. Diese Erkenntnisse, die aus der sog. „life-span-Forschung" gewonnen werden, sehen eindeutige Anzeichen für eine Verknüpfung individueller Fehlanpassung in Form steigender Substanzmittelabhängigkeit und allgemeiner Umwälzungen.

Eine weitere sozialpsychologische Theorie geht von speziellen Phasen aus, in denen sich eine Entwicklung hin zur Abhängigkeit bei Jugendlichen vollzieht. Bereits 1975 hatte Waldmann vier schrittweise durchlaufene Stadien beschrieben, in denen zunächst Drogenmotivation, dann Drogenerfahrung, weiter Drogenbindung und schließlich Drogenkonditionierung erfolgt. Hier werden Unterscheidungen deutlich, die zwischen Beginn des Drogenkonsums und repetitiven Gebrauch, also Abhängigkeit, trennen. Dabei ist dann zu beobachten, daß am Anfang des Konsums besonders die Einstellung und Verhaltensweisen Gleichaltriger eine entscheidende Rolle in der Meinungsbildung spielen. Abhängigkeit stellt ein individualpsychologisches Phänomen dar.

In der Verhaltenstheorie wird von einem fehlangepaßten Verhalten ausgegangen. Die Belohnung steht dabei im Mittelpunkt der Betrachtung bzw. des fortgesetzten Drogenkonsums. Mit Hilfe der Droge wird eine unmittelbare Verstärkung und daran anschließend die zwanghafte Fortsetzung zur Belohnung gekoppelt.

So ist ein zentraler Bereich der Suchtentwicklung nicht das Meiden erneuter Entzugssymptome, wie oft behauptet. Konsum entsteht demnach nicht aufgrund der Ängste vor Entzugssymptomen, sondern durch die Suche nach erneuter Belohnung. Die aus der Verhaltensbiologie bekannten Begriffe der klassischen und operanten Konditionierung fanden Eingang in das Konzept einer Suchtgenese. Die genannten Einzelaspekte wirken zusammen in der Verknüpfung von Umweltreiz, Erwartung und ritualisierter Einnahme der Substanz. Als Korrelat dieser Handlungsebene spielen aktivierte Neurone eine entscheidende Rolle, da über sie Belohnung vermittelt wird.

Die Psychoanalyse weist die eindeutig längste Beschäftigung mit Phänomenen der Abhängigkeit aus. In vielfältigen Ausführungen wurde die Rolle der gestörten Persönlichkeitsstruktur hervorgehoben. Die Psychodynamik des zwanghaften Drogengebrauchs beinhaltet die Regression auf die orale Entwicklungsstufe. Mit der Abhängigkeit von einem befriedigenden Objekt ist die Unfähigkeit vebunden, orale Triebbedürfnisse aufzuschieben. Die Frustrationstoleranz ist niedrig. Durch den Konsum wird der Hunger nach Stimulation gestillt. Die interne Kontrolle der Abhängigen ist defizitär und benötigt äußere Hilfe.

Ohne diese Vorgänge im einzelnen in Abrede zu stellen, postulieren psychotherapeutische Theorien zunächst einmal, daß Abhängigkeit aus einem Geflecht personaler und sozialer Grundlagen entsteht. Die körperliche Komponente wird hier also verständlicherweise nicht in den Vordergrund gestellt. Die Behandlung, die ja gesprächstherapeutisch orientiert ist, soll dann die Dynamik eines solchen Verhaltens erklären helfen und Änderungen bei dem Abhängigen einleiten.

## Literatur

Cloninger CR et al. (1998) Genetic heterogenity and the classification of alcoholism. Advanc Alcohol Subst Abuse 7: 3–16

Degkwitz P (1998) Paradigmen des Versorgungssystems. In: Gölz J (Hrsg) Moderne Suchtmedizin. Thieme, Stuttgart New York

Fuchs WJ (1998) Sozialpsychologische Modelle. In: Gölz J (Hrsg) Moderne Suchtmedizin. Thieme, Stuttgart New York

## KAPITEL 5

# Konsumformen                                                    **5**

T. POEHLKE

Der Konsum illegaler Drogen spielt sich entgegen der immer wieder postulierten Form des gemeinschaftlichen Verwendens innerhalb eines „szenetypischen" Gebarens überwiegend im privaten Bereich ab. Somit kommt der größte Teil der Konsumenten mit dem klassischen Drogenhilfesystem nicht oder nur sporadisch in Berührung. Immerhin gehen internationale Schätzungen von einem Anteil zwischen 60 und 70% innerhalb der Drogenkonsumenten aus, die keine einschlägigen Auffälligkeiten im Sinne von Szenekontakten und allen Folgekriterien aufweisen. Unter ihnen ist, entsprechend der sozial integrierten Lebensweise, auch die Nachstellung durch Strafbehörden gering. Insbesondere körperliche und seelische Komplikationen nach Drogenkonsum oder auch für den Konsumenten schwer zu interpretierende Zeichen spezifischer Drogenwirkungen können aber dennoch das Aufsuchen eines Arztes initiieren. Überwiegend ist es aber die Suche nach unmittelbarer Hilfe im Entzug, die Motivation zur stationären Entgiftung oder die Bitte um Substitution, die zum Arzt führt. Es ist deshalb unbedingt erforderlich, Kenntnisse über einzelne Drogenwirkungen oder auch die komplexen Probleme nach polyvalentem Konsum zu besitzen, um eine adäquate ärztliche Hilfe leisten zu können.

Über die allgemein bekannten „Tatsachen" und das Wissen aus üblicherweise publizierten Berichten über Drogenkonsumenten hinaus, ist es immer wieder überraschend, wie wenige Kenntnisse über Drogenwirkungen und -risiken bei Konsumenten bestehen. Im folgenden soll deshalb ein Überblick über die Eigenschaften der häufig konsumierten Drogen gegeben werden.

## Heroin

Unter dem Begriff „Opiate" werden lange bekannte, natürliche Substanzen zusammengefaßt. Klassischer Vertreter und Namensgeber ist das Opium, das ein Gemisch von Opiat-Alkaloiden enthält, etwa Morphin und Narcotin. Gewonnen werden diese Stoffe aus dem weißen Saft der angeritzten Schlafmohnkapsel (Papaver somniferum).

Eine begriffliche Abgrenzung gegenüber den „Opioiden", die Substanzen mit morphinanaloger Wirkung darstellen, isr insbesondere wegen der dabei auch zu unterscheidenden Bindung der Substanzen an Opiatrezeptoren zu treffen. Opioide sind Liganden an Opiatrezeptoren und haben eine intrinsische Aktivität. Nicht alle Opiate binden nämlich an den Opiatrezeptoren: Ausnahmen sind etwa Papaverin und Thebain, die nicht an spezifischen Rezeptoren binden und keine intrinsische Aktivität haben.

Das insbesondere mißbräuchlich verwendete Heroin (Diacethylmorphinbase) wird durch verschiedene chemische Schritte aus dem Rohopium gewonnen. Seine Geschichte ist nunmehr über 100 Jahre alt und spiegelt gleichzeitig die Mechanismen der sich ausbreitenden illegalen Konsumform nach marktgerechtem Vertrieb durch ein Pharmaunternehmen und die dabei lange Zeit mißachteten Gefahren der Einnahme wider. Nach der erstmaligen Herstellung von Diacetylmorphin im Jahre 1874 wurde es ab 1898 von der deutschen Firma Bayer (Elberfeld) als „vorzügliches" Beruhigungsmittel vertrieben. 1925 wurde die Herstellung in den USA verboten, zuvor hatten sich Stimmen gemehrt, die vor einer Abhängigkeit warnten. Lange wurde diese Problematik von der Herstellerfirma und Ärzten bestritten! Auf der 3. Opium-Konferenz in Genf international geächtet und nach dem 2. Weltkrieg in der „Single Convention on Narcotic Drugs" 1961 erneut verboten, breitete sich der Konsum der Droge weltweit zunehmend aus. Vornehmlich wird Heroin auf erhitzter Folie inhaliert („Drachen jagen"), geraucht oder injiziert, seltener geschnupft. Die Resorption erfolgt rasch, im Körper wird Heroin über Zwischenschritte und unter Abspaltung der beiden Acetylgruppen zu Morphin hydrolysiert. Wegen der geringen Fettlöslichkeit verbleibt Morphin hinter der Barriere. Die Ausscheidung vornehmlich über Urin als Glucoronid erfolgt innerhalb 24 h zu 90%. Die Wirkung liegt in eine Hemmung der Freisetzung unter anderem von Acetylcholin, Noradrenalin und Dopamin. Des weiteren werden Nervenzellen an ihrer Depolarisation gehindert, es werden Kalziumionen antagonisiert und vermutlich die Adenylat-Aktivität gehemmt. Typische Wirkungen bestehen in Analgesie, Atemdepression, Miosis, Narkose, antitussiver und antiemetischer Eigenschaft sowie Erregung von Vagus und Tonuserhöhung der glatten Muskulatur.

Die üblicherweise konsumierte Dosis beträgt zwischen 2 bis 10 mg. Wegen des im Straßenverkauf befindlichen stark gestreckten oder verschnittenen Heroins kann dann der dort ermittelte Anteil einer Charge mit einem Reinheitsgrad zwischen 5–30% bei 100 bis 300 mg liegen! Direkte Reaktionen nach Konsum bestehen in reaktiver Euphorie, Verlangsamung der Atmung, Bradykardie oder subjektiv berichtetem Wärme- und Glücksgefühl. Entzugssymptome bestehen in Bradykardie, Frösteln, Zittern, Unruhe, Schwindel, Gähnen und Depression. Die Angst vor diesen subjektiv unterschiedlich beeinträchtigend empfundenen Beschwerden läßt chronische Konsumenten vor allem weiter Heroin nehmen! Körperliche Schäden nach Langzeitzufuhr bestehen vor allem in Folgen des unhygienischen Konsums mit Abszessen, Infektionen und Zeichen allgemeiner körperlicher Schwächung, speziell immer wieder beschriebenen Symptomen aschfahler Haut, Haarausfall, schlaffe Paresen, allergische Neuritis, Polyneuropathie oder Myokarditis.

**! Symptome des Heroinabusus können sein:**
- **Gefühl der Ruhe und Entspannung, aber auch: eingeengte Sinneswahrnehmungen, abnehmende Leistungsfähigkeit, Konzentrationsstörungen, Minderung des Selbstvertrauens, nachlassende Urteilskraft, multiple körperliche Beeinträchtigung.**

## Kokain

Kokainhydrochlorid wurde bereits 1860 entschlüsselt, als der deutsche Chemiker Niemann durch einen Extrakt aus Kokablättern „Kokain" herstellte. Dieser Schritt war lediglich eine weitere Variante innerhalb der Geschichte um Kokain und seine aufputschende Wirkung, die aufgrund weitervermittelter Kenntnisse vorhergehender Generationen in den Ursprungsländern des Anbaus bereits seit 5000 Jahren bekannt waren. Der Koka-Strauch (Erythroxylon coca) ist eine mehrere Meter hohe Pflanze und wächst in Südamerika, da dort der Ertrag am größten ist. Eine mittlere Temperatur von bis zu 20 C und der Anbau in Höhen von 600 bis 1800 Metern garantieren gute Erträge. Geerntet wird viermal jährlich. 1862 nahm die deutsche Firma Merck (Darmstadt) die kommerzielle Produktion auf. Indikationen waren vor allem lokalanästhesierende Wirkungen in Zahn und Augenheilkunde. Ein ungewöhnlicher Einsatz wurde dem Kokain als Substitut der Morphiumsucht zugedacht. Insbesondere S. Freud wies wiederholt auf die vorteilhaften Wirkungen des Kokains hin, sein Kollege C. Koller kümmerte sich im folgenden um die Wirkungen im lokalanästhetischem Bereich. Die Einführung bei Augenoperationen (wenn Mydriasis erwünscht: 1–4%ige Lsg., u. U. mit Homatropin kombiniert) geht auf ihn zurück. Gleichzeitig begann aber auch die Ära der Verwendung Kokains als „Allheilmittel", so z. B. als Beimengung mit Koffein in Coca Cola! Bis 1903 enthielt ein Liter Coca Cola etwa 250 mg Kokain. Vornehmlich in den 20er Jahren breitete sich insbesondere auch in Deutschland der illegale Kokainkonsum aus. Seit dem 2. Weltkrieg ist dieser Trend international bemerkbar und nun schwerpunktmäßig in den USA zu finden. Kokain wird geschnupft, inhaliert oder injiziert. Es bildet sich eine starke psychische Abhängigkeit ohne typische körperliche Abstinenzsymptome aus. Es entsteht keine Toleranz, in einigen Fällen kommt es allerdings zu einer Sensibilisierung gegenüber der Droge. Die Tendenz, sich die Droge um jeden Preis erneut zuzuführen, ist bei einem großen Teil der Konsumenten feststellbar.

In seiner Wirkung kann es als klassischer natürlicher Vorläufer der synthetischen Amphetamine gelten. Nach Zufuhr von 20 bis 50 mg (einer üblichen „Line" beim Schnupfen) besteht unmittelbar eine Stimulation des ZNS. Kokain erzeugt eine Intensivierung synaptischer Wirkungen von Dopamin, Noradrenalin und Serotonin. Nach Zufuhr kommt es zu körperlicher und psychischer Leistungssteigerung von sehr kurzer Dauer. Neben der psychostimulierenden Eigenschaft ist es ein wirksames Lokalanästhetikum und es verengt die Blutgefäße. Der Aufnahme über Schleimhäute oder durch Rauchen folgt eine Hydroxylierung über die Leber. Es wird als Benzylekgonin eliminiert und im Urin ausgeschieden.

Der Kokainrausch besteht zunächst in euphorischer Stimmung, Antriebssteigerung und Angstabbau. Zusätzlich treten beschleunigte Denkabläufe und gehobenes Selbstwertgefühl sowie angeregte Sexualität auf. Danach können optische und akustische Sinnestäuschungen auftreten! Nach Beendigung des Konsum kommt es zu depressiven Symptomen und Angstgefühlen, die mit Suizidgedanken und Verfolgungsideen einhergehen können. Der chronische Konsum kann zu Verwirrtheit, Verfolgungsideen und Aggression führen. Körperlich dominieren dann sympathomimetische Herz- und Kreislaufwirkungen mit Tachykardie, Blut-

druckerhöhung, Vasokonstriktion, Pupillenerweiterung, erniederigter Krampf-
schwelle und beschleunigter Atmung. Komplikationen können in Myokardinfarkt, Subarachnoidalblutungen, intestinaler Ischämie und Herzrhythmusstörungen bestehen!

Dauergebraucher sind vor allem durch den hohen Anteil an neurologischen
und psychischen Störungen unter ihnen gefährdet. Untersuchungen konnten zeigen, daß Depressionen, Angststörungen und bipolare affektive Psychosen, antisoziale Persönlichkeitsstörungen und Aufmerksamkeitsdefizit/Hyperaktivitäts-
störung in der Kindheit übermäßig oft bei ihnen zu finden waren. In der
Entzugsphase („withdrawal"), die dem unmittelbaren Beenden des Konsums
(„crash") folgt, ist die Rückfallgefahr sehr groß. Während die Crash-Phase nur
Stunden dauert, bewegt sich der Zeitraum für den „withdrawal" über Wochen
hinweg. Schließlich muß in einer Löschung („extinction") nach dem Modell von
Gawin und Kleber eine Neukonditionierung erfolgen. Unterstützt werden diese
Maßnahmen evtl. mit Medikamenten wie Venlafaxin (Trevilor®), das den erneu-
ten Konsumwunsch unterdrücken hilft. (Dosierung 150-300 mg/die).

Das beschriebene Kokainhydrochlorid war bis vor einigen Jahren die meist-
verbreitete Form der Zubereitung. Dem Wunsch nach noch schnellerer und stär-
kerer Wirkung der Droge entsprechend, wurde zu Beginn der 80er Jahre an der
Westküste der USA mit einer neuen Zubereitungsform des Kokains experimen-
tiert. Unter der Bezeichnung „Rock" kam sie unmittelbar danach an die Ostküste
und ist seither unter dem Namen „Crack" zunehmend auch in Europa im Handel.
Kokainhydrochlorid ist selbst nicht rauchbar und die Form der Injektion wird
weitgehend abgelehnt, so daß eine rauchbare Form gesucht wurde: durch Verset-
zen der Kokainbase mit Natriumbikarbonat (Backpulver) und Wasser. Das Aufkochen bis zum Verdampfen des Wassers sorgt dann für die Extraktion der Substanz und das Erhalten des klümpchenförmigen Cracks. Eine andere Form des
Rauchens von Kokain war unmittelbar vorher betrieben worden. Durch Extraktion der Base in Ether („free base") erfolgte eine Konzentration auf die reinste
Form, die nach dem Trocknen geraucht wird. Bei Crack-Rauchern erreichen die
Kokain-Moleküle bereits nach Sekunden das Gehirn, so daß über den Mechanismus der Beeinflussung von Dopamin, Epinephrin und Norepinephrin ein
sofortiger „rush" erfolgt.

**Symptome nach Kokainabusus können sein.**
**Stärkegefühl, Leistungssteigerung, Aktivität, aber auch: Ideenflucht, Rededrang,
Verwirrung, Psychosen, Aggressionsneigung, Wahnvorstellung, Selbstüberschät-
zung, taktile Halluzinationen, Suizidneigung, Depression.**

## Amphetamine

Unter dieser Bezeichnung finden sich synthetische Derivate von Ephedrin und
anderen Aminen (Weckamine). Amphetamin wurde 1887 durch Edelano erstmals hergestellt, Jahre später aber erst als Schnupfenmedikament (Benzedrine)
auf den Markt gebracht. Nachdem die stimulierende Eigenschaft deutlich wurde,
konnte diese Wirkung weiterentwickelt und als Dextroamphetamin zu Zwecken

der Leistungssteigerung verwendet werden. Insbesondere während des zweiten Weltkriegs wurden die kämpfenden Truppen (Deutschland, USA, Japan) mit diesen Tabletten ausgestattet! Unter der Bezeichnung Metamphetamin (Methedrine®) war bereits zu Beginn der 30er Jahre ein länger anhaltendes und stärker euphorisierendes Präparat auf den Markt gebracht worden. Nach dem zweiten Weltkrieg kam es insbesondere in Japan und den USA zu ausgeprägter Anwendung dieser Medikamente ohne medizinische Indikation. Seither sind auch Kenntnisse über spezifische Intoxikationen und typische Amphetaminpsychosen besser bekannt. In den 60er Jahren wurde dann aufgrund dieser Ausbreitung des illegalen Einsatzes von Amphetaminen eine zunehmende Restriktion der Verwendung im medizinischen Bereich durchgeführt. Übriggeblieben sind in Deutschland Methylphenidat (Ritalin®) und Fenetyllin (Captagon®), die nur noch auf BtM-Rezept verordnet werden können und für die es nur wenige Indikationen gibt! Methylphenidat wird bei Kindern mit frühkindlicher Hirnschädigung zur Dämpfung (!) eingesetzt, und während therapieresistenter depressiver Erkrankungen bei Erwachsenen hat es vornehmlich in den USA einen gewissen Einsatz gefunden.

Die chemischen Ähnlichkeiten mit den als „Amphetaminderivaten" bezeichneten Substanzen wie MDMA, in der Drogenszene als „Ecstasy" bekannt, finden sich in der Wirkung nicht wieder. Amphetamine werden als Pulver oder Tabletten eingenommen, geschnupft oder injiziert. Die Resorption erfolgt rasch, nach der Verstoffwechslung erfolgt die Ausscheidung über Leber und Niere. (Amphetamine sind überwiegend nicht rauchbar bzw. durch Hitze zerstörbar. Eine Ausnahme ist lediglich Methamphetamin von hoher Reinheit, das vor allem aus Japan und Kalifornien kommend als „Ice" geraucht wird!) Die Hauptwirkung besteht in einer starken Euphorisierung und Leistungssteigerung. Der Konsum führt nicht zu einer körperlichen Abhängigkeit, aber die psychische Bindung an einen erneuten Konsum ist hoch! Charakteristische Abstinenzsymptome fehlen. Tatsächlich leiden die chronischen Konsumenten nach Einstellung der Zufuhr an erheblichen Depressionen, da die ständige Stimulation wegfällt. Langsam stellt sich eine Toleranz gegen eine Menge verschiedener Auswirkungen des Amphetaminkonsums ein, allerdings betrifft dies nicht Nervosität und Schlaflosigkeit und es können psychotoxische Effekte wie Halluzinationen und Sinnestäuschungen auftreten. Die Wirkung hält je nach Präparat bis zu 18 Stunden an. Nicht unüblich sind Einnahmeformen, die eine ständige erneute Zufuhr nach Abklingen der Wachheit beinhalten („run"), gefolgt von einer späteren körperlichen Erschöpfung („crash").

Der Konsum, oftmals in dramatisch hoher Einzeldosierungen bewirkt Blutdruckanstieg, Unruhe, Gedankenflucht, Enthemmung, Einschränkung der Kritikfähigkeit, optische und akustische Sinnestäuschungen, Angst und Verfolgungsideen. Komplikationen bestehen des weiteren in möglichem Herzversagen, Kreislaufkollaps und Krampfanfällen.

Im Szenebereich Techno und Rave läßt sich ein erneuter Anstieg der Amphetamin-Konsumenten erkennen. Oftmals ist hier der Konsum auch durch weitere Einnahme anderer psychoaktiver Substanzen (LSD, XTC) kompliziert. Als Abgrenzung zu den Ecstasy-Konsumenten wird die Gruppe der Amphetamineinnehmer als „Tweakers" bezeichnet.

**!** Symptome nach Amphetaminabusus können sein:
**•** Euphorie, Erregung, überhöhte Aufmerksamkeit, aber auch: Reizbarkeit, beschleunigte Sprache, Schlaflosigkeit, Wahnvorstellungen, Psychosen.

## Cannabis

Unter der Bezeichnung „Cannabinoide" werden natürliche Produkte verschiedener Teile der Hanfpflanze (Cannabis sativa) zusammengefaßt. Blätter, Blütenteile, ölartige Substanzen und abgesondertes Harz werden zu halluzinogenen Drogen verarbeitet. Diese Zubereitungs- und Konsumart wird seit nunmehr 7000 Jahren praktiziert! Vermutlich stammt die Pflanze aus Zentralasien, ihre psychoaktive Wirkung entfaltet sie hauptsächlich über Tetrahydrocannabinol (THC). Ursprünglich waren Cannabis indica und C. sativa als Heilpflanzen geschätzt, ein Status, der inzwischen insbesondere im Bereich der Anwendung von THC bei Krebs oder AIDS-Erkrankungen wieder eine Rolle spielt. Zu Beginn des 19. Jahrhunderts kamen Rituale um die orale Einnahme der Droge auf, die sich dann im Rauchen von Marijuana fortsetzten. Insbesondere in den 30er Jahren wurde eine umfangreiche Prohibition der Droge in den USA durchgeführt, die eine wissenschaftliche Diskussion für lange Zeit vereitelte.

Der Konsum bewirkt eine mäßige bis starke psychische Abhängigkeit bei gleichzeitigem Fehlen körperlicher Abhängigkeitssymptome. Es besteht nur eine geringe Tendenz, die Dosis zu steigern, eine Toleranzentwicklung findet offenbar nicht statt! Cannabis dämpft und stimuliert gleichzeitig bestimmte Hirnregionen im limbischen System. Dieser paradoxe Vorgang bewirkt die eigentlich herausgenommene Stellung des Cannabis unter den Drogen, da es weder Stimulanz, noch Beruhigungsmittel, Halluzinogen oder Narkotikum ist – es besitzt aber von jedem dieser Substanzen gewisse Eigenschaften!

Die Wirkung (psychoaktiv wirksam sind etwa 4–8 mg THC) ist stark abhängig von innerer Befindlichkeit („set") und äußeren Gegebenheiten („setting") und kann ca. 6–8 Stunden anhalten. Nach der Einnahme kommt zu Heiterkeit, Verfeinerung der Sinneswahrnehmungen (Geruch, Gehör- und Tastgefühl) sowie zu akustischen und optischen Halluzinationen. Körperliche Beschwerden können in trockenem Rachen, Eßlust, starker Rötung der Augen, Tachykardie, Übelkeit und Bewegungsunruhe liegen. Hohe Dosen führen zu unangenehmen Rauscherlebnissen mit ausgeprägten körperlichen Mißempfindungen.

Ungewöhnlich ist die lange Speicherung des Cannabis im Körper: Noch nach einer Woche lassen sich Metabolite im Blut nachweisen!

## LSD

Halluzinogene werden in natürlich vorkommende, halbsynthetische und synthetische Stoffe unterteilt. Sie rufen nach üblicherweise ritueller Einnahme Vergiftungssymptome mit Rauschzuständen und Trunkenheit hervor. Typisch sind Verzerrungen und Umdeutungen von Sinneseindrücken mit realem Hintergrund, so daß sie auch als „Illusionogene" bezeichnet werden.

Die chemische Struktur der Halluzinogene wird in die erster und zweiter Ordnung unterteilt. Halluzinogene *erster Ordnung* entsprechen dem Typ des LSD-25, dem Mescalin, Psilocebin, Psilocin und ihrer Derivate, u. a. auch Haschisch und andere. Andere Dryptaminderivate wie DMT und DPT sind ebenso dazuzurechnen. Der durch diese Substanzen hervorgerufene Zustand einer exogenen Psychose erscheint als Bild einer produktiven optischen Illusion, verschiedener Visionen, Pseudohalluzinationen und voll ausgebildeter Halluzinationen. Ebenso können Ich-Störungen und Störung des Zeit- und Raumerlebens, allerdings ohne ausgeprägte Trübung des Bewußtseins und ohne wesentliche Gedächtnisstörungen, auftreten. Die Halluzinogene *zweiter Ordnung* beinhalten Tropin, Hyosyamin sowie einige andere starke Anticholinergika. Bei vergleichsweise schwacher halluzinogener Eigenschaft treten schwere Bewußtseinstrübungen und ausgeprägte, lang anhaltende Gedächtnisstörungen auf.

Nur in einem Schwellenbereich ist die psychoaktive Komponente dieser Stoffe der des LSD ähnlich. Eigenschaft des Moleküls und die Höhe der Dosierung sind ausschlaggebende Variable für den Grad der Bewußtseinstrübung und die produktiven Leistungen des Halluzinogens. Die Dosierung ist beim Menschen abhängig vom Körpergewicht und von der emotionalen Reagibilität der konsumierenden Person.

LSD (Lysergsäurediethylamid) ist ein halbsynthetisches Derivat der Lysergsäure, eines Wirkstoffbestandteils des „Mutterkorn-Pilzes", der auf Getreideähren schmarotzt. Die Bezeichnung „Säure" ist irreführend, da Lysergsäure ohne Diethylamid-Gruppe keine nennenswerten psychotropen Effekte hat. Bereits 1938 entdeckte der Schweizer Chemiker A. Hofmann diese Substanz bei seinen Forschungen für die Firma Sandoz (Basel). Die stark halluzinogene Wirkung entdeckte er allerdings erst fünf Jahre später. Als Therapeutikum wurde LSD unter dem namen „Delysid" von Sandoz auf den Markt gebracht. Vielfältige Anwendungen vornehmlich im psychotherapeutischen Bereich wurden schließlich durch die breite Einnahme in Drogenkonsumentenkreisen unmöglich gemacht. 1966 zog die Firma das Präparat vom Markt!

Konsumiert wird LSD fast ausschließlich oral (Trip). Die Wirkung hält normalerweise 8 bis 12 Stunden an. Es besteht eine unterschiedlich starke psychische Abhängigkeit ohne Anhalt für körperliche Abhängigkeit. Gegenüber LSD und Psylocybin entwickelt sich rasch eine hohe Toleranz, die allerdings auch wieder schnell schwindet! Es besteht eine Kreuztoleranz zwischen LSD, Psylocybin und Mescalin.

Die Wirkung im ZNS beruht wahrscheinlich auf Effekte der Droge im Stamm- und Zwischenhirn. Insbesondere das limbische System und das retikuläre System werden beeinflußt. Vegetative Zentren werden durch LSD nicht stark, aber merklich beansprucht: Mydriasis und Übelkeit gehen auf diesen Mechanismus zurück. Eine weitere Wirkung dürfte über die Verdrängung von Serotonin am synaptischen Spalt erfolgen.

Die am häufigsten verwendete Dosis beträgt 100 µg per os, d. h. ungefähr 1,5 µg/kg Körpergewicht. Damit ist LSD diejenige Substanz, die in der mit Abstand geringsten Dosierung einen psychotropen Effekt hat. Schon eine minimale

Dosierung von 0,01% überwindet die Blut-Hirn-Schranke ins Gehirn. Etwa 20 Minuten nach der oralen Applikation von 100 µg per os treten vegetative Erscheinungen wie Mydriasis, Schwindel, leichte Erhöhung von Puls, systolischem Blutdruck und Körpertemperatur auf. Die höchste Konzentration des LSD findet man in der Leber, wo die Droge vor ihrer Ausscheidung metabolisiert wird (Dittrich 1985, Julien 1997). Die Wirkung beginnt etwa 45 Minuten nach der Einnahme, erreicht ihren Höhepunkt nach 2–3 Stunden und dauert 8–12 Stunden an. Nach mehrtägiger aufeinanderfolgender Einnahme erfolgt eine Toleranz, die aber nach etwa gleich langem Zeitraum der LSD-Abstinenz wieder zurückgeht. Es besteht eine gekreuzte Toleranz mit Mescalin und Psilocebin (Dittrich 1985). Da LSD in nur geringen Mengen angewendet wird, tritt es nur in Spuren im Urin auf, damit sind konventionelle Verfahren zur Urinanalyse ungeeignet, um diese Substanz nachzuweisen. Mit Hilfe eines hochempfindlichen Radioimmunessays kann der Urin auf LSD untersucht werden (Julien 1997).

Die Stimmung ist vorwiegend euphorisch, kann auch labil sein und umschlagen bis hin zu suizidalen Wünschen und Fakten, vor allem wenn die Umgebungsstruktur als beängstigend erlebt wird. Die Gedankengänge sind gestört, es kommt zu Ideenflucht, Konzentrationsschwäche und Perseveration. Die sexuelle Sphäre wird meistes kaum tangiert. Danach kommt es zu einer Versunkenheit in sich oder in der Ferne liegender Imaginationen. Nach etwa 4 bis 5 Stunden ist die Wirkung in der Regel abgeklungen. Danach treten Müdigkeit, Abgeschlagenheit und evtl. Störungen der mnestischen Funktionen auf. Einzelne Störungen können bis zu 48 Stunden anhalten. Das LSD weist eine nur geringe Toxizität auf. Nach Gebel (1993) liegt die effektive Dosis bei 50 µg und die letale Dosis bei 14.000 µg. Damit ist LSD in Bezug auf seine letale Wirkung innerhalb der gebräuchlichen Drogen eine sehr sichere Substanz. In die Betrachtung gehen allerdings weder Suizide noch Unfälle ein, die infolge des LSD-Konsums auftreten. Die Psychotoxizität von LSD ist allerdings beträchtlich. Schon nach einmaliger Einnahme kann eine chronische psychopathologische Veränderung auftreten, die manchmal erst nach Wochen, Monaten oder sogar Jahre später zu „flash backs", zu abnormen Geisteszuständen, als wäre wieder LSD eingenommen worden, führen können. Bei wiederholtem Gebrauch prägt sich eine Toleranz aus, die aber nach halluzinogenfreien Tagen wieder verschwindet. Es tritt keine physische Abhängigkeit auf. Abstinenzsymptome nach Absetzen entstehen nicht.

## Phencyclidine

### Herkunft

Die Stammsubstanz ist Phencyclidin (PCP), das bereits 1926 synthetisiert und 1956 als „nichtnarkotisches" Anästhetikum zur i.v.-Applikation in der Tiermedizin eingeführt wurde. Wegen seiner starken Nebenwirkungen wie Agitiertheit, Halluzinationen und delirante Zustände hatte man PCP nur kurze Zeit (1963–1965) in der

Humanmedizin verwendet. 1967 tauchte die Substanz als „Straßendroge" in den USA auf dem illegalen Markt auf und wird dort seitdem mißbräuchlich konsumiert. 1977 fand man PCP bei den in Deutschland stationierten US-Streitkräften. 1978 erfolgte in den USA ein generelles Herstellungsverbot und der Bezug einer der Ausgangschemikalien, des Piperidin, wurde erheblich limitiert. Daraufhin wandelten Untergrundchemiker die Substanz u. a. zu PCPy/PHp (Policyclidin), PCM, TCP (Tenocyclidin) und PCE (Eticyclidin) um; es entstanden so über 30 verschiedene Phencyclidine, die eine mehr oder weniger stark ausgeprägte psychische Aktivität besitzen. Von der Szene wird Phencyclidin u. a. als „peace pill", „angle dust", „rocket fuel" oder auch „monkey tranquilizer" bezeichnet.

## Mißbrauch

*Handelsformen und Konsumart:* Tabletten in verschiedener Farbe (beige, braungrün, orange, erdbeerfarben, weiß, gelb) und Größe. Kapseln, die geschluckt werden. Lösungen zum Injizieren. Pulver, die wie Kokain geschnupft oder zusammen mit Marihuana, Tabak, Pfefferminz- oder Petersilienblättern geraucht werden.
*Wirkungseintritt:* 30 Minuten oral, 2–3 Minuten nach dem Rauchen, Injektion sofort. *Wirkdauer:* 4–6 Stunden nach dem Rauchen, bei mehrmaligem Konsum bis zu 30 Tage.

## Wirkungen und Nebenwirkungen

Das Erscheinungsbild von PCP ist dosisabhängig:
- *1–5 mg:* Enthemmung, Gefühl des Schwebens und der Euphorie, die in Dysphorie und Depression umschlagen kann.
- *5–10 mg:* Schwächung der Konzentrations- und Aufnahmefähigkeit, starrer Blick, Nystagmus, Dyskinesien, Rigor.
- *10–20 mg:* Psychotische Schübe mit Zuständen der Erregung oder der geistig-körperlichen Erstarrung bei Aufhebung aller Willensleistungen, Halluzinationen oder Schläfrigkeit von mehrstündiger Dauer, paranoide Phasen.
- *20–100 mg:* Tremor, tagelanges konfuses Verhalten, 6–12stündiges Koma.

## Langzeitwirkung und besondere Gefahren

Schizophrenie-ähnliche Psychosen, die trotz Abstinenz tage- oder wochenlang anhalten. Echoeffekte („flash backs"), Horrortrips ohne weitere Einnahme. Depressionen mit konfusem Verhalten, Desorientiertheit. Angstzustände, Gefühl einer endlosen Isoliertheit, aggressives Verhalten bis zum Totschlag oder Suizid. Unfalltod, da normale Lebensrettungsfunktionen ausgeschaltet sind. Im Anschluß an die letzte Einnahme können mehrere Monate bis 2 Jahre vergehen, bis der Betreffende sich wieder normal fühlt und Konzentrationsunfähigkeit, Gedächtnisverlust und Depressionen verschwinden.

## Literatur

Julien RM (1997) Drogen und Psychopharmaka. Spektrum Akademischer Verlag, Heidelberg
    Berlin Oxford
Parnefjord R (1997) Das Drogen-Taschenbuch. Enke, Stuttgart
Poehlke T (1999) Halluzinogene. In: Gölz J (Hrsg) Moderne Suchtmedizin. Thieme, Stuttgart
    New York

## KAPITEL 6

# Safer Use – Gesundheitstips für Drogenkonsumenten

**6**

J. HEUDTLASS

## Die Entwicklung des Safer-Use-Beratungskonzeptes

Die Praxis des Safer Use hat ihre Anfänge in der jetzigen Form etwa zu Beginn der 80er Jahre genommen – als Bestandteil der sog. „harm reduction"-Strategie. Auslöser für die Frage, wie man mit oder trotz Drogenkonsum möglichst geringen gesundheitlichen Schaden nimmt und überleben könne, war die zunehmende Ausbreitung von AIDS, der insbesondere unter den intravenösen Drogengebrauchern zunehmend Menschen zum Opfer fielen. Die Drogenpolitiken vieler Länder haben in dieser Zeit – teilweise bis heute recht zögerlich – begonnen, eine Kehrtwende vorzunehmen: Die suchtmittelfreie Gesellschaft als realistisches Ziel einer Drogenpolitik verlor an Anerkennung. Der von der amerikanischen Regierung ausgerufene „war on drugs" erschien insbesondere den direkt betroffenen Drogengebrauchern immer unmenschlicher und vielen professionellen Beratern immer zweifelhafter. Auch in der Konzeption internationaler Organisationen wie der WHO und in nationalen Drogenpolitiken schlug sich diese Erkenntnis zunehmend mehr nieder. Die Angebote zu konsum- und suchtbegleitenden Hilfe traten immer mehr in den Vordergrund und prägen heute einen erheblichen Teil der Arbeit der Drogenhilfe: Wie können Menschen mit Drogen überleben, wenn sie auf den Konsum nicht verzichten wollen oder nicht verzichten können? Das war der situative Anlaß dafür, für Drogenkonsumenten Beiträge des „safer use", also Beiträge zum Gesundheitsschutz, zur Überlebenshilfe zu entwickeln, die alltagstauglich sein sollten und bei denen die Schwelle zur Akzeptanz aus Sicht eben dieser Drogenkonsumenten möglichst niedrig angelegt sei.

## „Harm reduction" – Schadensminimierung als integraler Bestandteil eines Drogenhilfekonzeptes

Unter „harm-reduction"-Strategien werden in der Drogen- und AIDS-Hilfe schadensminimierende Ansätze für intravenös applizierende Drogenkonsumenten verstanden. Der als Reaktion auf die AIDS-Epidemie entwickelte Ansatz geht von der Prämisse aus, daß Abstinenz nicht für jeden Drogenkonsumenten, nicht zu jedem biographischen Zeitpunkt und unter allen Lebensumständen ein realistisches oder auch erstrebenswertes Ziel darstellt. Diejenigen Drogenabhängigen, die vom therapeutischen Ziel der Abstinenz nicht, noch nicht oder

nicht mehr erreicht werden, müssen gleichwohl gesundheitsfördernde Angebote erhalten, um weiteren gesundheitlichen und sozialen Schaden so gering wie
möglich zu halten. Dazu sind u. a. hohe Risiken der Mortalität, konsekutive
Erkrankungen bei i.v.-Konsum (v. a. exisitentiell bedrohende Infektionskrankheiten) und eine weitere soziale Desintegration zu zählen.

Nach der Einführung von Spritzentauschprogrammen ab Anfang der 80er Jahre
(in zunächst ganz wenigen Ländern) ging es zunächst nur mühsam weiter mit
praktischen Beiträgen zur Schadensbegrenzung, ausgerichtet auf die AIDS- Prävention. Die Hepatitis spielte damals in der öffentlichen Aufmerksamkeit überhaupt noch keine Rolle:

- Auf heftigen Widerstand in der Fachwelt und der Bevölkerung stieß etwa noch
  die Einführung des Spritzentausches in den 80er Jahren in die Arbeit von Beratungsstellen – sie galt sogar über einen längeren Zeitraum noch als Verstoß
  gegen die einschlägigen Bestimmungen des Betäubungsmittelgesetzes und
  wurde erst später durch Änderungen im Gesetz eindeutig legalisiert.
- Etwa Mitte der 80er Jahre gab es einen heftigen Wettbewerb unter den Markt-
  führern in der Spritzenherstellung darum, wer als erster eine brauchbare Ein-
  wegspritze entwickelt, die sich nach Erstgebrauch selbst zerstört oder auf
  andere Weise einen wiederholten Gebrauch mit dem damit verbundenen
  hohen Infektionsrisiko verhindern hilft. Das Ergebnis war in jedem Falle
  ernüchternd. Die Spritzen, die etwa in Italien an Automaten als sog. Einweg-
  spritzen vertrieben werden, sind eher dazu angetan, bei den Verbrauchern
  unüberlegte, risikoträchtige Aktionen aus Verzweiflung anzuheizen. Wenn
  den Konsumenten der „Affe" (ein sehr lebendiges Bild für das Auftreten von
  Entzugsbeschwerden) treibt und dann die Spritze noch nach erstem Versuch
  der Injektion versagt (und keine neue greifbar ist!), dann ist er für rational
  geleitete Überlegungen kaum noch empfänglich.
- In San Francisco und anderen Städten der Vereinigten Staaten wurde etwa ab
  1984/85 „bleach" propagiert und verteilt: ein Desinfektionsmittel mit dem
  Hauptbestandteil Natriumhypochlorid. Es sollte als Hilfsmittel im Versor-
  gungsnotfall, wenn keine sterilen Spritzen und Nadeln verfügbar waren, verwendet werden und so die Infektionsrisiken bezüglich Hepatitiden und HI-
  Virus absenken.
- In Australien und England wurden ca. 1984–86 erstmals sehr pragmatische
  Safer-Use-Beratungsangebote entwickelt: Sie beinhalteten sowohl stoffgebundene „Verbraucherinformationen" mit Hinweisen zur Applikation, zu „versteckten" und offenen Risiken, zum Notfallmanagement etc. als auch verhaltens-
  bezogene Hinweise (etwa zu Injektionstechniken, Erste-Hilfe- Hinweise).
- In zwei Schweizer Gefängnissen hatten Gefängnisärzte erstmals den Mut
  gehabt, zunächst noch ohne jeden Rückhalt aus der Drogenpolitik den Gefäng-
  nisinsassen ein „Survival-Paket" mit Erste-Hilfe-Tips im Drogennotfall, mit
  sterilem Spritzenset sowie Notfalldesinfektionsmitteln, eben dem aus San
  Francisco bereits bekannten „bleach" als Startpaket zum Haftantritt zu übergeben. Mittlerweile finden sich Spritzensets, Spritzenautomaten und Spritzen-
  tauschprogramme auch in mehreren deutschen Haftanstalten.

- Die WHO hat in 1992 ebenfalls in Anlehnung an die „harm-reduction"-Strategie Standards und Empfehlungen zum Spritzentausch entwickelt, deren Umsetzung sehr zögerlich in die Entwicklung von nationalen Drogenpolitikkonzeptionen eingegangen ist.

- Selbst einige wenige psychiatrische Kliniken mit Drogenentzugsangeboten (wie CLEANOK in Lengerich/Westfalen) bieten den anonymen Spritzentausch (Entsorgungsautomat und Neukauf über Automat) an – in Nachbarschaft des Klinikgeländes: ein angesichts bekannt höherer Rezidivquoten nach Entzugsbehandlungen und Kriseninterventionen realitätsnahes Angebot.

- In Deutschland, England und Australien haben wir uns bemüht, die Notfalldesinfektion gebrauchten Spritzmaterials gegen alle Bedenkenträger weiterzuentwickeln. Handfertige Lösungen gibt es bis heute nicht. Die Distribution liefe nur über offensive Vermarktung über die 300 Beratungsstellen in Deutschland und mit Förderung der Gesundheitsminister des Bundes und der Länder. Und die steht noch aus.

- Die technischen Entwicklungen gingen in diesen Jahren mit sehr praxisbezogenen Beiträgen weiter. Spritzenautomaten wurden entwickelt, teilweise bereits in Kombination mit Möglichkeiten zur Entsorgung gebrauchten Spritzenmaterials, also sog. Entsorgungsschächten. Die Auswahl geeigneter Spritzen wurde verbreitert: Verschiedene Nadeln und Spritzentypen finden sich heute in niedrigschwellig konzipierten Drogenhilfeangeboten wieder. Und auch bei den sog. Utensilien sind neue Entwicklungen vonstatten gegangen. Seit 1997 gibt es preiswerte sog. Einwegfilter, die Heroin zu 100 Prozent durchlassen, aber den Schmutz durch Verstreckungsmittel und andere Verunreinigungen sehr effektiv filtern. Eine solche Lösung trägt erheblich dazu bei, Filter nicht mehr sammeln und aufkochen zu müssen, um Reste von Heroin, die in den Filtern „hängengeblieben" sind, noch zu verbrauchen – eines der sog. versteckten Risiken beim Drogengebrauch, über das unbeabsichtigt Infektionen und entzündliche Prozesse provoziert werden können.

Seit Ende der 80er Jahre sind auch in Deutschland Survival-Programme für Drogenkonsumenten und Safer-Use-Trainingsprogramme für Mitarbeiter in Drogenberatungsstellen entwickelt. Medizin und Sozialarbeit sollen so in der Drogenhilfe enger vernetzt wirksam werden. Die praktischen Kenntnisse rund um den Konsum nehmen zu. Die Beratungsaufmerksamkeit gilt aber in den seltensten Fällen der „Verbraucherberatung" im klassischen Sinne. Oft fehlt es dazu auch an medizinischer Kompetenz der Berater bzw. an der notwendigen Vernetzung von medizinischer Hilfe und Drogenhilfe: Man arbeitet nebeneinander statt direkt zusammen. Und noch seltener sind solche Projekte anzutreffen, die dem Gedanken des „peer support" entsprechen: Drogengebraucher beraten Drogengebraucher selbst. Dabei wäre ein solcher Beratungsansatz höchst effizient, weil dadurch die Akzeptanzbereitschaft wesentlich erhöht würde. In vorbildlicher Weise hat sich dieser Präventionsansatz im „peer-support"-Projekt des niederländischen Trimboos-Instituts niedergeschlagen.

Diese hier sehr grobe Skizzierung einer Entwicklung des Safer Use zeigt auch zugleich eines ihrer größten Probleme auf: Sie hinkt der Entwicklung der Welt der Drogen und der damit verbundenen Probleme oft Jahre hinterher. Obwohl insbesondere ihr infektionspräventiver Beitrag unter Fachleuten mittlerweile anerkannt wird, wird sie andererseits aus Sicht abstinenzorientierter Therapiestrategien häufig noch kritisch beurteilt. Man befürchtet eine unerwünschte Abschwächung des Leidensdruckes und des Genesungswunsches und sieht in den Safer-Use-Empfehlungen eher eine Kapitulation vor dem Ziel der anzustrebenden Drogenfreiheit.

Unter prohibitiven Bedingungen sind für den Heroinkonsum risikoarme Bedingungen realistisch kaum zu schaffen:

- Die auf dem Markt angebotenen Substanzen unterliegen keinerlei Qualitätskontrollen.
- Der Käufer ist relativ schutzlos den Angaben des Verkäufers ausgesetzt.
- Verunreinigungen und Streckmittel werden auf dem Wege von den Laboratorien in den Anbauländern bis zum Konsumenten x-fach hinzugesetzt, weil damit Gewinnerwartungen unvorstellbaren Ausmaßes verknüpft sind.

Realistischer ist es da unter präventiven Gesichtspunkten allenfalls, möglichst risikoarme, möglichst wenig gesundheitsschädigende Konsumgewohnheiten zu erhalten und pflegen oder zu entwickeln.

Im folgenden wird deshalb ein kursorischer Überblick zu den Inhalten eines Safer-Use-Konzeptes gegeben.

## Die wichtigsten Safer-Use-Empfehlungen für i.v.-Heroinkonsumenten

### Allgemeine Hinweise und Alternativen zum i.v.-Konsum

In den klassischen Beratungsituationen des niedergelassenen Arztes oder der Drogenberatung bleibt kaum Zeit (die eigentlich vonnöten wäre!) für umfangreichere Unterweisungen in den risikoärmeren Gebrauch von Opiaten oder anderen intravenös zugeführten Stoffen. Unter diesen Beschränkungen müssen manche Hinweise kurz und knapp gehalten sein. Im folgenden die drei wichtigsten Hinweise:

### Möglichst hygienische Verhältnisse in ruhiger Umgebung!

Das ist nicht allein eine Frage des Stils, sondern wichtig zur Vermeidung unnötiger Risiken. Möglichst viele Streßfaktoren sollten ausgeschaltet werden. Alle für den Konsum wichtigen Utensilien sollten nicht in Hektik herbeigeschafft, sondern möglichst steril/sauber in ausreichendem Vorrat in Griffnähe vorhanden sein: saubere, alkoholdesinfizierte Löffel, ungebrauchte Filter, sauberes kaltes Wasser, Alkoholtupfer, Pflaster, ggf. elastische Binden zur Stauung der Venen. Je weniger diese Bedingungen geschaffen sind, desto größer ist die Gefahr der Abszeßbildung, der Infektionsübertragung mit HI-Viren oder Hepatitis-Viren, der Pilzübertragung etc.

## Möglichst sorgfältiger Schutz vor Überdosierungen!

Dazu gehören insbesondere zwei Schutzmaßnahmen, die je nach Vorerfahrung der Konsumenten praktikabel sind: provisorische Qualitätstest vor dem eigentlichen (i.v.-) Konsum und die fachgerechte Aufklärung über die Vermeidung von gleichzeitigem Konsum verschiedener Wirkstoffe neben dem Opiat.

Zu den gebräuchlichsten Qualitätstest gehört der *„Wassertest"*: Löst sich das Heroin auf dem Löffel ohne weitere Zusätze unproblematisch allein in Wasser auf, kann das ein Hinweis auf einen ungewohnt hohen Reinheitsgehalt sein! Die einfachste Empfehlung in diesem Zusammenhang lautet: Im Zweifelsfall die halbe gewöhnliche Dosierung konsumieren und möglichst langsam einspritzen (auch schonender für die Gefäße!).

Zu den riskantesten Formen des *Mischkonsumes* gehören die gleichzeitige Einnahme von Opiaten und Alkohol, Opiaten und Benzodiazepinen bzw. Opiaten und Barbituraten. In der Beratung bedarf es eben nicht nur des warnenden Zeigefingers, sondern auch einsichtiger Erläuterungen in verständlicher Formulierung: Über das Hirnzentrum wird die Atmung gelähmt und versagt im schlimmsten Falle. Unterschiedlich lange Halbwertzeiten der Wirkstoffe im Körper tun ihr übriges, um weitere Risiken zu provozieren.

## Intravenösen Konsum vermeiden, wenn möglich!

In Deutschland ist der intravenöse Konsum von Opiaten mit Abstand die bevorzugteste Applikationsform, wohl wegen des besonders schnellen Anflutens im Hirnzentrum. Aufmerksam verfolgen sollte man allerdings Erfahrungen mit anderen Applikationsformen: Nicht wenige Drogengebraucher haben bereits über kürzere oder längere Zeiträume Erfahrungen mit dem Sneefen oder Rauchen von Heroin gemacht. Neu und bisher hierzulande nicht veröffentlicht ist die Applikation über den Darmausgang.

Berater sollten mit dem Klienten über diese Erfahrungen sprechen und versuchen, daran anzuknüpfen. Dies gilt insbesondere bei sich abzeichnenden Gefäßproblemen, Abszeßbildungen, der Abwehr von Thrombosen etc.

## Alternativen zum intravenösen Heroinkonsum

- Sneefen
- Rauchen
- Einspülen in den After

**Sneefen.** Das Heroinpulver wird in vorsichtiger Dosierung auf Glasplatten o. ä. ausgeschüttet, in schmale Linien gelegt und über die Nase aufgenommen. Die Zufuhr über die Nasescheidewände zum Hirn geschieht relativ schnell. Auch Sneefen kann zu unerwünschten Schädigungen etwa der Nasenscheidewände führen. Vorteile gegenüber dem intravenösen Konsum bestehen zweifelsfrei darin, daß direkter Kontakt mit Blutmaterial so gut wie gänzlich vermieden wird und vorsichtiger dosiert werden kann.

**Rauchen.** Das Heroinpulver wird auf dünnen Alu- Folien vorsichtig erhitzt, gerinnt zu einer öligen Konsistenz und geht bei vorsichtiger Temperierung in Rauch über, der über ein Röhrchen inhaliert wird. Diese Technik stammt aus dem Opiumkonsum der Chinesen. Der Vorteil dieser Inhalation liegt auch hier vor allem darin, daß Infektionen kaum übertragen werden können und Blutkontakt vermieden wird. Komplikationen sind zu befürchten bei bekannten Erkrankungen der Atemwege, insbesondere asthmatischen Beschwerden. Als Nachteil aus Konsumentensicht wird oft beschrieben, daß dieser Konsum besonders „verschwenderisch" sei: Die Heroinlösung verpuffe zu einem nicht geringen Teil in der Luft, ohne inhaliert zu werden. Je schlechter die Übung in dieser Technik, desto eher stimmt das auch tatsächlich.

**Einspülen in den After.** Diese Applikation ist hierzulande bisher wenig verbreitet. Das „normal" auf dem Löffel möglichst hygienisch aufbereitete Heroin wird in eine saubere Spritze ohne Nadel aufgezogen. In den After wird ein Gleitmittel (Creme, notfalls Speichel) geschmiert. Die Spritze wird vorsichtig etwa 1 cm in den After hineingeschoben. Dann wird die Heroinlösung langsam abgedrückt. Die Muskulatur des Afters schließt in der Regel gut, so daß nichts verloren geht. Die Drogenlösung wird hier – weil gut durchblutete Gefäße – schnell aufgenommen: Die Drogenwirkung wird innerhalb von 30 Sekunden bis 1 Minute erzielt. Vorteil dieser Alternative zum intravenösen Konsum: normalerweise kein Blutkontakt, bei schlechten Venenverhältnissen und fehlender oder stumpfer Nadel eine Alternative mit schnellem Wirkungseintritt. Needlesharing kann vermieden werden. Bei unsauberem Handling bleibt auch bei dieser Methode ein Risiko: Übertragung von Hepatitiden (Schmierinfektion), wenn z. B. mehrere User eine Spritze nacheinander benutzen.

## Praktische Hinweise bei intravenösem Konsum

Die intravenöse Technik des Konsum wird ja in aller Regel nicht „fachkundig" erlernt, sondern provisorisch von anderen i.v.-Konsumenten unter denkbar ungünstigen Bedingungen in Kürze vermittelt. Der Rest ist ein oft mehr oder weniger kluges Ausprobieren am eigenen Körper nach dem Prinzip „Versuch und Irrtum". Safer Use konstatiert als Präventionskonzept realistischerweise, daß eine nicht geringe Zahl der Heroinkonsumenten für eine nichtintravenöse Applikation, für den Verzicht auf Spritze und Nadel trotz Kenntnis der Risiken und bekannten gesundheitlichen Belastungen nicht umzuorientieren ist. An diese Konsumenten sind die folgenden Hinweise (hier in Kurzform) gerichtet. Sie sind besonders wichtig zur Vermeidung unnötiger Schädigungen der Gefäße, zur Verringerung des Infektionsrisikos etc.

## Ungünstige Konsumbedingungen reduzieren

Je nachdem, unter welchen situativen Bedingungen (personale Belastungen wie Streß, innere Anspannung und Unruhe etwa bei auftretendem „craving", Entzugsbeschwerden etc., Umgebungsbelastungen wie unhygienische Verhältnisse in offenen Drogenszenen etc.) konsumiert wird bzw. wie die instrumentellen Bedingungen (großzügige Vergabe steriler Spritzensets oder Mangelsituationen) sind, beeinflusst das bereits das Ausmaß gesundheitlicher Risiken erheblich. Die folgenden Kurzhinweise fassen diese Bedingungen zusammen:

- Wenn möglich, in Ruhe injizieren!
- Am besten sterile, neue Spritzen und Nadeln vorrätig haben und benutzen!
- Im Notfall: Gebrauchte Spritzen und Nadeln desinfizieren (siehe Hinweise unter „Provisorische Hilfen")
- Spritzen und Nadeln nie zur Teilung einer Dosis mit anderen benutzen („backloading" und „frontloading")!

## Hinweise zur Aufbereitung des Heroin

Der eigentliche Aufbereitungs- und Injektionsvorgang ist Drogenberatern, -therapeuten und auch dem medizinischen Personal im Umgang mit Drogenkonsumenten häufig en detail nicht geläufig. Auch hierbei können – je nach Erfahrung – zusätzliche gesundheitliche Schäden gesetzt werden. Um das weitestgehend zu vermeiden, sind zur Übersicht im folgenden auch hier die wichtigsten Hinweise zusammengefasst.

- Alle benötigten Materialien bereithalten, bevor das „pack" angebrochen wird!
- Möglichst die besterhaltenen Venen verwenden – riskante Venen meidenn
- Hände, Löffel und ausgewählte Einstichstelle desinfizieren, jeweils mit eigenem Alkoholtupfer!
- Bei starkem Entzug: Erst sneefen oder rauchen! Injektionen mit dem „Affen im Nacken" machen meist Verletzungen!
- Das sauberste Wasser zur Aufbereitung verwenden: Gekochtes Wasser besser als ungekochtes, kaltes besser als warmes, fließendes Wasser besser als stehendes, Mineralwasser besser ohne als mit Kohlensäure!
- Zur Auflösung des Heroins so wenig Säure wie nötig verwenden – Ascorbin eignet sich am besten!
- Unbedingt saubere, ungebrauchte Filter benutzen (Zigarettenfilter, Mull) – gebrauchte Filter führen zu „shakes", Abszessen und anderen Infektionenn
- Die aufgezogene Flüssigkeit muß möglichst kalt und klar sein – das schont die Venen, schützt vor Embolien usw.! Notfalls: Nochmals filtern!

## Injektionstechnik

Unter denkbar ungünstigen Bedingungen werden Injektionstechniken weitergegeben. Auch hier sind deshalb fachkundige Hinweise gefragt, mit denen eine Vielzahl von Komplikationen vermieden werden können:

- Für jeden Druck eine neue Einstichstelle – wenigstens 1 cm neben der letzten Stelle!
- Nicht alle Venen eignen sich gleich gut !
- Einstichstelle desinfizieren!
- Rollvenen vor dem Einstich mit dem Finger fixieren!
- Geeignete Nadeln verwenden: Längere und dickere (16er oder 18er) sind besser als dünnere Nadeln (Insulinnadeln z. B.)!
- Immer Richtung Herz injizieren – Venen sind Einbahnstraßen! (siehe Schaubild!) Einstichwinkel 15–35 Grad!
- Langsam injizieren – besonders bei dünnen Venen, bei unbekannten Stoffqualitäten!
- Wenn kein Einstich in die Venen mehr möglich ist: Rauchen, Sneefen und Einspülen in den After ist besser als intramuskuläre Injektion!
- Nach dem Entfernen der Nadel: mind. zwei Minuten die Einstichstelle fest abdrücken, ggf. mit Heparinsalben einreiben!

### Versteckte Risiken: Hinweise in Stichworten

Die einschlägigen wissenschaftlichen Untersuchungen über Gebrauchsmuster und riskante Konsumtechniken der letzten Jahre haben verdeutlicht, daß idealtypische Bedingungen unter den Tabubedingungen der Strafandrohung, -ermittlung und -verfolgung (Betäubungsmittelgesetz) sowie den zusätzlichen Beschränkungen etwa einer öffentlichen Szene (mit besonders schlechten hygienischen Verhältnissen) oder etwa der strengen Kontrolle totaler Institutionen wie Gefängnissen und (geschlossenen) Therapieeinrichtungen besonders kraß eingeschränkt sind. Die Wahrscheinlichkeit besonders hoher Risikobereitschaft ist dort häufiger anzutreffen.

Der Konsum in privater Szene (Wohnungen) dagegen ist meist sehr viel hygienischer und risikoärmer möglich: Gemeinsame Benutzung von Nadeln und Spritzen geschieht seltener, Utensilien sind in Vorratshaltung häufiger ausreichend vorhanden und sauberer. Konsumvorbereitungen geschehen in größerer Ruhe. Dennoch: Auch in privater Umgebung kommt es zu Drogennotfällen, vermeidbaren Infektionen und anderen Komplikationen. Auf einige mehr oder weniger bekannte Praktiken und damit verbundene Risiken soll hier in Stichworten eingegangen werden.

### Needlesharing

Needlesharing heißt: Ein Spritzenequipment (Spritze und/oder Nadel) wird von zwei oder mehr Konsumenten nacheinander benutzt.

Dieses aus einer Versorgungsnotlage entstehende Risiko ist trotz zunehmend verbreiteter Vergabe steriler Spritzenbestecke über die Drogenhilfe, den Apothekenvertrieb und Spritzenautomaten auch heute – gerade in ländlichen und kleinstädtischen Regionen – nicht selten. Eine flächendeckende Infrastruktur der gezielten Spritzenvergabe gibt es in der Bundesrepublik nach wie vor nicht. Und das Mitführen von ausreichender Anzahl an Spritzen macht den Konsumenten zum verdächtigen Straftäter im Sinne des Betäubungsmittelgesetzes. In der Beratung dürfen diese Versorgungslücken nicht verdrängt werden.

Ausreichende Vorratshaltung steriler Spritzenbestecke ist sicher der optimalste Schutz vor Infektionen durch Needleharing. Notfalldesinfektionen durch thermische Desinfektion (Kochen), provisorische Desinfektion mit Jodlösung, Alkohollösung, Haushaltsbleiche etc. sind hier die nächstbesten Lösungen, die allerdings bei falscher Desinfektionstechnik Wirkungslücken aufweisen und mehr oder weniger umständlich, zeitaufwendig sind. Trotzdem: Notfalldesinfektion gebrauchten Spritzbesteckes ist besser als der Verzicht auf jede Reinigung.

## Drugsharing

Drugsharing bedeutet: Ein Portion Heroin wird gemeinsam eingekauft und anschließend unter zwei oder mehreren Konsumenten aufgeteilt.

Um das meist in kleinen Portionen gekaufte Heroin gerecht unter zwei und mehr Konsumenten aufzuteilen, wird das Pulver zunächst auf dem Löffel aufgelöst und anschließend eine oder mehrere Spritzen zur Teilung benutzt: Das vom Löffel aufgezogene Heroin in verflüssigter Form wird mit einer Spritze aufgezogen und nach abgezählten Teilstrichen „gerecht" weitergegeben. Statt der hochriskanten direkten Injektion nacheinander mit ein und derselben Spritze und Nadel (Needlesharing) erfolgt die Aufteilung der Heroinlösung durch die Abgabe von einer Spritzen zur nächsten. Und erst dann wird injiziert. Dazu gibt es vor allem zwei Techniken.

## Techniken zur Aufteilung einer Heroinportion (Drugsharing)

- *Frontloading:* Die Injektionslösung wird in eine Spritze aufgezogen und von dort über die vordere Öffnung (den Konus) in die zweite Spritze gedrückt und erst dann intravenös konsumiert.
- *Backloading:* Das gleiche kann über die hintere Öffnung der zweiten Spritze geschehen, indem zuvor aus dieser 2. Spritze der Spritzenkolben herausgezogen wurde. Diese Technik wird besonders bei den (meist einteiligen) Insulinspritzen angewandt, bei denen Spritzkörper und Nadeln fest miteinander verbunden sind.

Zu diesen beiden Teilungstechniken über eine zweite oder mehrere Spritzen gibt es zahlreiche Abwandlungen. Entscheidendes Risiko besteht darin, daß zwar die beteiligten Konsumenten – konform zu den Safer-Use- Präventionsbotschaften – jeweils ihr eigenes Spritzenbesteck zur Injektion benutzen, aber bereits bei der vorherigen Teilung der Heroinportionen Bakterien, Pilze und Viren übertragen werden können, wenn aus vorhergehender Benutzung in auch nur einer einzigen Nadel oder Spritze belastete Eiweißrückstände mit weitergegeben werden. Drugsharing ist unter Heroinkonsumenten weit verbreitet.

## Provisorische Hilfen

Oft sind mangels ausreichenden Vorrates aller benötigten Utensilien provisorische Hilfen gefragt. Auch hierzu ist eine offenherzige Beratung nötig, um untaugliche Provisorien möglichst zu vermeiden. Einige Provisorien werden im folgenden beschrieben. Dabei muß nicht ausführlich erwähnt werden, daß hier anerkannte fachliche Standards der ärztlichen Behandlung bereits verlassen werden. Dies geschieht immer als ultima ratio gegenüber Heroinkonsumenten, die in ihrer Entscheidung zum Konsum abhängig, nicht frei sind, ihn also auch nicht vorübergehend einschränken oder auf andere (nicht intravenöse) Konsumformen beschränken können oder gar zur sofortigen Abstinenz fähig oder bereit sind.

## Notfalldesinfektion

Sie ist gefragt, wenn steriles Spritzenbesteck nicht zu bekommen ist (etwa für Menschen in Haft). Wer auch dann nicht auf den i.v.-Konsum verzichten kann, muß provisorisch so optimal wie möglich desinfizieren – mit thermischer Desinfektion, Desinfektion mittels „bleach", Jod, Alkohol in Verbindung mit gründlicher vorheriger Reinigung durch kaltes Wasser und anschließender Spülung (Gebrauchsanleitungen zu den einzelnen Verfahren s. unten). Notfalldesinfektion muß besonders gründlich durchgeführt werden. Sonst überleben besonders resistente Pilze, Bakterien und Viren garantiert und werden übertragen!

### Die thermische Desinfektion („boiling")

**Material**
Benötigt wird lediglich eine Kochstelle, 1 Topf, Wasser und – wenn vorhanden – etwas Soda.

**Gebrauchsanweisung**
- *Grobe Reinigung:* Mindestens 2× kaltes, fließendes Leitungswasser durch die Nadel in die Spritze aufziehen und wieder ausspülen – in die Toilette, den Abfluß!
- *Auskochen:* Spritze, Kolben und Nadel voneinander lösen und 15–20 Minuten in sprudelnd kochendes Wasser legen.

- *Auskühlen:* Spritze, Nadel und Kolben abkühlen lassen, um die Venen nicht zu beschädigen!
- *Montage:* Materialien wieder montieren: Nadel auf die Spritze setzen, Kolben hinten einführen.
- *Ausspülen:* 2× kaltes, fließendes Leitungswasser durch die Nadel in die Spritze aufziehen und wieder ausspritzen – in die Toilette, den Abfluß!

### Vorteile

Einfache, ungefährliche Materialien „aus jedem Haushalt". Das einzig sichere Verfahren bei richtiger Anwendung auch gegen Hepatitis B und C, sicher aber auch gegen HI-Viren, Pilze und Bakterien!

### Nachteile

- *Anwendungsfehler:* „Auskochen" wird häufig als einmaliges kurzes Einlegen in heißes Wasser verstanden – keine ausreichende Wirkung!
- *Materialbelastung:* Eignet sich nur zum 1–3maligen Gebrauch. Die in Europa gängigen Spritzen- und Nadelprodukte verschleißen langsam: Die Kolben gleiten nicht mehr so gut, die Nadeln werden stumpfer, die Kolbenringe werden poröser!

### Die „bleach"-Lösung

### Material

Natriumhypochlorid (Haushaltsbleiche). Auf dem Markt erhältlich in konzentrierter und verdünnter Form. Wird in Haushalten häufig verwendet als Reinigungsmittel, als Waschmittel zum Entfernen harter Flecken, in der 1-Prozent-Konzentration ist es Grundlage zur antibakteriellen Desinfektion von Babyzubehör (Flaschen, Schnuller, Wickelunterlagen).

### Gebrauchsanweisung

- 2× kaltes, fließendes Wasser durch die Nadel in die Spritze aufziehen und wieder ausspritzen!
- 2× nacheinander „bleach" durch die Nadel in die Spritze aufziehen und 2 Minuten in der Spritze einwirken lassen, um die Viren, Pilze und Bakterien so gut wie möglich abzutöten!
- 2× kaltes Wasser aus der Leitung durch die Nadel in die Spritze aufziehen und wieder ausspritzen!

### Vorteile

Wenig Zeitaufwand (ca. 5 min), geringe Kosten, Spritzmaterial bleibt bei einmaliger Verwendung gut erhalten!

### Nachteile

- *Eiweißfehler:* Je mehr Blutrückstände offensichtlich in der Spritze bleiben, desto größer die Gefahr, daß die Desinfektion nicht ausreichend ist. Also: besonders gut mit kaltem Wasser vorspülen, anschließend das „bleach" lange genug einwirken lassen!

- *Begrenzte Haltbarkeit:* Natriumhypochlorit verliert nach ca. 3–4 Wochen seine desinfizierende Wirkung in Verbindung mit Sauerstoff! Eiweißrückstände in der Vorratspackung führen ebenfalls nach kurzer Zeit zur Inaktivierung des „bleach"!
- *Zulassung:* In den USA anerkanntes Verfahren zur Instrumentendesinfektion, den strengen deutschen Zulassungsnormen nicht genügend! Das ist ein Hinweis darauf, daß „bleach" kein 100% sicheres Desinfektionsmittel ist.

### Das aufwendige, sicherere Verfahren

Nach der groben Spülung zur Reinigung werden die Materialien in ein „bleach"-Bad eingelegt – auseinandermontiert, für 1 Stunde!

### Die Jod-Lösung

### Material

Jodabspaltende Verbindung in Kombination mit medizinischem Alkohol. Wird in der Medizin verwendet zur hygienischen und chirurgischen Händedesinfektion, zur Wundbehandlung, z. B. bei Abszessen, als sog. Breitbandmikrobizid!

### Gebrauchsanweisung

- *Reinigung:* 2× kaltes, fließendes Wasser durch die Nadel in die Spritze aufziehen und wieder ausspritzen!
- *Desinfektion:* 2× nacheinander Jod-Verbindung durch die Nadel in die Spritze aufziehen, je 2–4 Minuten einwirken lassen zur Desinfektion und wieder ausspritzen – in die Toilette, den Abfluß.
- *Ausspülen:* 2× kaltes, fließendes Wasser aus der Leitung durch die Nadel in die Spritze aufziehen und wieder ausspritzen.

### Vorteile

Bekanntes, akzeptiert eingeführtes Material in der Wundversorgung, geringe Kosten, relativ geringer Zeitaufwand (6–10 Minuten), nur geringe Qualitätseinbußen für das Spritzenbesteck.

### Nachteile

Begrenzter Eiweißfehler: Je mehr Blutrückstände nach der 1. Reinigung noch in Spritze und Nadel sind, desto größer das Risiko, daß Hepatitis-Viren nicht ausreichend abgetötet werden.

### Eignung

In Deutschland nur zur Händedesinfektion zugelassen und zur Wundversorgung eingesetzt, in anderen Ländern auch zur Instrumentendesinfektion verwendet. Im Tierversuch mit Schimpansen selbst bei konzentrierter, gleichzeitiger Vergabe mit Hepatitis-belastetem Blut ausreichend inaktivierender Schutz nachgewiesen: Hepatitis-Übertragung fand nicht statt!

### Das aufwendige, sicherere Verfahren

Nach der groben Spülung zur Reinigung werden die Materialien in ein Jod- Bad eingelegt – auseinandermontiert, für 1 Stunde!

### Warnung

Bei Jodallergien nicht zu empfehlen – zumindest müßte eine äußerst gründliche Spülung nach dem Desinfektionsvorgang erfolgen!

## Die Alkohol-Lösung

### Material

Medizinischer Alkohol, also Ethanol, Isopropanol oder n-Propanol. Genuß- Alkohol kommt eher nicht in Frage, im Notfall muß er zumindest hochprozentig, also zwischen 70 und 80 Prozent liegen!

### Gebrauchsanweisung

- *Reinigung:* 2× kaltes, fließendes Wasser durch die Nadel in die Spritze aufziehen und wieder ausspritzen!
- *Desinfektion:* 2× nacheinander Alkohol durch die Nadel in die Spritze aufziehen, je 2–4 Minuten einwirken lassen zur Desinfektion und wieder ausspritzen - in die Toilette, den Abfluß.
- *Ausspülen:* 2× kaltes, fließendes Wasser aus der Leitung durch die Nadel in die Spritze aufziehen und wieder ausspritzen.

### Vorteile

Kein Eiweißfehler, fast unbegrenzte Haltbarkeit des Materials, geringer Zeitaufwand von 6–10 Minuten!

### Nachteile

Zumindest in Deutschland als nicht ausreichend HBS- und TBC-wirksam definiert bei der Instrumentendesinfektion. Materialbelastung: Die bei den meisten Spritzenprodukten verwandte Filmbeschichtung der Innenwände wird erheblich angegriffen: Die Einmalprodukte sind anschließend weniger gängig, die Einhand-Bedienung wird dadurch erschwert.

### Das aufwendige, sicherere Verfahren

Nach der groben Spülung zur Reinigung werden die Materialien in ein Alkoholbad eingelegt – auseinandermontiert, für 1 Stunde!

## Umgang mit weiteren Injektionsutensilien

### Injektionsnadeln

Wiederholte Benutzung, wiederholte Notfalldesinfektion von Injektionsnadeln führt zu stumpfen Nadeln. Falls kein ausreichender Vorrat an neuen Nadeln verfügbar ist, werden die Nadeln provisorisch geschliffen, etwa an einer Streichholzschachtel oder anderen rauhen Flächen. Je schlechter der Schliff, desto größer die Venenschädigung! Nach einem provisorischen Schliff muß die Nadel mit sauberem Wasser durchspült werden!

### Staugürtel

Als Staugürtel dienen meist Strümpfe, Hosen- oder Kleidergürtel u. ä. Am besten eignen sich jedoch elastischere Gummis oder Seidenstrümpfe mit sich selbst öffnender Verknotung, wenn kein Zug darauf mehr ausgeübt wird. Der Konsument nimmt dazu das Ende des Strumpfes zwischen die Zähne. Gerät er infolge plötzlich eintretender Intoxikation in Bewußtlosigkeit, löst sich bei dieser Technik automatisch die Stauung. Das Blut fließt trotz Bewußtlosigkeit wieder frei in Arterie und Vene. Bei fester Verknotung etwa mit Gürteln etc. bestände je nach Dauer der Bewußtseinstrübung oder Bewußtlosigkeit letztlich die Gefahr, Gliedmaßen mangels Duchblutung zu verlieren.

### Filter

Aus Sparsamkeit und als Notvorrat werden Filter aufbewahrt, die beim Aufziehen des Heroins vom Löffel in die Spritze benutzt wurden. Benutzt werden meist abgebrochene Zigarettenfilter, Baumwollfasern etc. In ihnen befinden sich natürlich (wenn auch minimale ) Spuren von Heroin, die durch ein erneutes, gleichzeitiges Aufkochen von mehreren Filtern auf dem Löffel ausreichend für einen neuen Druck sein sollen. Durch unhygienische Verwahrung sind die oft feucht verwahrten Filter ein besonders dankbarer Nährboden für Bakterien und Pilze. Möglicherweise sind sie zudem mit fremdem Blutmaterial in Verbindung gekommen. Das ist eine geradezu klassische Übertragungskette etwa für die Hepatitis, aber auch für anderes infektiöses Material. Seit 1998 werden aus Schweizer Herstellung sog. Einmalfilter angeboten: Sie sind durchlässig für das Heroinmaterial, filtern aber optimal Verunreinigungs- oder Verstreckungsmaterial und in gewissem Umfang auch bakterielle Belastungen. In absehbarer Zeit sollen auch Filter produktionsreif werden, die die virale Belastung der aufgezogenen Injektionslösungen minimieren.

## Safer Use bei Kokainkonsum

Soweit Kokain intravenös verabreicht wird, können im wesentlichen die vorherigen Empfehlungen, die sich auf den intravenösen Heroinkonsum beziehen, übernommen werden. Bei den folgenden Safer-Use-Empfehlungen beschränken wir uns auf den nicht intravenös verabreichten Kokainkonsum und Hinweise zu weniger riskanten Applikationstechniken.

## Qualitätstest

Sie sind unter Safer-Use-Aspekten insofern von Bedeutung, als daß dadurch der Reinheitsgehalt bzw. die mögliche Verstreckung oder Verunreinigung des Stoffes erkannt werden kann. Dies ist – zur Drogennotfallprophylaxe – eine Voraussetzung, um Überdosierungen gerade bei den bekannten Schwankungen im Reinheitsgehalt vorzubeugen. Die meisten in Konsumentenkreisen bekannten Tests bieten hierzu keine verläßlichen Hinweise.

Qualitätstests im Überblick:

- Unzuverlässig: der *Betäubungstest*. Kokain hat eine lokalanästhesierende Wirkung, also betäubend. Durch Auflegen von etwas Kokain auf die Zungenspitze oder Einreiben des Zahnfleisches soll die Qualität getestet werden. Handicap: Kokain wird häufig mit anderen Schmerzmitteln gestreckt, die möglicherweise ähnliche Wirkung erzeugen können.
- Verlustreich, aber sicher: der *Kochtest*. Kokain wird aufgekocht in Natron, Ammoniak oder Bullrichsalz. Erst bei 180 Grad schmilzt das Kokain, die gängigsten Verstreckungsmittel verändern sich bereits vorher.
- Relativ sicher: In niederländischen Headhops werden zwei Testapparaturen angeboten. Beim „*Red-emeter*" (Kosten ca. DM 4,- pro Test) wird mittels Reagentzien der Reinheitsgehalt gemessen, beim Testgerät „*Melting-point*" (einmalig ca. DM 140,-) wird über die Messung des Schmelzpunktes (192°–197°) das gleiche angestrebt mit relativ zuverlässigem Ergebnis.

## Alternativen zum intravenösen Kokainkonsum

- *Sneefen:* Das Kokain wird so klein wie möglich zerhackt (scharfes Messer, Rasierklinge, Telefonkarte o. ä.). Je größer die Kristalle bleiben, desto mehr schädigen sie mit ihrer Schärfe die Nasenschleimhäute. Über ein Röhrchen wird das Pulver, in einer Linie gelegt, in die Nase aufgenommen. Die Vorteile im Vergleich zum intravenösen Konsum: fast gleich schneller Wirkungseintritt (2–3 Minuten), keine Schädigung des Gewebes und der Venen, normalerweise kein direkter Blut-zu-Blut-Kontakt und damit erheblich geringeres Infektionsrisiko. Es sei denn, man teilt zu mehreren das Röhrchen, durch das das Kokain aufgenommen wird. Also: Verzicht auf das sog. Röhrchensharing!
- *Essen:* Das Kokain wird unter die Zunge gelegt oder in das Zahnfleisch einmassiert. Vorteil ist genauso wie beim Sneefen, daß kein Blutübertragungsri-

siko für Infektionen besteht. Der Wirkungseintritt geschieht wie beim Sneefen „nur" 2 bis 5 Minuten später als beim intravenösen Konsum, der Wir-
kungshöhepunkt flutet allerdings – ähnlich wie beim Heroinkonsum – langsamer an, hält dann ca. 30 Minuten und geht in der nächsten Stunde langsam
zurück.

- *Rauchen – Trinken – Essen:* selten wird Kokain geraucht – bei sehr viel kürze-
  rer Wirkungsdauer verführt diese „luxuriöse" Konsumform zu hektischerem
  Konsum und damit zu ungleich höherem Überdosierungsrisiko. Ebenfalls selten wird Kokain getrunken oder einfach geschluckt. Ein erheblicher Nachteil
  besteht in der oft schlechten Magenverträglichkeit mit teils erheblichen
  Beschwerden: Magenkrämpfe, Reizung der Magenschleimhäute, Schädigung
  der Darmflora etc.

## Übersicht zu gesundheitlichen Risiken

## Gesundheitliche Risiken und schadensbegrenzende Hinweise (Kurzfassung)

- *Reizung der Nasenschleimhäute* mit Gefahr eines chronischen Entzün-
  dungsherdes. Deshalb: Öfter die Aufnahmepraxis zwischen Sneefen und
  dem Unter-die-Zunge-Legen bzw. dem Einmassieren in das Zahnfleisch
  wechseln, um die Nasenschleimhäute wenigstens etwas zu entlasten.
- *Nase pflegen:* Nach jedem Konsum über die Nase eine Spülung machen mit
  Salzlösungen (1 Löffel Meersalz auf $^1/_4$ Liter warmes Wasser). Häufiger mit
  Salbe pflegen (Bepanthen® o. ä. ).
- *Flüssigkeitsverlust und Vitamin- bzw. Mineralienmangel vorbeugen:* Kokain
  entzieht Flüssigkeit, steigert den Bedarf an Vitaminen und Mineralien. Deshalb ist ausreichendes Trinken (allerdings kein Alkohol!) wichtig. Vitamin-
  reiche Fruchtsäfte plus Wasser sind die optimale Kombination.
- *Schlafstörungen:* Bei gelegentlichem Konsum nicht so dramatisch, aber
  nach längerem Konsum doch recht häufig treten Schlafstörungen auf,
  sowohl Ein- wie Durchschlafstörungen. Spezielle Kneipp-Anwendungen
  wie das aufsteigende Wadenbad (jeder Fuß in einen Eimer, mit warmem
  Wasser gefüllt, Temperatur durch langsam zulaufendes heißes Wasser stetig
  steigern über 10 bis 15 Minuten) vor dem Schlafengehen hilft mindestens
  genauso gut wie der unter Drogengebraucher geläufigere Tip, statt auf
  Medikamente auf Cannabis zurückzugreifen
- *Herzrasen/Angstzustände/Überempfindlichkeit* der Sinne (insbesondere für
  Licht, Geräusche): Solche Attacken sind oft Anzeichen einer Überdosierung
  bei längerem Konsum oder hohen Einmaldosen. Hier hilft nur noch medi-
  zinische Hilfe und Unterstützung durch Mitgefangene.
- *Schwangerschaftsgefährdung:* Kokain belastet in besonderem Maße den
  Verlauf von Schwangerschaften und führt in signifikant höherem Maße zu
  Mißbildungen des Neugeborenen. Die diesen Ergebnissen zugrunde liegen-

den Untersuchungen sind in jüngerer Zeit mit Hinweis auf das unsaubere Untersuchungsdesign wiederholt infrage gestellt worden. Die Schädigungen würden überschätzt, die Abgrenzung gegen die gleichzeitige Einwirkung anderer Drogensubstanzen (insbesondere Alkohol, Nikotin) bei den Probanden sei häufig nicht erfolgt und die Befunde folglich zu häufig einseitig den Kokainwirkungen zugeschrieben worden. Dennoch ist Vorsicht angeraten und Konsumverzicht mindestens für Zeiten der Schwangerschaft wohl nach wie vor die gesündeste Empfehlung!

### Impfprophylaxe bei intravenösen Drogenkonsumenten

Führt man sich und dem Drogengebraucher die Vielzahl der offenen und versteckten gesundheitlichen Risiken des intravenösen Konsum vor Augen, wird deutlich, wie schwer ein effektiver Schutz tatsächlich unter gewöhnlichen Umständen ist. Unruhe, Angst vor dem Entzug, vor polizeilicher Verfolgung etc. erhöhen die Fehlerquellen und begünstigen damit ungewollte Risiken. Deshalb gehört zu einer Safer-Use-Beratung die dringende Empfehlung an i.v.-Konsumenten zur Hepatitis-Prophylaxe durch Schutzimpfung gegen die Hepatitis B, soweit nicht schon Antikörper gebildet sind. Die Impfmodalitäten sollten erklärt und das Ziel möglichst deutlich gemacht werden. Hingewiesen werden sollte in diesem Zusammenhang auf die nicht selten anzutreffende, aber untaugliche Risikokontrollüberzeugung unter i.v.-Drogengebrauchern: „Wem ich keinen „Gilb" ansehe, der hat auch keine Hepatitis. Mit dem kann ich auch Spritzen und Nadeln teilen." Notwendig ist ggf. auch der Hinweis auf die mögliche postexpositionelle Prophylaxe nach unbeabsichtigter, akzidenteller Stichverletzung in Verbindung mit kontaminiertem, Hepatitis-belastetem Blutmaterial (etwa bei Partnern, Kindern von i.v.-Konsumenten, Mitinsassen in Haftanstalten etc.). In diesen Fällen wäre grundsätzlich innerhalb küzester Zeit eine Aktiv-Passiv-Immunisierung durchzuführen. Besondere Aufmerksamkeit erfordert auch in diesem Zusammenhang die Behandlung schwangerer Drogengebraucherinnen.

### Safer Sex

Der Zusammenhang ist offensichtlich, dennoch wird der Themenkomplex an dieser Stelle nicht weiter vertieft. Auch im Kontext einer Safer-Use-Beratung müssen die Risiken der Infektionsübertragung etwa bei Sexualkontakten mit Hepatitis-belasteten oder HIV-positiven Menschen thematisiert werden. Dies gilt insbesondere für die Beratung von sich prostituierenden Männern und Frauen im Rahmen der Drogenbeschaffung. Der häufig unausgesprochen vorausgesetzte ausreichende Kenntnisstand über die zweckentsprechende, richtige Anwendung von Kondomen gehört dazu genauso wie die vertrauliche, sensible Erörterung riskanter Sexualpraktiken.

## Intravenöser Drogenkonsum und Schwangerschaft

Die Gesamtheit der Infektionsrisiken beim intravenösen Konsum von Drogen bedarf besonderer Würdigung unter dem Gesichtspunkt einer geplanten oder aktuellen Schwangerschaft. Gerade unter dem Gesichtspunkt des Schutzes von Schwangerer und Fötus und dem Ziel eines möglichst komplikationslosen Verlaufes von Schwangerschaft und Geburt ist die möglichst schnelle Umstellung vom intravenösen Konsum von Opiaten auf die Substitution mit Methadon, im Ausnahmefall auch der vorsichtige, sanfte Entzug dringend angezeigt. Welche Wahl hier getroffen wird, ist nicht allein vom Fortschritt der Schwangerschaft abhängig. Viel entscheidender bei der Entscheidung, ob substituiert oder entzogen werden soll, ist wohl die Würdigung der gesamten individuellen Lebensumstände (Umfeldbedingungen) und insbesondere der Motivationslage der Schwangeren: Ist diese eher extrinsisch oder intrinsisch, eher stabil oder unterliegt die Schwangere einer großen Suggestibilität oder Labilität?

### Literatur

Heudtlass J et a. (1995) Risiko mindern beim Drogengebrauch. Frankfurt, Fachhochschulerlag

Heudtlass, J (1998) Safer Use in Haftanstalten. In: Jacob J, Stöver H (Hrsg) Minimierung gesundheitlicher Risiken bei Drogenkonsum unter Haftbedingungen. Oldenburg 1998

## KAPITEL 7

# Diagnose und Klinik der Suchtkrankheit 7

T. POEHLKE

## Allgemeines

Die maßgebliche Definition der Begriffe „Abhängigkeit" und „Mißbrauch" erfolgte bereits in den 60er Jahren durch die WHO. „Drogenabhängigkeit" wurde beschrieben als „ein Zustand, der sich aus der wiederholten Einnahme einer Droge ergibt, wobei die Einnahme periodisch oder kontinuierlich erfolgen kann. Ihre Charakterisika variieren in Abhängigkeit von der benutzten Droge". Später versuchte die WHO, das Mißbrauchskonzept als „andauernden oder gelegentlich übermäßigen Drogengebrauch, der mit einer akzeptablen ärztlichen Anwendung nicht übereinstimmt bzw. mit dieser nicht in Beziehung steht" zu präzisieren.

Die Diagnose einer „Abhängigkeit" kann aus spezifischen Untersuchungsbefunden, Beobachtungen und aufgrund anamnestisch bekannter Verläufe gestellt werden. Obwohl die Struktur der Entscheidungsfindung und die Klassifikation klar ist, läßt sich gerade in diesem Bereich eine Vermischung mit medizinfremden Begrifflichkeiten erkennen. Somit kommt es zu einer oftmals weniger genauen Definition der Erkrankung.

Eine Differenzierung verschiedener Problemfelder, etwa aus pharmakologischer Sicht, psychotherapeutischer Theorienbildung oder soziologischer Beschreibung süchtiger Verhaltensweisen bereitet im Sprachgebrauch Schwierigkeiten. Die scheinbare Klarheit bezüglich der allgemein benutzten Begriffe ist inhaltlich nicht immer deckungsgleich. „Droge" oder „Abhängigkeit" werden oft mit ganz anderen oder eben nur annähernd identischen Inhalten bedacht.

Eine Vermischung mit alltagssprachlichen Verwendungen und leider auch den dazugehörigen Einordnungen ist oft zu bemerken. Eine übergeordnete Möglichkeit, sich über einzelne Begriffe zu verständigen oder gar ein gemeinsames Konzept des Abhängigkeitssyndroms zu bewerkstelligen, scheitert an der ansonsten sicher sinnvollen unterschiedlichen Betrachtungsmöglichkeit des Suchtphänomens.

Bei der Auswahl der Merkmale, mit denen Abhängigkeit definiert werden soll, ergeben sich erhebliche Ungenauigkeiten. So gibt es z. B. bei der Abhängigkeit von Halluninogenen keine Toleranzentwicklung und kein Entzugssyndrom.

Die vorliegenden Definitionen erfassen andererseits nicht die Unterschiede des Krankheitsbildes, das wesentlich davon beeinflußt wird, ob es sich um eine Abhängigkeit von legalen oder illegalen Substanzen handelt. In der Darstellung und der Diagnostik von „Abhängigkeit" mischen sich unterschiedliche Bereiche.

Pharmakologische Begriffe wie Toleranz oder Entzugssyndrom verbinden sich mit Anschauungen der kognitiven Persönlichkeitstherorie und der Verhaltenstheorie, etwa bei der Beschreibung von Drogeneinnahme als positiver Verstärker zur Konfliktvermeidung.

Die diagnostischen Kriterien für Abhängigkeit oder Mißbrauch von Substanzen richten sich nach den international gebräuchlichen psychiatrischen Klassifikationssystemen: das durch die WHO eingebrachte ICD-10 („International Classification of Diseases") und das von der American Psychiatric Association erarbeitete Diagnostische und Statistische „Manual Psychischer Störungen" (DSM). Von beiden existieren verschiedene revidierte Fassungen.

Im ICD werden statt der Bezeichnung „Sucht" Krankheitskategorien vorgesehen, die als „psychische und Verhaltensstörungen durch psychotrope Substanzen" definiert sind. Ähnlich ist es auch im DSM geregelt.

Beide Systeme stellen diagnostische Leitlinien dar, die für eine genaue Beschreibung der Symptomatik als Grundlage für die Behandlungsplanung aber nicht ausreichend sind. Der Diagnose körperlicher und psychischer Abhängigkeit folgt die Klassifikation körperlicher Begleit- und Folgeerkrankungen sowie zahlreicher weiterer Störungen. Das Abhängigkeitssyndrom ist vor allem durch stoffliche Wirkungen, psychosoziale Wechselwirkungen und Entwicklungsstörungen bei frühem Konsumbeginn bedingt. Anhand einzelner Drogen werden dann spezifische Befunde verschlüsselt, die in Zusammenhang mit einem Mißbrauch, der Abhängigkeit oder spezifischen Entzugssymptomen entstehen.

Im Gegensatz zum DSM hat die ICD-10 keine sozialen oder rechtlichen Konsequenzen. Trotz der geringeren Anzahl von Kriterien, die eine Abhängigkeit definieren können, ist in der ICD eine weitere Fassung der Beschreibung gegeben. Mißbrauch ist hier unter „schädlicher Gebrauch" zu finden.

- F 10: Störungen durch Alkohol
- F 11: Störungen durch Opioide
- F 12: Störungen durch Cannabinoide
- F 13: Störungen durch Sedativa oder Hypnotika
- F 14: Störungen durch Kokain
- F 15: Störungen durch sonstige Stimulanzien einschließlich Koffein
- F 16: Störungen durch Hallizinogene
- F 17: Störungen durch Tabak
- F 18: Störungen durch flüchtige Lösungsmittel
- F 19: Störungen durch multiplen Stubstanzgebrauch und Konsum sonstiger psychotroper Substanzen

Treten Störungen durch psychotrope Substanzen auf, so können nochmals nach dem klinischen Erscheinungsbild weitere Unterkategorien unterschieden werden. Hier sind Komplikationen wie akute Intoxikation, schädlicher Gebrauch, Abhängigkeitssyndrom, Entzugssyndrom, Entzugssyndrom mit Delir und psychotische Störung aufgeführt.

Spezielle Störungen durch die Einwirkung psychotroper Substanzen oder Alkohol bedingt ergänzen diese Unterteilung des ICD-10, Kapitel V, F1 x.0 bis F1 x.9: amnestisches Syndrom, Restzustand und verzögert auftretende psychotische Störung, psychische oder Verhaltensstörungen und nicht näher bezeichnete psychische oder Verhaltensstörung. Besonders hervorzuheben ist die Gültigkeit für alle stoffgebundenen Abhängigkeiten. Somit ist eine klare Einteilung der Störungen durch psychotrope Substanzen möglich. „Abhängigkeit" ist demnach zu diagnostizieren, wenn drei der folgenden Kriterien irgendwann während des letzten Jahres bestanden:

- ein starker Wunsch oder eine Art Zwang, psychotrope Substanzen zu konsumieren;
- verminderte Kontrollfähigkeit bzgl. des Beginns, der Beendigung und der Menge des Konsums;
- ein körperliches Entzugssyndrom bei Beendigung oder Reduktion des Konsums, nachgewiesen durch die substanzspezifischen Entzugssymptome oder durch die Aufnahme der gleichen oder einer nahe verwandten Substanz, um Entzugssymptome zu mildern oder zu vermeiden;
- Nachweis einer Toleranz; um die ursprünglich durch niedrigere Dosen erreichten Wirkungen der psychotropen Substanz hervorzurufen, sind zunehmend höhere Dosen erforderlich (eindeutige Beispiele hierfür sind die Tagesdosen von Alkoholikern und Opiatabhängigen, die bei Konsumenten ohne Toleranzentwicklung zu einer schweren Beeinträchtigung oder sogar zum Tode führen würden);
- fortschreitende Vernachlässigung anderer Vergnügen oder Interessen zugunsten des Substanzkonsums, erhöhter Zeitaufwand, um die Substanz zu beschaffen, zu konsumieren oder sich von den Folgen zu erholen;
- anhaltender Substanzkonsum trotz Nachweises eindeutiger, schädlicher Folgen, wie z. B. Leberschädigung durch exzessives Trinken, depressive Verstimmungen infolge starken Substanzkonsums oder drogenbedingte Verschlechterung kognitiver Funktionen; es sollte dabei festgestellt werden, daß der Konsument sich tatsächlich über Art und Ausmaß der schädlichen Folgen im klaren war oder daß zumindest davon auszugehen ist.

Abhängigkeitskriterien nach DSM-III-R:
1. Die Substanz wird in größerer Menge und über einen längeren Zeitraum eignenommen als ursprünglich beabsichtigt.
2. Ständiges Verlangen und fehlgeschlagene Versuche, die Einnahme abzubrechen oder zu kontrollieren.
3. Ein großer Teil der Zeit wird mit der Beschaffung, der Einnahme oder der Erholung von den Wirkungen der Substanz verbraucht.
4. Die Erfüllung sozialer Verpflichtungen wird häufig durch Intoxikation oder Entzugssyndrom gestört.
5. Reduktion oder Aufgabe wichtiger sozialer, beruflicher oder sonstiger Aktivitäten zugunsten des Substanzkonsums;
6. fortgesetzter Konsum trotz Wahrnehmung der Beeinträchtigung;
7. zunehmende Toleranz, d. h. Dosisteigerung;
8. typische Entzugssymptome;
9. Substanz wird genommen, um Entzugssymptome zu verhindern.

Die Kriterien 8 und 9 gelten nicht für Abhängigkeit von Cannabis, Halluzinogenen und Phencyclidinen. Sind mehr als drei der ersten sieben Kriterien erfüllt, liegt definitionsmäßig eine Drogenabhängigkeit („psychoactive substance dependence") vor.

Das DSM IV führt vier neue Konzepte zur weiteren Spezifizierung von Abhängigkeit ein:

- *unerlaubter Gebrauch* („unsanctioned use"), d. h. ein Gebrauch, der von der Gesellschaft oder einer sozialen Gruppe nicht gebilligt wird;
- *gefährlicher Gebrauch* („hazardous use"), d. h. ein Gebrauch, der wahrscheinlich für den Konsumenten schädliche Folgen zeitigen wird;
- *dysfunktionaler Gebrauch* („dysfunctional use"), d. h. ein Gebrauch, der die Erfüllung psychischer oder sozialer Anforderungen beeinträchtigt (z. B. das Interesse an Mitmenschen und Umwelt, was zu Beziehungsproblemen und Verlust des Arbeitsplatzes führen kann),
- *schädlicher Gebrauch* („harmful use"), d. h. ein Gebrauch, von dem man weiß, daß er beim Konsumenten bereits manifeste Schäden (Zellschäden, psychische Krankheit) hervorgerufen hat.

Die Klinik der Abhängigkeitserkrankung ist an verschiedene neurobiologische und verhaltenspharmakologische Phänomene gebunden, deren Auftreten typisch sind. Dies sind Toleranzsteigerung sowie physische und psychische Abhängigkeit. Die Toleranz (Gewöhnung) ist durch die Abnahme der Drogenwirkung während kontinuierlicher Einnahme charakterisiert.

Bedingt durch den Wirkungsverlust erfolgt dann häufig eine höhere Zufuhr der Substanz. Physische Abhängigkeit („Neuroadaptation") wird durch Drogen mit längerer HWZ, geringerer Clearance und Kumulationsneigung verursacht, so daß spezifische Entzugssymptome auftreten. Psychische Abhängigkeit (primäres „reinforcement") drückt die Suche nach ständiger positiver Verstärkung („craving") und Vermeidungsbedürfnis der Unlust (sekundäres „reinforcement") aus. Eine Abgrenzung körperlicher und seelischer Abhängigkeit ist im Verlauf des süchtigen Konsums nicht zu treffen, da sich beide Phänomene gegenseitig bedingen.

Der Mißbrauch (schädlicher Gebrauch) einer Substanz liegt dann vor, wenn die Einnahme ohne ärztliche Indikation erfolgt und das Konsumverhalten zu Gesundheitsschäden führt. Kriterien für eine Abhängigkeit dürfen für eine solche Diagnose nicht bestehen. Ein Übergang zur manifesten Abhängigkeit mit Suche nach erneuter Zufuhr („drug seeking behaviour") ist allerdings fließend und wird in der Praxis oft gesehen.

## Drogenscreening

Die Praxis der Substitution sieht neben anderen Untersuchungen unregelmäßige Urinuntersuchungen auf einen fortgesetzten oder neu aufgetretenen Konsum von illegalen Drogen vor. Spezifische Nachweise etwa zu einem Abusus von Alkohol stehen für das Drogenscreening bisher nicht zur Verfügung. In der Praxis erweist sich zwar der unmittelbare Kontakt mit dem Patienten als die wichtigste Überprüfung der regelrecht verlaufenden Substitution, dennoch muß auch aus forensischen Gründen auf Drogenscreenings zurückgegriffen werden. Der Konsum von Drogen oder Alkohol ist bei einer guten Arzt-Patienten-Beziehung ansprechbar und etwaige Maßnahmen wie etwa stationäre Entgiftung von diesen Substanzen ist dann zu überlegen.

Ist diese Beziehung allerdings vornehmlich auf die Urinbefunde aufgebaut, so wird es keine Fortschritte innerhalb der Therapie geben können! Urinbefunde können lediglich eine bereits vorhandene Meinung des Therapeuten bzw. den Verdacht, der aus dem klinischen Befund des Verhaltens des Substituierten gewonnen wurde, bestätigen oder verneinen. Eine Leitungsfunktion kommt ihnen niemals zu! Oftmals wird auch in dem Glauben, die Urinanalyse und ihre Befunde stellten eine unwiderruflich feste, wissenschaftlich aussagefähige Form der Untersuchung dar, der Analyse selbst zuviel Gewicht beigemessen. Dies beginnt häufig bereits bei der Probengewinnung, die oft unter Sicht erfolgt. Hier gibt es allerdings – ebenso wie in allen anderen Bereichen menschlichen Umgangs miteinander – keinen Schutz vor Manipulationen. Diese Form der Probengewinnung ist aus ethischen Gründen fragwürdig und sollte nur in besonderen Ausnahmefällen angewendet werden.

Die Häufigkeit der Urinkontrollen hängt nicht zuletzt von der Dauer der Substitution und vom Ausmaß eines evtl. Drogenkonsums ab. Übliche Screenings führen Nachweise für Methadon, Heroin, Kokain, Barbiturate, Benzodiazepine und Amphetamine auf.

Die Bestimmung des Blutalkoholspiegels bei jeder Urinkontrolle ist wegen der schlechten Venenverhältnisse undurchführbar und angesichts der klinischen Beurteilung auch nicht notwendig. Neuere Tests zeigen Ethylalkohol allerdings auch im Urin an. Konzentrationen von über 3‰ Ethylalkohol im Urin weisen dabei auf einen Alkoholkonsum vor mindestens 48 Stunden hin!

In den Drogenscreenings aus dem Urin muß jeweils auch Methadon mitbestimmt werden, um eine positive Zuordnung treffen zu können. Auch wenn der Patient angibt, Drogen oder Medikamente konsumiert zu haben, ist zur Dokumentation ein Screening anzuraten. Zu bedenken ist dabei, daß die Nachweisdauer einzelner Substanzen stark variiert.

Amphetamine lassen sich nach 1–3 Tagen, Opioide zwischen 1–4 Tagen, Kokain 1–2 Tage, Barbiturate 1–7 Tage, (Secobarbital 1 Tag, Phenobarbital 7 Tage), Benzodiazepine 1–4 Tage und Ethylalkohol nach 2 Tagen nachweisen.

Überwiegend werden die sog. „cut-off"-Werte der NIDA verwendet. Dies hat sich allgemein als praxisnahes Vorgehen durchgesetzt. Es liegen allerdings Erkenntnisse vor, nach denen in Untersuchungen, die 25% reduzierte „cut-off"-Werte verwendeten, ein deutlicher Anstieg von richtig positiven Resultaten zu beobachten war. Weitere Studien konnten zeigen, daß tiefere „cut-off"-Werte die Zahl der falschen negativen Resultate deutlich herabsetzt. Es muß also dem Behandler klar sein, welche Breite der Interpretationsmöglichkeiten er lassen möchte.

Als Schwierigkeit in der Beurteilung von Drogenscreenings erweist sich oft die vorausgegangene Manipulation durch Urinprobenverdünnungen oder erhöhte Flüssigkeitszufuhr vor der Abgabe. Hier kommt es sicher zu einer Veränderung des Drogenscreenings, wenn die nachzuweisende Droge ohnehin schon in geringer Konzentration vorliegt und zudem von den gängigen Screening-Methoden schlecht erfaßt wird. Einige Benzodiazepine fallen z. B. in diese Kategorie.

Allgemein bekannt sind in der Drogenszene verschiedene manipulative Maßnahmen der Urinkontrollen. Deshalb sollen Urinkontrollen generell immer unregelmäßig und unangekündigt durchgeführt werden. Von Seiten der Behandler ist darauf zu achten, daß ein unmittelbar abgegebener Urin, der immer die Körpertemperatur aufweisen muß, abgegeben wurde. Einige praxisübliche Nachweismethoden führen deswegen Thermometer, um den nur schmalen Grad der Wärme menschlichen Spontanurins darstellen zu können. Die Kontrolle auf Zusatz verfälschender Substanzen berücksichtigt z. B. trüben Urin, in den Seife gegeben worden sein kann, um den Nachweis von Benzodiazepinen oder Barbituraten zu verhindern.

Liegt der Urin-pH über 7, so können Bleichmittel, Augentropfen oder verschiedene andere Substanzen beigefügt worden sein. Ein spezifisches Gewicht über 1.030 legt den Verdacht nahe, daß Natriumchlorid beigefügt wurde oder andere Substanzen den Nachweis von Drogen verhindern sollten.

Eine kurze visuelle Prüfung der Urinprobe kann schnell Hinweise auf eine Probenverfälschung geben. Der Konsum von hochdosierten Vitamin-B-Präparaten wird so vielfach auch ersichtlich. Eine Urinprobe, die größere Mengen B-Vitamine enthält, weicht im Aussehen (leichte Fluoreszenz) vom natürlichen „Uringelb" ab.

Temperatur 34–38°C (bis 4 Minuten nach der Harnspende): Diese relative grobe NIDA-Ampfehlung erlaubt keine Differenzierung zwischen frischem Urin und Substitutionsurin, der längere Zeit direkt am eigenen Körper getragen wurde und so ungefähr Körpertemperatur aufweist. pH 4,7–8: Gelagerter Urin kann, durch ammoniakähnliche Zerfallsprodukte, pH-Werte >8 ausweisen. Bei pH-Werten unter 4,5 muß mit einer Beeinträchtigung von immunologischen Testmethoden gerechnet werden. Bei Werten unter pH 3 ist sie gegeben.

Kreatinin-Tagesausscheidung 1800 (+/- 800 mg/l): Werte sind von der verwendeten Methode abhängig Bei Werten <100 mg/l wird eine Verdünung angenommen (Einzelurinproben). Einzelurinproben mit Werten zwischen 100–300 mg/l werden als möglicherweise verdünnt angesehen

Urinreinige Relative Dichte 1,007 bis 1,035: Urin, der zusätzlich gelöste Substanzen enthält, weist oft eine Dichte von >1,035 auf; bei einer starken Verwässerung fallen die Werte <1,007.

Eine einheitliche Richtlinie zur Frequenz der UK gibt es nicht. Mit den neuen Vorgaben, die durch den EBM gegeben werden, läßt sich allerdings schon durch die Kostenfrage begrenzt, keine weitergehende Analytik durchführen. Hier ist unbedingt anzuraten, die in der jeweiligen Situation sinnvoll erscheinende Lösung zu suchen und auch stellenweise Kostenfaktoren außer acht zu lassen, da die juristischen Komplikationen bei mangelhafter Überprüfung einer Substitutionstherapie nicht unerheblich ausfallen können!

## Körperliche, psychische und soziale Folgen- und Begleitprobleme

Während und nach dem Konsum von Drogen kommt es zu körperlichen und psychischen Folgeerkrankungen, deren Ausprägung variieren. Innerhalb des letzten Jahrzehnts wurde insbesondere der Infektionsgefahr unter intravenös Konsumierenden große Aufmerksamkeit geschenkt. Hier war durch die sich ausbreitende Infektion mit HI-Viren eine besondere Quelle der Weiterverbreitung entstanden, die es zu unterbinden galt. In neuerer Zeit hat zwar in Deutschland die Infektionsrate Drogenabhängiger mit HIV keine Steigerung mehr erfahren, gleichzeitig mit dieser an sich erfreulichen Wendung aber wurde die Gefahr einer sich ausbreitenden Hepatitis-C-Epidemie unter Drogenkonsumenten deutlich. Erörterungen darüber haben nunmehr die ansonsten als „Begleiterkrankungen" bezeichneten Komplikationen nach Drogenkonsum überdeckt. Gleichwohl bestehen im klinischen Alltag weiter vielfältige Probleme körperlicher Erkrankungen und unmittelbar zu beobachtender psychischer Veränderungen durch den Drogenkonsum. Inwieweit die Bezeichnung „Begleiterkrankung" eine Entwicklung beschreibt, die angesichts des Drogenkonsums zu erwarten ist, oder ob es sich dabei um Komplikationen handelt, die durch meist unhygienischen Konsum erfolgt, ist schwierig zu beurteilen.

Oftmals ist also nicht die Droge die Ursache erheblicher körperlicher Beeinträchtigungen, sondern das Zusammenwirken aus Droge, Art der Zufuhr, Streß der Einnahme und persönlicher Bedrängnis. Die kulturell-rituelle Einbindung stellt oftmals die Basis weitergegebenen Verhaltens dar, bis zum Beginn der HIV-Prophylaxe etwa das Teilen der Nadel oder das nur beiläufige Reinigen und Wiederverwenden von Spritzen. Während ein solches Verhalten nach breiter Aufklärung größtenteils abgelegt werden konnte, finden sich weiter erhebliche Defizite in der Reflexion möglicher körperlich beeinträchtigender Konsumgewohnheiten. (s. Kapitel „Safer Use").

Grob lassen sich Begleiterkrankungen unterteilen in solche, die durch den unmittelbaren Einfluß der Droge hervorgerufen werden, etwa Traumata, und solche, die eher durch längerfristigen Drogenkontakt auftreten, wie Hepatiden.

Auf verschiedenen medizinischen Gebieten lassen sich typische Formen der Drogeneinnahme finden. Überaus häufig zeigen sich soziale Beeinträchtigungen, die insbesondere in mangelnder Schulbildung, Arbeitslosigkeit, familiärer Trennung oder Wohnungslosigkeit bestehen.

Neben diesen Aspekten sind es offenbar auch kulturell angelegte Verhaltensweisen, die einige spezielle Probleme nach sich ziehen. So etwa in der Zufuhr von Heroin, das in Deutschland, im Gegensatz etwa zu den Niederlanden, vornehmlich intravenös konsumiert wird. Hier kommt es zu vielfältigen Komplikationen nach der Einnahme. Das Opiatlungenödem entsteht durch Fremdkörper-Granulomatose mit Vaskulitis und Thrombosierungen der Gefäße und/oder interstitielle Fibrose des Lungenparenchyms. Oft finden sich vornehmlich in den Wintermonaten Pneumonien (Streptoc pneumoniae, Haemoph influenzae). Die Behandlung erfolgt nach Suche des Erregers etwa in der Gabe von Cephalosporinen. Keimeinbringungen durch unhygienischen Konsum führen zu Links- oder Rechtsherzendokarditiden, ausgelöst durch gramnegative und Pilzendokarditis. Die notwendige antibiotische Behandlung stellt erhebliche Anforderungen an die Compliance der Patienten, so daß nicht immer erfolgreich interveniert werden kann.

Unter sozial desintegrierten Drogenkonsumenten treten gehäuft pulmonale und extrapulmonale Infektionen mit Tbc auf. Komplikationsreiche Verläufe der Behandlung finden sich insbesondere unter HIV-infizierten Tuberkulosekranken. Tuberkulostatika führen häufig zu medikamentösen Interaktionen, die eine Therapie komplizieren. In die differentialdiagnostischen Überlegungen sollten mögliche Tbc-Infektionen Drogenabhängiger immer aufgenommen werden!

Die tägliche Behandlung intravenös konsumierender Abhängiger beinhaltet vornehmlich die Zurückdrängung von Abszessen. Sie entstehen gehäuft durch die primär lokalen Infektionen mit Staphylokokken und Streptokokken.

Oftmals werden die beginnenden Hautveränderungen von den Betroffenen ignoriert, so daß sich der Behandlungsbeginn verzögert und es zu septischen Ausbreitungen kommt. Neben Umschlägen und lokalen Salbenverbänden werden auch oft antibiotische Behandlungen und chirurgische Interventionen zur Sanierung dieser Infektionen notwendig. Die Verödung der venösen und lymphatischen Drainage gibt den Händen das oftmals typische Aussehen, wobei es zu teigigen Schwellungen und Änderungen des Hautkolorits kommt („puffy hand syndrome").

Neben diesen unmittelbar anzugehenden Komplikationen sind es vor allem die sich ausbreitenden Infektionen unter Drogenkonsumenten, die eine interdisziplinäre Behandlung notwendig machen. In den letzten Jahren ist diesbezüglich insbeondere die Hepatitis-C-Infektion in den Mittelpunkt der Betrachtungen gerückt. Bereits seit den 70er Jahren bestand epidemiologisch und klinisch der Verdacht, daß es neben der Hepatitis A und B weitere hepatotrope Viren geben müsse. Damals konnten diese Erreger der sog. Non-A-/Non-B-Hepatitiden allerdings noch nicht identifiziert werden. Deutlich wurde auch, daß es sich um einen parenteralen Weg der Übertragung handeln mußte. Davon abgegrenzt wurde 1990 der Erreger der Hepatitis E, die enteral übertragbar und nicht chronifizierend ist.

Ca. 50 bis 80% der Hepatitis-C-Infektionen verlaufen chronisch und die Spontanheilungsrate liegt mit 0,3% pro Jahr extrem niedrig. Untersuchungen aus Rotterdam wiesen nach, daß 13% der HCV-infizierten Drogenabhängigen nicht intravenös konsumierten. Annähernd 20% der Patienten erleiden eine Leberzirrhose mit typischen Komplikationen und die Gefahr der Ausbildung eines Leberzellkarzinoms ist erhöht. Doppelinfektionen mit HI-Viren und Hepatitis C erhöhen das Risiko eines schweren Krankheitsverlaufes. Die Behandlung (s. Kapitel Hepatitis) gestaltet sich oft schwierig und für den Betroffenen nebenwirkungsreich, so daß zunächst eine stabile Situation etwa innerhalb der Substitution erreicht werden muß, bevor mit der Therapie begonnen werden kann.

Ähnlich komplikationsreich zeigt sich auch die Therapie der HIV-Infektionen unter Drogenabhängigen oder Substituierten. Eine derzeitig als „stae of the art" angesehene Kombinationstherapie ist bei aktuell konsumierenden Infizierten nur schwer durchführbar, da ein hohes Maß an Compliance zu fordern ist.

Während bis vor nicht allzu langer Zeit schon aus fehlenden Therapiemöglichkeiten heraus eher ein abwartendes Zuschauen die ärztliche Betreuung der HIV-infizierten Menschen im asymptomatischen Infektionsstadium kennzeichnete, ist heute eine frühzeitige therapeutische Intervention ein wesentlicher Therapieansatz. Darüber hinaus enthalten diese Therapiekonzepte sowohl sekundär als auch in zunehmendem Ausmaß primärprophylaktische Maßnahmen zur Prävention opportunistischer Infektionen.

Die antiretrovirale Therapie der HIV-Infektion unterliegt einer ständigen Aktualisierung entsprechend den Ergebnissen neuer, in immer kürzeren Zeitabständen publizierten klinischen Studien, deren Umfang und klinische Relevanz für den nicht spezialisierten Arzt kaum mehr überschaubar sind. Antiretrovirale Therapieempfehlungen sind somit häufig von sehr begrenzter Gültigkeitsdauer!

Neben den Nukleosidanaloga (NRTI) und den seit 1996 breit eingeführten Proteinase-Inhibitoren (PI) gewinnen die Nicht-Nukleosidanaloga (NNRTI) zunehmend an Bedeutung. Die antiretrovirale Kombinationstherapie, eine Monotherapie ist in der Regel als nicht lege artis einzustufen, besteht aus einer Kombination von Substanzen der gleichen oder verschiedener Substanzgruppen. Es werden 2fach-, 3fach- und 4fach-Kombinationen eingesetzt. Die Anzahl der zu kombinierenden Substanzen läßt sich im Prinzip beliebig erhöhen, wobei für einige Kombination die klinischen Erfahrungen sehr gering sind. (s. Kapitel HIV)

Obwohl gerade diese Bereiche der Infektionserkrankungen einen hohen Grad der Aufmerksamkeit und der therapeutischen Aktivität erfordern, sind bereits lange bekannte übertragbare Erkrankungen nicht zu vergessen.

Geschlechtskrankheiten, wie etwa Gonorrhö und Syphilis sind zwar nicht weit verbreitet, sie kommen unter Drogenkonsumenten jedoch immer wieder vor und stellen eine Indikation zur gezielten antibiotischen Medikation dar. Als bedenklich muß weiterhin die erhöhte Ca-Rate der Lunge, von Zervix und Oropharynx auch jüngerer Drogenabhängiger gelten. Hier sind insbesondere frühe Screening-Untersuchungen angeraten, zu denen die Abhängigen oft nur schwer zu motivieren sind.

Im psychischen Bereich imponieren vor allem verschiedene Grade des Rauscherlebens oder der drogenbedingten psychotischen Veränderung, die es zu behandeln gilt. Das Abhängigkeitssyndrom ist die zentrale Begleiterkrankung des Drogenkonsums.

- Angststörungen oder affektive Erkrankungen können bereits vor Beginn des Drogenkonsums bestanden haben oder als Folge der Abhängigkeit auftreten.
- Aktuell gilt es verschiedene Stadien des Rausches zu beurteilen und evtl. rasche Hilfe zu gewährleisten.
- Der Rausch kann sich durch gehobene Stimmung, Abbau von Ängsten und Hemmungen, Steigerung des Antriebs und der Motorik, Dysphorie, Gereiztheit, Ermüdung, Benommenheit, Koma, Dysarthrie, Störungen der Aufmerksamkeit und Beeinträchtigung der Urteilskraft zeigen.
- Der *komplizierte Rausch* ist qualitativ von *einfachem Rausch* zu trennen. Häufig wird er bereits durch niedrige Drogen/Alkoholmengen ausgelöst, wobei ein Dämmerzustand entsteht und es zu persönlichkeitsfremden Verhaltensstörungen, Aggressivität, Störung der Orientierung und des Bewußtseins, Angst, Gereiztheit und Amnesie kommen kann.
- Der *pathologische Rausch* stellt eine substanzinduzierte Bewußtseinstrübung dar. Es kommt zu Erregtheit und Desorientiertheit, anschließend zu Amnesie und Prädelir (vegetatives Syndrom)
- *Delirantes Entzugssyndrom:* Insbesondere nach Benzodiazepin oder Barbituratkonsum entstehen im abruptem Entzug Unruhe, ausgeprägte vegetative Symptome, Schlafstörungen, Desorientiertheit, gesteigerte Suggestibilität, Konfabulationen, optische und szenische Halluzinationen.

Diese und ähnliche Störungen sind im Gefolge eines chronischen Drogenkonsums nicht unüblich. Es gilt jeweils, die Symptome zu erkennen und die Begleiterkrankungen der Abhängigkeit mit ihren vielfältigen Schädigungsmustern für den Konsumenten möglichst rasch zu therapieren. Eine Abstinenz kann für ein solches Vorgehen nicht vorausgesetzt werden!

## Entzugssyndrome

Bedingt durch den überwiegend polyvalenten Konsum illegaler Drogen und der ebenfalls nicht seltenen Mitweinwirkung von Alkohol lassen sich spezifische Entzugssymptome oft nicht klar erkennen. Die vielerorts nicht eingeschränkten Zugänge zu einer großen Menge an Drogen oder Medikamenten macht es dem einzelnen Konsumenten nicht schwer, aufkommende Entzugssymptome durch die Einnahme/Zufuhr verschiedener Präparate und Drogen zu kupieren. Dennnoch ist es für den Alltag der Drogentherapie essentiell, Entzugszeichen von anderen Syndromen, etwa im Bereich der Schmerzgenese oder auch anflutender Substanzwirkungen und Intoxikationen zu unterscheiden.

## Heroin

Im Entzug können starke psychomotorische Unruhe, Rhinorrhö, Tränenfluß, Hypertension, Tachykardie, Emesis und Diarrhö auftreten. Weiterhin werden abdominelle Krämpfe, Muskel- und Knochenschmerzen beobachtet.

Die Kinder abhängiger Mütter werden ebenfalls abhängig geboren, sind überwiegend mindergewichtig und weisen typische Entzugsymptome mit Reflexsteigerung, Erbrechen, Hyperaktivität, gesteigertem Muskeltonus, Atemnot und Fieber auf.

## Kokain

Der Entzug wird von Konsumenten oft als reiner „Kopfentzug", also Entzug ohne körperliche Symptome bezeichnet. Die Beobachtungen bei intensiven Kokainkonsumenten entsprechen dieser eher milden Darstellung allerdings oftmals nicht! Es kann nach intensivem Konsum zu Angst, Schlaflosigkeit, Tachykardie, Dyspnoe, Apathie, Diarrhö, Delir und Suizidalität kommen. Längerfristig bestehen Reizbarkeit, Depression und Ängste. Nicht selten stellen paranoide Psychosen und Krampfanfälle die Indikation zur stationären Aufnahme dar. Komplizierend können Atemdepression, Herzrhythmustörungen, Myokardinfarkt, Subarachnoidalblutungen (auch beim Fetus!) und intestinale Ischämie hinzutreten. Oft geklagt werden von Konsumenten Impotenz, Euphorie oder Dysphorie, Depression, Herzklopfen, Schlafstörungen, Nasenschleimhautnekrose, Blässe und selten Geruchssinnverlust.

## Amphetamine

Hier imponieren vor allem Apathie und depressive Verstimmung, Schlafstörungen, Antriebsminderung und auch suizidale Krisen.

## Methadon

Entzugssymptome finden sich hier in typischer Weise wie bei anderen Opioiden! Bedingt durch die lange HWZ, treten die Symptome z. B. bei längerfristig Behandelten mit ein bis zwei Tagen Verspätung auf!

## Polytoxikomanie

Bereits seit langem ist die „reine" Abhängigkeit von nur einer Droge nur noch selten zu diagnostizieren. Der überwiegende Teil der Drogenkonsumenten betreibt einen Mischkonsum verschiedener Substanzen, wobei allerdings bei den meisten Abhängigen vornehmlich ein Stoff favorisiert wird und alle anderen in bestimmten Phasen dazukommen.

So etwa werden Engpässe im Nachschub oder finanzielle Mangelsituationen mit anderen Substanzen als der eigentlich gewohnheitsmäßig konsumierten überbrückt. Somit ist die eigentliche „Polytoxikophilie", das suchtmäßige Konsumieren verschiedener Substanzen, eher die Ausnahme.

Zu Beginn ihres Drogenkonsums betreiben viele später Abhängige einen ihnen nicht bewußten polyvalenten Konsum. Das im Straßenverkauf angebotene Heroin, das einen niedrigen Reinheitsgrad aufweist, ist nur gestreckt und verschnitten zu erwerben. Waren es ehemals die als „Chinese Hogs" bekannten Mischungen, die aus Gründen der Substanzmodulation Strychnin enthielten, so werden derzeit Benzodiazepine, Amphetamine, Barbiturate oder etwa Aspirin und Paracetamol beigemengt.

Um die Zufuhr von Heroin ist eine Vielzahl von szenetypischen und lokal durch einzelne Variablen ergänzter, zusätzlicher Konsum anderer Suchtstoffe entstanden. Die intravenöse Zufuhr der dafür nicht hergestellten Präparate gefährdet die Konsumenten nachhaltig. Der Organismus wird mit Stoffen belastet, die zu einer intravenösen Zufuhr nicht geeignet sind.

Über den Tag verteilter Konsum von Drogen, Medikamenten und Alkohol bewirkt schließlich schwerste körperliche und psychische Beeinträchtigungen. Amnestische Episoden, in denen offenbar nicht geplante und überdachte Handlungen ausgeführt werden, kommen etwa nach dem gleichzeitigen Konsum von Benzodiazepinen und Opiaten vor.

Innerhalb des polyvalenten Konsums wechseln auch Phasen der Dominanz einzelner Stoffe. Eine Wirkverstärkung während der zunehmenden Toleranz dem Suchtstoff gegenüber wird durch die Einnahme anderer Stoffe gesucht. Während der Zufuhr von Opioiden kann eine Wirkverstärkung durch die Einnahme von Benzodiazepinen oder Alkohol erzielt werden. Die Kombination dieser Substanzen wird mit vital gefährdenden Symptomen erkauft.

Wesentlich seltener, allerdings immer wieder zu beobachten, ist ein Abusus von Antidepressiva. Breite Verwendung bzw. Nachfrage nach ärztlich verschriebenen Antidepressiva finden sich unter Drogenabhängigen allerdings nicht.

Eine Verbindung verschiedener Wirkungen ergibt sich auch während des Kokainkonsums und der Einnahme anderer zentralwirksamer Substanzen. Vielkonsumenten, die sog. „Coke-Hogs" oder aber auch nur regelmäßige User werden von ihrem „Kokain-Crash" eingeholt. Angst, Mißmutigkeit und depressive Symptome können nach dem Konsum auftreten.

Durch diese aversive Konditionierung wird entweder versucht, einen Konsum erneut aufzunehmen, um nicht in das Tief der konsumfreien Zeit zu fallen, oder es werden dämpfende Drogen wie Heroin oder Medikamente gegen die Stimmungseinbrüche eingenommen.

Diese und ähnliche Beobachtungen betreffen eine Vielzahl von Drogenabhängigen. Das Bild einer vordergründigen Gemeinsamkeit muß allerdings bei genauerer Betrachtung differenziert dargestellt werden, was gleichzeitig Möglichkeiten der therapeutischen Intervention eröffnet.

Zunächst läßt sich eine Unterscheidung nach der konsumierten Substanz vornehmen. Es lassen sich Konsumenten erkennen, die regelhaft Narkotika konsumieren, solche, die nur Narkotika zuführen, Konsumenten, die Narkotika und Alkohol ebenso wie andere psychoaktive Substanzen zuführen, jene, die andere Substanzen zuführen, während sie in einer Methadon-Behandlung sind oder für die Narkotika nicht erreichbar sind, und die, die hauptsächlich Alkohol trinken und zwischenzeitlich andere Substanzen konsumieren. Schließlich gibt es Konsumenten, die Halluzinogene, Stimulanzien und/oder etwa Benzodiazapine mit oder ohne Alkohol zuführen und keinen mißbräuchlichen Konsum von Narkotika betreiben.

Andererseits ist der Zugang zu einer Substanz ebenfalls mitentscheidend für einen polyvalenten Konsum: So gibt es etwa Konsumenten, die von einem Suchtstoff abhängig sind und andere Suchtstoffe gebrauchen, wenn sie leicht zugänglich sind. Andere wieder sind von einer Droge abhängig und konsumieren nur dann einen weiteren Stoff, wenn der primäre Suchtstoff nicht erreichbar ist. Wieder andere Abhängige präferieren zwar eine Droge, nutzen aber eine andere, um die unerwünschten Effekte der ersten Droge zu kaschieren.

Nicht wenige Konsumenten führen zu unterschiedlichen Zeitpunkten unterschiedliche Drogen zu, z. B. Stimulanzien am Morgen, Anxiolytika während des Tages und Hypnotika zur Nacht.

Der Einfluß von vorbestehenden psychiatrischen Erkrankungen wie etwa antisoziale Persönlichkeiten ist nicht zu unterschätzen, da sie oft in Gefahr geraten, einen erhöhten multivalenten Drogenkonsum zu betreiben. Hierbei handelt es sich aber zunächst um eine Persönlichkeitsstörung und erst im weiteren Fall um einen Mischkonsum.

Zu unterscheiden ist weiterhin, ob der polyvalente Konsum andauernd besteht oder nur phasenhaft vorliegt, ob Drogen intravenös oder oral zugeführt werden und schließlich ob die betreffende Person sozial noch integriert ist, die verschiedenen Substanzen vom Arzt verschrieben bekommt oder sie der Straßenszene angehört und sich die Substanzen auf dem Schwarzmarkt besorgt.

Aus pharmakologischer Sicht ergeben sich weitere Ansätze der genaueren Beurteilung des Mischkonsums. Dabei ist zu berücksichtigen, daß sich die Effekte verschiedener Substanzen entweder untereinander verstärken oder sich durch Interaktionen beeinträchtigen. Die Wirkung einer Substanz ist vermindert, wenn sie von einer Person eingenommen wird, die zwar zum derzeitigen Zeitpunkt keine andere Droge zugeführt hat, aber in der Vergangenheit eine Kreuztoleranz zu einer ähnlichen Droge ausbildete. Dies kann auf dem Weg einer metabolischen Toleranz, im Sinne einer Enzyminduktion in der Leber oder auf pharmakodynamischem Wege, bei dem der Effekt der Substanz auch die Hirnzellen beeinträchtigt, geschehen. Die Folge davon ist, daß höhere Mengen der betroffenen Substanz benötigt werden, um klinische Effekte zu erzielen. Ein klassisches Beispiel hierbei ist der erhöhte Bedarf von Anästhetika, Hypnotika, Anxiolytika oder Analgetika bei Alkoholikern. Die zweite Möglichkeit der gegenseitigen Beeinflussung verschiedener Substanzen besteht in der gemeinsamen Einnahme. In diesem Falle müssen beide Substanzen um dieselben Enzyme und Proteinsystem konkurrieren, jeweils in der Leber und der Zielzelle, die normalerweise im Gehirn lokalisiert ist. Als Folge davon besteht meistens eine erhöhte Halbwertzeit im Körper.

Der gefährdende Effekt zweier konkurrierender Substanzen kann in der Potenzierung der Wirkungen liegen. Hier ist besonders die Mischintoxikation z. B. mit Alkohol und Benzodiazepinen anzusiedeln. Diese und ähnliche Erkenntnisse müssen in der jeweiligen Behandlungssituation berücksichtigt werden, da zunächst der schrittweise Aufbau einer monovalenten Abhängigkeit gesucht werden sollte. Dies ist auch hinsichtlich der notwendigen Entgiftungsstrategien von Wichtigkeit. Gerade in der Substitution von Opioiden zeigt es sich oft, daß die ehemals zusätzlich zum Heroin konsumierten Stoffe der Überbrückung des Opioidentzugs oder anderer Engpässe dienten.

In der überwiegenden Mehrzahl der Fälle ist somit etwa ein Benzodiazepinabusus mit der dazu notwendigen Zeit auch ambulant und schrittweise zu beenden. Andere Formen des polyvalenten Konsums lassen sich andererseits kaum beenden: Gerade in der Nikotinabstinenz sind sich bei drogenfreien Patienten kaum Erfolge zu erzielen! Offenbar sind hier bisher auch deutlich zu wenig Anstrengungen unternommen worden. Angesichts der bekannten Inzidenz von Krebserkrankungen unter Rauchern ist dies sicherlich ein nicht zu vernachlässigender Aspekt.

## Literatur

Dilling H, Mombour W, Schmidt MH (Hrsg) (1991) Internationale Klassifikation psychischer Störungen. ICD-10 Kapitel V (F). Hans Huber, Bern Göttingen Toronto

DSM-III-R (1989) Diagnostische: Kriterien und Differentialdiagnosen. Beltz, Weinheim Basel

Gölz J (Hrsg) (1999) Der drogenabhängige Patient. Handbuch der schadensmindernden Strategien. Urban und Fischer, München Jena

Krausz M (1998) Definition und Diagnostik der Abhängigkeit. In: Gölz J (Hrsg): Moderne Suchtmedizin. Thieme, Stuttgart New York

Lowinson JH, Ruiz P, Millman RB (Hrsg) (1992) Substance Abuse. A Comprehensive Textbook, 2nd. edn. Williams and Wilkins, Baltimore Philadelphia

Maier KP (1998) Akute und chronische Hepatitis C. Epidemiologie-Diagnostik-Therapie. Thieme, Stuttgart New York

Nowak M, Schifman R, Brinkmann R (1996) Drogensucht, Entstehungsbedingungen und therapeutische Praxis, 2. Aufl. Schattauer, Stuttgart New York

Nowak M, Schifman R, Brinkmann R (1996) Drogensucht. Entstehungsbedingungen und therapeutische Praxis, 2. Aufl. Schattauer, Stuttgart New York

Schuckit MA (1995) Drug and Alcohol Abuse. A Clinical Guide to Diagnosis and Treatment. Plenum Medical Book Company, New York London

Schuckit MA (1995) Drug and Alcohol Abuse. A Clinical Guide to Diagnosis and Treatment. 4th
edn. Plenum Medical Book Comp., New York London

Seidenberg A, Honegger U (1998) Methadon, Heroin und andere Opioide. Medizinisches Manual
für die ambulante opioidgestützte Behandlung. Hans Huber, Bern GöttingenToronto Seattle

Tagliamonte A, Maremmani I (Hrsg) (1995) Drug Addiction and Related Clinical Problems.
Springer Wien New York

## KAPITEL 8

# Psychiatrische Störungen bei Polytoxikomanie

**8**

T. POEHLKE

Psychische Störung und Abhängigkeit bedingen sich nicht, treten aber häufig zusammen auf.

Differentialdiagnostisch müssen polyvalenter Konsum und Komorbidität in ihrer jeweiligen Ausprägung berücksichtigt werden. Eine mögliche Beurteilung polyvalenten Konsums geschieht durch die Unterscheidung zwischen Gebrauch, Abusus und körperlicher Abhängigkeit. Um die jeweilige Situation des Betroffenen klären zu können, ist es notwendig, die präzise Anamnese des Konsums einzelner oder verschiedener Substanzen zu erheben. Unterschiedlich hohe Anteile verschiedener Substanzmengen am Gesamtkonsum sind zu differenzieren.

Die aktuelle Einnahme verschiedener Substanzen im Vergleich zu einem vorher betriebenen Abusus oder einer bereits ausgebildeten Abhängigkeit ist zu betrachten. Sind die Kriterien einer Abhängigkeit erfüllt, muß das Abstinenzsyndrom definiert werden, wobei nochmals eine Unterscheidung nach Stoffgruppen wie etwa Stimulanzien oder Opiaten zu erfolgen hat. Eine weitere Klassifizierung in einen polyvalenten („polydrug") oder multivaltenten („multidrug") Konsum ist im weiteren zu treffen, um eine möglichst genaue Darstellung der Situation zu ermöglichen.

Der polyvalente Konsum beinhaltet den Gebrauch von mehr als einer psychoaktiven Substanz ausschließlich Opiaten, der multivalente Konsum besteht aus der Zufuhr von mindestens zwei psychoaktiven Substanzen außer Alkohol, Nikotin, Koffein oder verschiedenen Medikamenten. Eine Unterscheidung des multiplen Konsums von psychoaktiven Substanzen kann dabei nach Schuckit (1995) wie folgt vorgenommen werden:

„Die Möglichkeit der Unterscheidung nach der Substanz: Konsumenten, die regelhaft Narkotika konsumieren, solche, die nur Narkotika zuführen, Konsumenten, die Narkotika und Alkohol ebenso wie andere psychoaktive Substanzen zuführen, jene, die andere Substanzen zuführen, während sie in einer Methadon-Behandlung sind oder für die Narkotika nicht erreichbar sind, und die, die hauptsächlich Alkohol trinken und zwischenzeitlich andere Substanzen konsumieren.

Schließlich Konsumenten, die Halluzinogene, Stimulanzien und/oder etwa Benzodiazapine mit oder ohne Alkohol zuführen und keinen mißbräuchlichen Konsum von Narkotika betreiben".

Die Unterteilung nach dem Zugang zu Substanzen unternahm Cohen (1976): „Konsumenten, die von einem Suchtstoff abhängig sind und andere Suchtstoffe gebrauchen, wenn sie leicht zugänglich sind, jene, die von einer Droge abhängig sind und andere nur dann konsumieren, wenn der primäre Suchtstoff nicht erreichbar ist, Abhängige, die eine Substanz präferieren, aber andere dazu nutzen, die unerwünschten Effekte der ersten Droge zu kaschieren, Konsumenten, die zu unterschiedlichen Zeitpunkten unterschiedliche Drogen konsumieren, als Beispiel Stimulanzien am Morgen, Anxiolytika während des Tages und Hypnotika zur Nacht und solche, die keine Drogenpräferenz haben und alle Substanzen nehmen, die erreichbar sind".

Der Einfluß von vorbestehenden psychiatrischen Erkrankungen, etwa einer dissozialen Persönlichkeitsstörung, ist nicht zu unterschätzen, da diese Patienten oft in Gefahr geraten, einen erhöhten multivalenten Drogenkonsum zu betreiben. Hierbei handelt es sich aber zunächst um eine Persönlichkeitsstörung und erst im weiteren Fall um einen Mischkonsum. Zu unterscheiden ist weiterhin, ob der multivalente Konsum andauernd besteht oder nur phasenhaft vorliegt, ob Drogen intravenös oder oral zugeführt werden und schließlich ob die betreffende Person sozial noch integriert ist, die verschiedenen Substanzen vom Arzt verschrieben bekommt oder sie der Straßenszene angehört und sich die Substanzen auf dem Schwarzmarkt besorgt.

Die Komorbidität unter Abhängigen ist bei dissozialen und narzißtischen Persönlichkeitsstörungen sowie bei Persönlichkeitsstörungen vom Borderline-Typ hoch. Zusätzlich bestehen erhöhte Häufigkeiten von affektiven Erkrankungen, Angststörungen und Schizophrenien gegenüber nicht Drogen konsumierenden Gleichaltrigen.

Die narzißtische Persönlichkeitsstörung ist durch ein „instabiles Selbstwertgefühl mit vorherrschendem, oft abrupt auftretendem Wechsel zwischen grandioser Selbstüberschätzung und dem Gefühl völliger Wertlosigkeit gepaart mit einem Mangel an Einfühlungsvermögen in andere und einer erhöhten Kränkbarkeit gegenüber leisester Kritik an der eigenen Person oder deren Verhalten gekennzeichnet" (Krausz 1999).

Die dissoziale Persönlichkeitsstörung „stellt sich durch die Mißachtung geltender sozialer Normen in den Vordergrund. Andauernde Verantwortungslosigkeit anderen Menschen gegenüber und die Unfähigkeit zu verbindlichen Beziehungen werden durch fehlendes Erleben von Schuldbewußtsein kompliziert. Ein Lernen aus der Erfahrung, speziell aus der Bestrafung, erfolgt nicht. Bei minimaler Frustrationstoleranz ist die Schwelle für aggressives Verhalten erniedrigt" (Krausz 1999).

Die „Borderline-Persönlichkeitsstörung" ist durch „Ich-Diffusion" geprägt, wobei der Betroffene Schwierigkeiten hat, sich selbst als eine einheitliche und über die Zeit hin stabile Person zu empfinden. „So herrscht das Erleben vor, aus verschiedenen, nur lose miteinander verbundenen Teilen von Persönlichkeiten zu bestehen, die je nach Situation und Beziehungsparnter in den Vordergrund treten. Für den Betreffenden selbst verunsichernd, führt dieses Phänomen beim Gegenüber häufig zu Irritation, weil etwas, das zuvor besprochen worden war, scheinbar nie Thema gewesen ist oder weil derjenige, der uns gestern aggressiv mit Vorwürfen überhäuft hat, heute freundlich und kooperativ ist" (Krausz 1999).

Aus tiefenpsychologischer Sicht wird angenommen, daß eine in früher Kindheit erlebte Traumatisierung als Ursache für die beschriebenen späteren Konflikte und Störungen gilt.

Die Therapie ist deshalb so aufwendig und schwierig, da die Patienten in ihrer Abwehr eine ständige Spaltung betreiben. So bewegen sie sich in Extrempositionen zwischen Schwarz und Weiß, wobei die Wahrnehmung dieser Widersprüche durch die Spaltungsoperation begrenzt wird. Innerhalb der Auseinandersetzung mit der Bewußtmachung solcher Phänomene kommt es dann immer wieder zu erheblichen Gefühlsschwankungen mit depressivem Erleben, Wut, Panik, Leere oder Schuldgefühlen. Die Qualität solcher Bedrängnisse kann bis zu suizidalen Krisen führen.

Angsterkrankungen finden sich unter Abhängigen häufig. Etwa 30% aller Suchtpatienten kennt angsterfüllte Phasen. Eine der gängigen Hypothesen der Selbstmedikation geht von eben dieser Störung als zugrunde liegender Problematik aus. Oft wird der Alkohol als anxiolytisch wirkende Substanz eingesetzt. Symptome sind generalisierte und anhaltende Angst, die nicht auf bestimmte Situationen bezogen ist. Es kommt zu Nervosität, Zittern, Muskelspannung, Schwitzen, Herzklopfen, Schwindel, Oberbauchbeschwerden u. a.

Das gleichzeitige Bestehen von Angst und Depression ist ebenso häufig diagnostizierbar, wobei neben depressiven Symptomen einige vegetative Symptome wie Tremor, Herzklopfen, Mundtrockenheit, Magenbeschwerden usw. zumindest vorübergehend vorhanden sind. Die Therapie besteht üblicherweise in Psychotherapie, insbesondere Verhaltenstherapie.

Die Pharmakotherapie greift auf Antidepressiva, etwa selektive Serotonin-Reuptake-Hemmer (SSRI, z.B. Sertralin-Gladem®) zurück. Beta-Blocker sind bei überwiegend von somatischen Symptomen der Angst (Dociton®) geprägtem Syndrom zu verwenden. Neuroleptika sind bei generalisierter Angststörung ebenso wirksam, wegen evtl. Spät-Dyskinesien aber problematisch!

Depressionen kommen innerhalb von Abhängigkeitserkrankungen in zwei Formen vor: als primäre und sekundäre, der Suchtentwicklung folgende Form. Beiden Erscheinungsformen ist die Notwendigkeit einer Behandlung zu eigen.

Symptome depressiven Erlebens bestehen in gedrückter Stimmung, Freudlosigkeit, Verlust von Interesse, vermindertem Antrieb, erhöhter Ermüdbarkeit, Gefühl der Gefühllosigkeit, negativer, pessimistischer Zukunftsperspektive, Schuldgefühlen und Wertlosigkeit, Suizidideen, Schlafstörungen etc. Vegetative und somatische Störungen mit Gewichtsabnahme, Obstipation, Potenzstörung, Nachlassen der Libido, Mundtrockenheit, vermehrtem Schwitzen und Herzklopfen können hinzukommen und sind während gleichzeitigem Drogenkonsum differentialdiagnostisch schwer einzuordnen. Die Therapie besteht in einer Kombination aus psychotherapeutischer Zuwendung und Gabe von Antidepressiva.

Schizophren erkrankte Patienten haben ein etwa 8mal höheres Risiko, an einer Drogenabhängigkeit zu erkranken, als Nichtschizophrene (Krausz 1999). Ambulant versorgte schizophrene Patienten und jene, die in einer Institution betreut werden, zeigen eine erhöhte Hinwendung zum Konsum psychotroper Substanzen. Untersuchungen zu diesem Phänomen konnten nachweisen, daß die Hospitalisierung dieser komorbid erkrankten Patienten nochmals gegenüber nicht Drogen konsumierenden Schizophrenen erhöht ist (Krausz u. Müller-Thomsen 1994).

## Literatur

Cohen S (1976) Polydrug abuse. Drug abuse and Alcoholism Newsletter 5: 1–5

Krausz M (1999) Komorbidität von psychischen Störungen und Sucht. In: Gölz J (Hrsg) Der drogenabhängige Patient. Urban und Fischer, München

Krausz M, Müller-Thomsen T (1994) Komorbidität: Therapie von psychischen Störungen und Sucht-Konzepte für Diagnostik, Behandlung und Rehabilitation. Lambertus, Freiburg

Poehlke T (1999) Mischkonsum. In: Gölz J (Hrsg) der drogenabhängige Patient. Urban und Fischer, München

Schuckit MA (1995) Drug and Alcohol Abuse. A clinical Guide to Diagnosis and Treatment. Plenum Medical Book, New York London

## KAPITEL 9

# Therapie 9

T. POEHLKE

Die Behandlung drogenkonsumierender oder -abhängiger Patienten stellt sowohl den Therapeuten als auch das Umfeld des Behandelten und nicht zuletzt ihn selbst immer wieder auf eine harte Probe. Vielfältige Auseinandersetzungen während der Behandlung, Abbrüche und Wiederaufnahmen der Therapie und oftmals auch gescheiterte Ansätze prägen sich stärker ein, als die auch nicht seltenen positiven Verläufe. Die Entscheidung darüber, welcher mögliche Weg der aussichtsreichste ist, fällt nicht leicht. Hier ist insbesondere nochmals darauf zu verweisen, daß Entwicklung, Verlauf und Beendigung einer Abhängigkeit von illegalen Drogen und anderen psychoaktiven Substanzen als langfristige Krankheitsprozesse zu vestehen sind. Es ist eben jener „wellenförmige" Verlauf zu erinnern, der den Therapeuten oft in trügerische Ruhe versetzt oder ihn zu anderen Zeitpunkten mit der Intensität des Rückfalls konfrontiert, „wenn niemand damit gerechnet" hat.

Der Behandlungsprozeß verläuft dann günstig, wenn alle geeigneten therapeutischen Mittel eingesetzt werden, um zunächst die Anzahl und Dauer der substanzfreien Intervalle auszuweiten. Je früher im Jugendalter der Drogenkonsum beginnt, desto schwerwiegender sind die Folgen und um so schwieriger wird langfristig eine Abstinenz erreicht. Die schwierige Behandlung und die bis heute relativ geringen Therapieerfolge resultieren zum wesentlichen Teil aus den das Abhängikeitssyndrom kennzeichnenden Entwicklungsdefiziten.

Die Möglichkeiten der therapeutischen Aktivitäten haben sich in den letzten Jahren erhöht, wobei insbesondere die zunehmende Akzeptanz etwa der Substitutionstherapie zu vielfältigen erfolgreichen Behandlungen führte. Bemerkenswert ist auch der Trend zur Kooperation, zum Austausch von Erfahrungen und zum Ausbau von Verbundsystemen. Fächerübergreifende Zuständigkeiten und die interdisziplinäre Zusammenarbeit sind dennoch im Sinne einer ganzheitlichen Therapie zu verbessern.

## Allgemeine Störungsbilder (ohne Zuordnung von Stoffgruppen)

Die internationalen Klassifikationssysteme ICD 10 und DSM-III-R gegen diagnostische Leitlinien, reichen aber für eine genaue Beschreibung der Symptomatik als Grundlage für die Behandlungsplanung nicht aus. Neben der körperlichen und psychischen Abhängigkeit sowie den körperlichen Begleit- und Folgeerkrankungen sind zahlreiche Störungsbilder zu beobachten, die im wesentlichen durch das Abhängigkeitssyndrom, und zwar vor allem durch stoffliche Wirkungen, psychosoziale Wechselwirkungen und Entwicklungsstörungen bei frühem Konsumbeginn bedingt sind. Der erfahrene Untersucher wird sich in der Abfolge weitgehend an die besonderen Gegebenheiten des jeweiligen Patienten halten, so daß viele Symptome direkt aus dem Verhalten und den Mitteilungen des Patienten erschlossen werden können.

## Therapieziele

Abstinenz von illegalen Drogen war wie bei allen psychoaktiven Substanzen über lange Jahre das allgemein akzeptierte Ziel der Behandlung von Drogenabhängigen. Allerdings wurde in der Vergangenheit die absolute Drogenfreiheit im therapeutischen Prozeß häufig zu früh angestrebt bzw. bei Rückfällen zu häufig mit dem Abbruch der Therapie reagiert. In vielen therapeutischen Einrichtungen wurde übersehen, daß

- ein so langfristiger Prozeß wie die Entwicklung einer Substanzabhängigkeit nicht kurzfristig beendet werden kann,
- der Rückfall ein bedeutsames Ereignis in der Erlebnisverarbeitung eines Abhängigen ist und
- die Beschäftigung mit dem Rückfall integrierter Bestandteil der Therapie sein muß.

Mißbrauch von psychoaktiven Substanzen wird über eine gewisse Phase in der ambulanten Behandlung akzeptiert. Der Rückfall führt im stationären Bereich nicht mehr zwangsläufig zur sofortigen Entlassung. Inwieweit Substitution (z. B. mit Methadon) ein Zwischenziel zur sozialen Stabilisierung, Verbesserung des Gesundheitszustandes und zur Entkriminalisierung sein kann, wird anderweitig ausgeführt. Die angestrebte Drogenabstinenz bildet oft die Basis für eine Stabilisierung der Persönlichkeit und eine weitgehend wirklichkeitsorientierte soziale Selbständigkeit. Mit Unterstützung durch sozio- und psychotherapeutische Maßnahmen soll eine Neuorientierung, eine Nachreifung, ein Lebenlernen ohne Drogen, die Fähigkeit zum Aufbau tragfähiger zwischenmenschlicher Bindungen und zum Aufbau einer sozialen Existenz aus eigener Kraft erreicht werden.

## Medikamentöse Therapie

### Methadon/L-Polamidon-Hoechst®/Methaddict®

Die Substitution der Opioidabhängigkeit mit Methadon ist langjährig erprobt und vielfältig evaluiert worden. Insgesamt hat sich diese Therapie als eine gut handhabbare Methode in der Behandlung Abhängiger erwiesen. Mit den in Deutschland ebenfalls zur Verfügung stehenden Opioiden L-Polamidon-Hoechst® und dem Präparat Methaddict® stehen Fertigarzneimittel zur Verfügung, die eine differenzierte Therapie ermöglichen. Es ist allerdings immer wieder darauf zu verweisen, daß es sich um den Umgang mit potentiell vital gefährdenden Substanzen handelt, die eine besonders sorgfältige Vorgehensweise der Verabreichung erforderlich machen!

Seit 1994 wurde neben dem in Deutschland bis dahin eingesetzten L-Polamidon-Hoechst® mit Levomethadon als Wirkstoff auch das weltweit verwendete Methadon-Racemat mit einem 1:1-Gemisch aus L-Methadon (=Levomethadon) und R-Methadon verschreibungsfähig. Bei der Synthese des Methadons-Racemat fällt zuerst das Racemat an und nur durch äußerst aufwendige Trennverfahren ist reines Levomethadon herstellbar. Da L-Polamidon-Hoechst® ausschließlich in Deutschland verfügbar ist, können lediglich hier vergleichbare Erkenntnisse über Vor- oder Nachteile des einen gegenüber dem anderen Medikament gesammelt werden, was derzeit allerdings noch nicht ausreichend geschehen ist. Im weiteren wird zwar die Beschreibung am Beispiel des Methadon erfolgen, wenn nicht besonders ausgewiesen, es ist aber von einer identischen Wirkung der Präparate L-Polamidon-Hoechst® und Methaddict® mit Methadon auszugehen. Klinische Erfahrungen lassen allerdings in nicht wenigen Fällen eine bessere Verträglichkeit des L-Polamidon-Hoechst® gegenüber dem Methadon erkennen. Gleichzeitig können die Vorteile eines Fertigarzneimittels wie Methaddict® gegenüber der Zubereitung des Methadon als Feinchemikalie nicht übersehen werden. Somit ist mit der Verwendung aller drei Substanzen innerhalb der Substitution Opiat/Opioidabhängiger ein wesentlicher Schritt in Richtung einer differenzierten medikamentösen Therapie erfolgt.

Aufgrund der langen Verweildauer im Organismus und der Blockierung euphorisierender Eigenschaften des Heroin ist Methadon gut geeignet, eine längerfristige Opiatsubstitution ohne das Auslösen euphorisierender Effekte herbeizuführen. Opiate entwickeln untereinander eine Kreuztoleranz (Dole u. Nyswander 1963) und Methadon, das bei oraler Aufnahme gut resorbiert wird, verhindert die euphorisierende Wirkung von Heroin. Die Wirkdauer beträgt etwa 24–36 Stunden, so daß eine einmalige tägliche Einnahme ausreicht, um den sog. „Heroinhunger" durch Besetzung der Opiatrezeptoren zu stillen und das typische Abstinenzsyndrom bei Heroinentzug während der Wirkdauer zu verhindern.

Es besitzt eine abhängigmachende Opiatwirkung, verbunden mit typischen Symptomen wie Miosis und möglicher Atemdepression. Nach Erreichen des „steady state" innerhalb einer Substitutionsbehandlung kommt es zu einer teilweisen Toleranz gegenüber der atemdepressiven Wirkung. Der Grad der Pupillenverengung zeigt eine Korrelation zur Höhe des Plasmaspiegels, so daß hier eine begleitende Beurteilung der Therapie möglich ist.

Da die Wirksamkeit auf die Bindung des Methadon an die Opiatrezeptoren zurückzuführen ist, wird im Vergleich zu L-Polamidon-Hoechst® etwa die doppelte Dosis an Methadon-Racemat benötigt, um dieselbe Wirkung zu erzielen. Aus diesem Grund ist auch sprachlich auf die exakte Differenzierung zwischen L-Polamidon-Hoechst® und Methadon-Racemat zu achten. Dosisangaben müssen immer in mg Methadon-Racemat oder mg L-Polamidon-Hoechst® erfolgen. Das seit 1999 verfügbare Fertigarzneimittel Methaddict® verfügt als Tablette in den Dosisstärken 5 mg, 10 mg und 40 mg über das typische pharmakologische Profil des Methadon.

Es hat allerdings den Vorteil einer sicheren Handhabung, des Verzichts auf die umständliche Anfertigung der Rezeptur und der Therapiesicherheit auch im Notfall. Methadon bindet im Blut bis zu 85% an Plasmaproteine, vor allem an Alpha-1-Glykoprotein, Albumin und Lipoproteide. In therapeutischer Dosierung sind nur 12% in freier und damit aktiver Form, die die Blut-Hirn-Schranke passieren kann, vorhanden (Jage 1989). Wie hoch die jeweilige Proteinbindung ist, hängt von der Plasmakonzentration des Alpha-1-Glykoproteins (Orsomukoid) ab. Es ist hauptsächlich für die individuellen Schwankungen der Methadonbindung und somit unterschiedliche Wirksamkeit verantwortlich. Die Plasmakozentration in Bezug zur therapeutischen Wirksamkeit zu setzen ist demnach schwierig und nur bedingt aussagekräftig (Schall et al.1994), durchschnittlich werden dabei Werte von 150–200 ng/ml als ausreichend angesehen. Die Verteilung des Methadon erfolgt nach i.v.-Gabe bereits nach 10–20 Minuten und nach oraler Aufnahme nach etwa 30–60 Minuten im gesamten Organismus. Als Speichergewebe dienen Leber, Muskel, Fett, Nieren, Milz, Lunge und ZNS (Jage 1989).

Es wird im wesentlichen durch Zytochrom-P-450-abhängige, oxydative N-Demethylierungsprozesse metabolisiert. Die Elimination erfolgt über das hepatobiliäre System und renal. Teilweise wird Methadon auch unverändert ausgeschieden. Insbesondere bei Lebererkrankungen können deshalb kumulative Effekte zu einer Intoxikation mit Methadon führen. Da eine Unterbrechung der täglichen Zufuhr Entzugssymptome auslöst, muß die Beendigung der Therapie in jedem Fall schrittweise erfolgen. Symptome des Methadon-Entzugs können sich in Angst, Unruhe, Mydriasis, Hyperthermie, Tachykardie, Hypertension, Lakrimation, Piloerektion, Schwitzen, Rhinorrhö, Diarrhö, abdominellen Krämpfen, Myalgien, und Arthralgien manifestieren (Bell 1993).

Initial erfolgt die Gabe von 40 mg Methadon-Racemat (20 mg L-Polamidon-Hoechst®) in nicht injizierbarer Form für den ersten Tag. Zur besseren Einschätzung der Wirkung und des weiteren Vorgehens ist in den ersten Tagen die Aufteilung in Morgen- und Abenddosen anzuraten. Danach folgt eine schrittweise Dosiserhöhung etwa alle 4 Tage um maximal 10 mg Methadon-Racemat (5 mg L-Polamidon-Hoechst®).

Die Plasma-HWS beträgt nach einmaliger Dosis etwa 15 Stunden, während eine regelmäßige Zufuhr die HWS auf durchschnittlich 22 Stunden erhöht. Die hohen Plasmaspiegel während der ersten Wochen der Einstellung erfordern ebenso ein nur schrittweises Erhöhen der Tagesdosis. Während einer später stabilen Dosis steigen diese Werte nochmals an. Erhöhungen der Dosis können durch körperlich anstrengende Tätigkeiten, psychische Streßsituationen oder körperliche Erkrankungen notwendig werden. Es sollte jeweils im Bereich von 5 mg Methadon-Racemat (2,5 mg L-Polamidon-Hoechst®) pro Tag erhöht werden und mehrtägige Pausen vor einer weiteren Steigerung stattfinden (Poehlke 1999).

Schwitzen tritt sehr häufig auf, geht aber im weiteren Verlauf der Behandlung zurück. Zusätzlich dazu bestehen vor allem zu Beginn der Behandlung ausgeprägte Obstipationen, Ejakulationsstörungen und erektile Dysfunktion sowie allgemeine Libidominderung (Martin 1991).

Trotz der oft bei Patientinnen unter der Substitutionsbehandlung gestörten Menses kann eine Schwangerschaft eintreten, so daß die Patientinnen auf kontrazeptive Maßnahmen hingewiesen werden müssen, sofern kein Kinderwunsch besteht. Erbrechen kann als unmittelbare Folge der Methadongabe, vornehmlich zu Beginn der Behandlung, auftreten.

Der medikamentös ausgelöste Schwindel bildet sich meistens innerhalb einiger Tage zurück, so daß beruhigend auf den Patienten eingewirkt werden kann. Etwa ein Drittel der Patienten leidet unter Schläfrigkeit oder Antriebsmangel, auch wenn sie keine andere Substanzen neben dem Methadon konsumieren. Diese Beeinträchtigungen treten im Verlauf der Substitution zurück oder bessern sich nach Reduktion der Tagesdosis. Eine leichte Schläfrigkeit etwa eine Stunde nach Einnahme des Methadons bleibt bei den meisten Substituierten allerdings bestehen, so daß wiederholt auf die Möglichkeit der verminderten Aufmerksamkeit hingewiesen werden sollte. Wenige Patienten klagen über Gelenk- und Knochenschmerzen oder ziehende Schmerzen in der Muskulatur, die eindeutig mit der Methadoneinnahme in Zusammenhang gebracht werden können. Hier kann, ebenso wie bei den meisten anderen Beschwerden, eine Dosisreduktion Beschwerden mindern (Poehlke 1999).

Intoxikationen können durch Kumulation infolge niedriger Clearance-Raten, nach überhöhter Einnahme des Präparates oder durch Kombination mit anderen zentral wirksamen Medikamenten entstehen. In diesem Zusammenhang muß vor allen Dingen vor einer in gleicher Höhe durchgeführten Wiederaufnahme der Vergabe nach längerfristiger Unterbrechung (etwa Haft) gewarnt werden. Symptome einer Intoxikation sind Atemdepression, Bradykardie, Hypotonie, Hypothermie und Miosis (Jage 1989). Die Toleranzschwelle kann auch durch den gleichzeitigen Konsum von Alkohol, Medikamenten oder Drogen überschritten werden. Für nichttolerante Menschen können bereits 1,5 mg Levomethadon pro kg Körpergewicht nach oraler Aufnahme letal sein. Methadon-gewöhnte Menschen können in Lebensgefahr geraten, wenn die gewohnte Dosis um das Dreifache überschritten wird. Akute Intoxikationen müssen nach unmittelbarer medizinischer Intervention über einen Zeitraum von 2 bis 3 Tagen beobachtet und u. U. mit Naloxon-Titration per infusionem stationär (!) behandelt werden. Dabei kann eine Ansäuerung des Urins mit Amoniumchlorid die renale Exkretion erhöhen (Jage 1989).

Bei Verdacht auf die übermäßige Einnahme von Drogen und Medikamenten ist eine unmittelbare Überprüfung des Urins mit marktüblichen Schnelltests (Triage®, Ontrak®, bioFast®) innerhalb weniger Minuten möglich.

Phenytoin bewirkt über einen vermehrten Abbau des Methadons eine Senkung des Plasmaspiegels, so daß mit einer höheren Methadon-Dosis zu rechnen ist. Weniger ausgeprägt, aber durchaus möglich ist ein solcher Effekt auch während der gleichzeitigen Verabreichung von Carbamazepin. Die Umstellung auf Valproat unter zu berücksichtigenden Kontraindikationen kann in diesen Fällen angeraten sein. Rifampizin kann plötzlich Entzüge provozieren und muß in der Verordnung von einer Erhöhung der Methadon-Dosis begleitet sein. INH in der Tbc-Behandlung führt zu einer Enzyminduktion, so daß eine stufenweise (Intoxikationsgefahr) Dosiserhöhung des Methadons notwendig werden kann. Kontrazeptiva können den Abbau des Methadons-Racemat verzögern und somit zu Müdigkeit und kognitiver Beeinträchtigung der Patientin führen. Amitryptilin sollte nur vorsichtig verwendet werden, da im Zusammenhang mit der Methadon-Racemat-Einnahme von einer Wirkverstärkung des Opiats berichtet wurde

(Bell 1993). Als kontraindiziert gilt die Kombination mit Benzodiazepinen, da sowohl seine Wirkung als auch die Methadonwirkung zunehmen.

Insbesondere die neuen Kombinationstherapien bei HIV-infizierten/AIDS-erkrankten Patienten führen zur Interaktion mit Methadon. Die 3fach-Therapie mit Protease-Inhibitoren ist bei einer Vielzahl hochdosierter Methadonpatienten gar nicht möglich, da Patienten bereits wenige Tage nach Verordnung des Protease-Inhibitors einen Ikterus entwickelten. Eine Methadonreduktion bzw. die Beendigung der Methadondosis unter 3fach-Kombinationstherapie wird von HIV-Behandlern gefordert, sie ist aber angesichts der Komorbidität nur im Einzelfall und unter Abwägung verschiedener Überlegungen zu treffen.

## LAAM (Orlaam®)

LAAM (Levo-Alpha-Acetyl-Methadol; INN: Levacetylmethadol) ist ein synthetischer μ-Agonist. Die Langzeitwirkung resultiert aus der hepatischen Transformation zweier langwirkender und pharmakologisch aktiver Metabolite: Noracetylmethadol (Nor-LAAM) und Dinoracetylmethadol (Dinor-LAAM). Unter Studienbedingungen wurden Halbwertszeiten von 2,6 Tagen für LAAM, 2 Tage für Nor-LAAM und 4 Tage für Dinor-LAAM gefunden ( Marion 1995). Die Wirkung von LAAM ist ähnlich der von Morphin. Der Opiateffekt hält nach einmaliger Gabe bis zu 72 Stunden an. Oral eingenommene Mengen von 30–60 mg eliminieren 24–48 Stunden lang die Abstinenzzeichen bei Patienten, bei denen nach der Gabe hoher Morphindosen die Behandlung abrupt ausgesetzt wurde. Die Suppression der Entzugssymptome kann bei den meisten Individuen mit höheren Dosen von 80 mg und höher auf 48 bis 72 Stunden ausgedehnt werden. Die chronische, dreimal wöchentliche orale LAAM-Einnahme bei Dosen von 70 bis 100 mg bewirkt eine Toleranz, durch die die euphorisierende Wirkung einer 25 mg Dosis i.v.-applizierten Heroins für eine Zeitspanne von bis zu 72 Stunden blockiert wird. Die Substitutionsbehandlung mit niedrigeren Orlaam®-Dosen, 50 mg und weniger, erzielt für die gleiche Zeitspanne nur eine partielle Blockade.

Die Indikation für die Behandlung mit LAAM könnte u. U. in einer Erhaltungsbehandlung für längere Zeit bestehen. Hier ist insbesondere die Reduktion der regelmäßig notwendigen Einnahme hervorzuheben. Eine Kontraindikation besteht in Kurzzeitbehandlungen, in denen eine kurzfristige Einstellung auf das langzeitig wirkende Präparat keinen Sinn macht. Studien, die insbesondere in den USA zur Wirksamkeit von LAAM durchgeführt wurden, führten 1993 schließlich zur Zulassung des Medikaments (Ling et al.1994). Die Effektivität konnte dabei nachgewiesen werden.

Ling et al.(1996) berichteten über eine Studie an 430 Heroinabhängigen, wobei unterschiedliche Dosishöhen von Laam und Methadon gegeben wurden. Es zeigte sich, daß die niedrigere Haltequote bei Or-Laam gegenüber einer 100 mg Tagesdosis Methadon zu verzeichnen war. Dennoch berichteten die LAAM-substituierten Patienten über einen geringeren Heroinkonsum und tendenziell weniger Nebenwirkungen. Spätere Arbeiten wiesen darauf hin, daß bei der Umstellung von Methadon auf LAAM die dreimal wöchentlich gegebene LAAM-Dosis das 1,2- bis 1,3fache der Methadon-Dosis betragen muß. Zudem kann im Einzelfall die Freitags-Dosis um bis zu 40 % höher als die übrigen sein. In weiteren Studien wie etwa von Marowicki et al. (1981) oder von Tennant et al. (1986) wurden die Sicherheit und die Praktikabilität nachgewiesen.

Vergleichende Studien zwischen Methadon und Orlaam® wurden von Ganz et al.(1997) durchgeführt, bis es zu folgenden Besonderheiten kam: Der Konsum illegaler Drogen ist bei Orlaam®-Patienten im Vergleich zu Methadon-Patienten weniger häufig. Diese Beobachtung erreichte jedoch keine statistische Signifikanz. Die Haltequote war für die Methadon-Gruppen insgesamt günstiger als bei den LAAM-Gruppen. Die Therapie-Compliance wies bei einer Analyse der LAAM-Gruppe eine niedrigere Rate als bei der Methadon-Gruppe auf. Insgesamt kann jedoch gesagt werden, daß es immer noch für einen großen Teil der Patienten eine Möglichkeit zu einer Substitution mit LAAM geben kann.

Hierfür eignen sich insbesondere sozial rehabilitierte und abstinente Patienten, d. h. jene, die keinen Nebenkonsum aufweisen und gute Fortschritte in der psychosozialen und beruflichen Rehabilitation machen. So scheinen Patienten mit einem gelegentlichen Nebenkonsum von psychotropen Substanzen oder Alkohol geeignet zu sein, eine LAAM-Substitutionstherapie zu erhalten, da bei ihnen die Gefahr einer längerfristigen „Take-home"-Rezeptur gegen eine solche Maßnahme spricht. Die Dosierung von LAAM besteht in einer Gabe von 20–40 mg dreimal wöchentlich (montags, mittwochs, freitags) oder jeden zweiten Tag. Die Titrierung auf die erforderliche Dosishöhe sollte in Schritten von 5 oder 10 mg LAAM erfolgen. Es muß dabei berücksichtigt werden, daß „steady-state-level" für die Plasmaspiegel aufgrund der langen Halbwertszeit der Metaboliten erst nach etwa zwei Wochen erreicht werden.

Wahrscheinlich wird die deutsche Zulassung die Neueinstellung mit LAAM von heroinabhängigen Patienten nicht erlauben, so daß die Substitutionsbehandlung immer mit Methadonhydrochlorid begonnen werden muß und erst nach Abschluß dieser Dosisfindung eine Umstellung auf LAAM erfolgen kann. Dabei ist so vorzugehen, daß am Tag nach der Methadon-Dosis eine LAAM-Initialdosis gegeben wird, die das 1,2- bis 1,3fache der zu ersetzenden, täglich verordneten Methadonerhaltungsdosis beträgt.

Die Initialdosis sollte in der Regel 120 mg nicht überschreiten. In Abhängigkeit von der klinischen Symptomatik evtl. Entzugssymptome, andererseits Zeichen der Überdosierung wie Konzentrationsminderung, Sedierung oder orthostatische Dysregulation, wird die Dosierung in Schritten von 5 bis 10 mg wöchentlich, nur selten in kürzeren Intervallen angepaßt. Laam darf auf keinen Fall täglich verabreicht werden! Die Möglichkeit eines „Take-home"-Rezepts ist in den US-amerikanischen Zulassungen nicht vorgesehen und wird auch wahrscheinlich in der deutschen Zulassung nicht erlaubt sein.

Die Gründe hierfür sind naheliegend, da vermieden werden soll, daß Laam in der Drogenszene gehandelt wird oder durch die Einnahme von LAAM durch uninformierte Opiatabhängige eine körperliche Bedrohung entsteht. Es wird jedoch für eine begrenzte Zahl von Patienten notwendig werden, dennoch eine „Take-home"-Regelung zu erlauben. Dies könnte insbesondere bei Schwangeren der Fall sein. Diesbezügliche Regelungen stehen allerdings noch aus!

Die Erhaltungstherapie mit LAAM beträgt 140 mg dreimal wöchentlich oder jeden zweiten Tag. Bei einer Dosisanhebung vor dem Wochenende sollten freitags

180 mg nicht überschritten werden. Eine wissenschaftliche oder pharmakologische Begründung für die Höchstdosis existiert noch nicht, so daß in begründeten Einzelfällen bei exakter Dokumentation höhere Dosen möglich sind.

Vorsichtsmaßnahmen bzw. Kontraindikationen zu einer Verordnung von LAAM bestehen vor allen Dingen in Asthma bronchiale oder anderen Erkrankungen der Atemwege oder der Atmungsorgane – hier sind keine anderen Kontraindikationen als bei anderen Opiaten auch zu befolgen – sowie Beschwerden seitens einer Bradykardie, Erniedrigung des Blutdrucks, Verlängerung der QT-Zeit oder Hyperglykämie. Diese Vorsichtsmaßnahmen in der Verordnung unterscheiden sich nicht von jenen bei anderen Opiatmedikationen. Nebenwirkungen wurden von den Patienten in mehr als 1 % der Fälle vor allen Dingen in Form von Obstipationen, Übelkeit, Erbrechen, verminderter Libido, affektiver Symptome wie Depressivität oder Euphorie, vermehrtem Schwitzen, sexuellen Funktionsstörungen sowie allergischen Hautereaktionen beschrieben. Wegen der noch fehlenden größeren Datenlage ist die Gabe von Laam in der Schwangerschaft nicht angeraten.

Die Beendigung der Substitutionsbehandlung mit LAAM sollte bei Patienten, die erfolgreich die medizinische und psychosoziale Rehabilitation erreicht haben, in Absprache schrittweise erfolgen. Wie auch bei der Methadonsubstitution sollen kleine Abdosierschritte von 5 bis 10 mg pro Woche oder 14tägig gewählt werden.

Als weitere Indikation bzw. Themenschwerpunkte der wissenschaftlichen Beurteilung einer LAAM-Medikation gelten Schwangerschaft und Stillzeit, die Möglichkeiten einer „Take-home"-Rezeptur, die Intensivierung des Wissens um Wechselwirkungen mit anderen Medikamenten sowie die Behandlung von Patienten mit rascher Metabolisierung von Methadon.

## Codein – Dihydrocodein

Die zentrale Bedeutung der Substitutionsbehandlung besteht nach bisherigen Erkenntnissen (Degkwitz et al. 1996), unabhängig vom Mittel, egal ob Methadon, Codein oder auch Heroin, und unabhängig vom Behandlungssetting in der Ambulanz oder bei einem niedergelassenen Arzt, vor allen Dingen in den drogenpolitischen Rahmenbedingungen und in der Tatsache, daß der Substituierte durch die Behandlung eine Teilstabilisierung, insbesondere im gesundheitlichen Bereich erfährt. Somit ist die Substitutionsbehandlung primär eine medizinische Therapie zur Verbesserung der gesundheitlichen Lage. Soziale Wirkungen sind mittelbare Effekte. Im Bereich der DHC-Codein-Substitution heißt dies, daß nach bisher vorliegenden Erfahrungen die berufliche Integration Codein-Substituierter besser ist als die der Methadon-Substituierten. Dies beruht allerdings nicht auf der Wirkung des Mittels, sondern stellt diese Lektion der Behandlungssettings und die Rahmenbedingungen der Substitution dar. Die anhaltende Auseinandersetzung über die Substitution mit Codein-DHC als Alternative zur Methadon-Substitution in Deutschland führte letztendlich auch dazu, daß das Präparat unter das Betäubungsmittelgesetz (BtMG) gestellt wurde. Rückblickend ist es interessant zu sehen, daß vor etwa 20 Jahren noch kein Mißbrauch oder Abhängigkeit von Codein in Deutschland beschrieben wurde. Erst innerhalb der letzten Jahre und verstärkt unter der in den 80er Jahren eingeführten Lösung kam es dann zu einer stellenweise sicher unreflektierten Verschreibung des Präparates. In den 70er Jahren war noch die Form des Codeinum phosphoicum als Kompretten und Mischanalgetika unter Drogenabhängigen bekannt. Insbesondere der euphorisierende Effekt des Dihydrocodein und seine sedierenden Nebenwirkungen führten zu einem unerwünschten Mißbrauch. Während etwa das Frühwarnsystem zur Erfassung der Mißbrauchsmuster (FWS) vor dem ansteigenden Konsum von DHC warnte, kamen andere Stellen, wie etwa eine Studie in vier Arztpraxen in Deutschland mit insgesamt 300 Patienten, zu der Meinung, daß es sich durchaus um eine sinnvolle Form der Substitution handelt.

Die angesprochene Studie berichtete über eine Haltequote von etwa 75%. Es konnte dabei als positive Entwicklung festgestellt werden, daß sich die Situation der Arbeitsverhältnisse sowie das körperliche Befinden der Patienten deutlich besserten und der Gebrauch anderer Drogen rückläufig war. Als subjektive Nachteile der Substitution mit Codein-DHC stellte sich das fehlende „Heroin-feeling" heraus. Es blieb allerdings ebenso in dieser Studie die Frage offen, welche Patienten sich eher für die Codeinsubstitution eignen. Die von erfahrenen Ärzten gelieferte Einschätzung kann dahingehend interpretiert werden, daß Codein eher für die sozial integrierten und stabilen Patienten geeignet ist. Dies ist eine Beobachtung, die sich im täglichen Praxisalltag innerhalb der letzten Jahre unterstreichen ließ. Allerdings ist nach Gleichstellung der Präparate mit Methadon immer wieder der negative Aspekt einer mehrfachen täglichen Einnahme und der u. U. ungenügenden pharmakologischen Wirksamkeit in den Vordergrund gerückt.

Als Indikationen für eine Therapie mit Codein-DHC gelten ähnlich denen der Methadon-Substitution eine Behandlung von bedrohlichen Erscheinungen im Entzug, die Überbrückungsbehandlung bis zum feststehenden Beginn einer Entgiftung oder der Zeitpunkt vor Einleitung einer qualifizierten Methadon-Substitutionstherapie, der ambulante Opiatentzug in Einzelfällen, in denen berufliche Gründe nachgewiesenermaßen eine qualifizierte Methadonsubstitution nicht möglich machen sowie eine Methadonunverträglichkeit.

Die Indikationsstellung muß ebenso durch den behandelnden Arzt erfolgen. Die Möglichkeiten der psychosozialen Betreuung müssten überprüft und mit dem Patienten bindend vereinbart werden.

## Entwicklung der Substitutionsformen

Vor einigen Jahren war vor allem in Publikationen von Selbsthilfegruppen Drogenabhängiger, so etwa der Frankfurter „JUBAZ" oder dem Informationsorgan des „JES" zu lesen, daß es eine Alternative zur Behandlung Opiatabhängiger gebe. Vor allem im süddeutschen Raum ansässige Ärzte hatten längere Zeit schon auf eine Substitution Opiatabhängiger mit Codein zurückgegriffen. Ursprünglich hat sich die Vergabe des DHC-Safts aus der allgemein bekannten Form der Verschreibung von Remidacin entwickelt, wie sie etwa von Grim in Kiel bereits seit langen Jahren propagiert wurde. Mitte der 80er Jahre hatte dann in München die Zubereitung des Dihydrocodeins als Saft begonnen und somit eine reichhaltige Substitutionspraxis ihren Anfang genommen. Mit der zunehmenden Verbreitung mehrten sich allerdings auch die Stimmen, die einer erweiterten Abgabe kritisch bis ablehnend gegenüberstanden.

So steht etwa Täschner (1991) bei einem Präparat jeglicher Eignung für eine Substitution. Er tat dies unter anderem mit dem Hinweis darauf, daß die pharmakologischen Besonderheiten und die von ihm postulierte erhöhte Letalität unter den so Behandelten bzw. über illegale Quellen in den Besitz von Dihydrocodein gelangten Abhängigen ein Hinderungsgrund einer solchen Substitution darstelle. Die pharmakologische Bewertung des Codein-DHC liegt in der Eigenschaft der Präparate, als μ-Rezeptoragonist zur Substitution geeignet zu sein. Zu den μ-Rezeptoragonisten gehören Methadon, Dihydrocodein und Morphin. Codein besitzt eine schwache μ-Rezeptorbindung und hat eine Halbwertzeit von etwa 3 Stunden. Das DHC wird durch ein körpereigenes Enzym in Dihydromorphin umgewandelt und hat somit eine Halbwertzeit von 5 Stunden. Es gilt als starker μ-Rezeptoragonist. Etwa 10% der Bevölkerung besitzen dieses beschriebene Enzym nicht, so daß bei diesen Personen DHC nicht wirksam ist! Wegen der längeren Halbwertzeit ist daher von den meisten Verordnern das Methadon gegenüber dem DHC-Codein vorgezogen worden. Die kurze Halbwertzeit macht eine drei- bis viermalige Einnahme pro Tag notwendig. Die Herstellung von DHC-Saft erfolgt durch Zusammenbringen von Dihydrocodeintartrat und nur 25 g Ascorbinsäure auf 25 l Lösung. So entsteht die 2,5%ige DHC-Lösung. Ein Erhitzen auf 50°C sorgt für die Auflösung der Substanz. 1 ml enthält 25 mg Codein.

Die Dosierung liegt bei einer durchschnittlichen Tagesmenge von 250 – 600 mg DHT-Saft. Bei Verwendung von zu hohen Einzeldosen kann es zu einem sog. „Flash" kommen, der eine Hautrötung meist der oberen Körperhälfte nach sich zieht. Durch die rasche Anflutung antiopiater Rezeptoren kommt es zu dem in der Szene bekannten und von vielen Konsumierern gewünschten „Codein-Schwips", der dazu verleitet, zu häufig und in zu großen Mengen DHC zu konsumieren. Ähnlich dem Remidazin ist die Obstipation der Langzeitkonsumenten ein großes Problem, ebenso wie die oft geklagte Magenschleimhautreizung bis hin zu häufigem Erbrechen nach der Einnahme der Substanz. DHC ist als schwach wirksames Opiat charakterisierbar. Seine schmerzstillende Wirkung, die gleichzeitig als ein ungefähres Maß für die Suchtpotenz gelten kann, beträgt etwa $1/_{30}$ derjenigen des Morphins. Demgemäß existiert zwar ein umfangreicher Codeinabusus bei polyvalent konsumierenden Abhängigen, die reine Codeinabhängigkeit gehört allerdings zu den Ausnahmen. In vielen Ländern Europas, wie etwa Spanien, Frankreich und Beneluxländer, werden Codeinabkömmlinge rezeptfrei in den Apotheken abgegeben. Es ist offenbar dort kein größerer Anteil von Codeinabhängigen unter den Drogenkonsumenten auszumachen.

Mit DHC ist der Heroinentzug zu mildern oder ganz zu unterdrücken. Deswegen wird DHC auch als Heroinersatz verwendet. Unter den bereits beschriebenen Indikationen und nach eingehender Überprüfung der Indikation, der Anamnese sowie des körperlichen Befundes und der Laborparameter kann eine Dosisfindung erfolgen. Hier stellen sich erste Probleme ein, da substitutionserfahrene Patienten auf einem hohen Tagesniveau zu beginnen wünschen. Ebenso wie bei der Methadonbehandlung ist eine schrittweise Erhöhung der Tagesdosis sinnvoll, um die Toleranz nicht zu überschreiten.

Eine vitale Gefährdung für die so Substituierten kann durch den gleichzeitigen Konsum von Benzodiazepinen, Barbituraten, Opiaten oder Alkohol entstehen. Ebenso wie auch bei der Methadonsubstitution, so sind vor allem in den ersten Monaten bis hin zu einem Jahr häufige Beigebrauchsmuster zu erkennen. Die insbesondere in den letzten Jahren geführte Diskussion um die Vor- und Nachteile einer DHC-Codein-Substitution bilden sich angesichts der Unterstellung unter das Betäubungsmittelgesetz zurück. Nur noch wenige Patienten sind – verglichen mit einer Methadonsubstitution – in einer solchen Behandlung. Vermehrt hatten sich auch Stimmen gemeldet, die ähnlich wie Keup auf die Gefährdung in der Szene durch die unkontrollierten Mengen der Abgabe hinwiesen. Keup selbst hatte an einer Untersuchung bei 900 Drogenabhängigen eine mittlere Dosis von 648 mg pro Tag ermittelt. Die mittlere Mißbrauchsdauer betrug 6,5 Monate, 6 Monate für die Tablettenform, aber 10,7 Monate für die Lösung (Keup 1994). Als ebenso fatal hatte sich die oftmals unreflektierte Einnahme in Verbindung mit anderen Medikamenten oder illegalen Drogen bei den Substituierten bemerkbar gemacht. Pennik hatte bereits 1993 darauf hingewiesen, daß bei 36 Todesfällen eine Monointoxikation mit DHC bestand und bei 21 Fällen eine Mitvergiftung aufgetreten war.

Im Gegensatz dazu stellten allerdings die in dieser Form der Substitution erfahrenen Ärzte keine Todesfolgen durch DHC-Einnahme unter ihren Patienten fest (Elias 1992). Letztendlich stellt diese Form der Substitution einen nur für einen kleinen Teil der Patienten wählbaren Weg der Behandlung dar. Ähnlich wie bei Methadon, so gelten auch hier die zusätzlich zu vereinbarenden Auflagen der psychosozialen Betreuung und der allgemeinen Sorgfaltspflicht für den Verschreibenden. Unter Berücksichtigung der vorgestellten pharmakologischen Besonderheiten und der jetzt vorurteilsfreien Verschreibungssituation gegenüber Methadon wird nur in seltenen Fällen eine Codein-DHC-Substitution erfolgen müssen.

### Buprenorphin (Subutex®)

Obwohl die Substitution mit Methadon zu den Standards der derzeitigen Therapie Opiatabhängiger gehört, weist die Verwendung dieses Opioids einige Nachteile auf. Die Entzugssymptomatik nach längerfristiger Methadonbehandlung kann je nach gewählter Dosisreduktion stark ausgeprägt sein. Zusätzlich ist sie wegen der notwendigen Zeitspanne bis zum Erreichen der Opioidfreiheit auch kompliziert. Eines der Risiken der Methadonbehandlung besteht in einer möglichen Überdosierung. Dies ist insbesondere seit der Regelung einer sog. 7tägigen „Takehome"-Regelung in den Vordergrund der Diskussion geraten, da Patienten immer wieder geeignete Sicherheitsmaßnahmen unterlassen. Lange bekannt und immer wieder zu beobachten sind akute Intoxikationen mit Methadon. Sie treten vor allem im Zusammenhang mit der Einnahme anderer Substanzen wie z. B. Alkohol und Benzodiazepine als Mischintoxikation auf.

Als Alternative zur Methadon können Opiatabhängige mit Buprenorphin (Subutex®) behandelt werden. Buprenorphin ist ein Opioid-Rezeptor/Agonist-Antagonist und partieller μ-Rezeptoragonist mit möglicherweise antagonistischer Wirkung am κ-Rezeptor. Die atemdepressive Wirkung ist geringer als bei einem reinen μ-Rezeptoragonisten, so daß mit Buprenorphin sehr rasch eine Erhaltungsdosierung erreicht werden kann. Berichte von Patienten, die mit Buprenorphin behandelt werden, schildern wenige oder gar keine Entzugssymptome, eine Verringerung des Stoffhungers und den Rückgang von Heroinkonsum bis zu dessen schließlicher Aufgabe.

In den USA ist Buprenorphin als Erhaltungsmedikation für die Langzeitbehandlung von Opioidabhängigen ebenso wie in Frankreich erprobt (Ling 1996). Die Indikation für Buprenorphin zur sublingualen Verabreichung bei Opioidabhängigen besteht demnach vor allen Dingen in der Überbrückung zum Entzug und in einer Erhaltungsbehandlung.

In den frühen 80er Jahren wurden übliche Verwendungen von Buprenorphin zur Substitution Opioidabhängiger veröffentlicht. Insbesondere Jasinski berichtete über Vorteile gegenüber einer Methadon-Substitution. Hier wies er insbesondere auf die Akzeptanz hin, die lange Wirksamkeit des Präparates Buprenorphin, den niedrigen Grad der körperlichen Abhängigkeit, die nur gering ausgeprägte Entzugssymptomatik, die gegenüber Methadon weniger ausgeprägte Toxizität und die Blockade anderer Opioide. Mello und Mendelson (1980) führten Untersuchungen durch, bei denen entweder Plazebo oder 8 mg Buprenorphin gegeben wurde. Es stellte sich heraus, daß diejenigen, die 8 mg Buprenorphin/Tag nahmen, deutliche Reduzierung ihres Heroingebrauchs herbeiführen konnten. In weiteren Studien wurden dann in den Folgejahren insbesondere die Eigenschaften des Buprenorphin als Langzeit-Substitution geprüft.

Die Dosisfindungsstudien beinhalteten vornehmlich ein Umsetzen von vorher eingenommenem Heroin oder substituiertem Methadon auf 2 mg pro Tag Buprenorphin. Kosten et al.(1992) überprüften insbesondere die Dosishöhe zur Detoxifikation. Hier wurden Dosen zwischen 2 bis 8 mg Buprenorphin pro Tag gegeben. Schottenfeld et al.(1993) erprobten schließlich eine Dosishöhe bei opiat- und kokainabhängigen Patienten. Hierbei wurden Dosen zwischen 2 bis 16 mg Buprenorphin pro Tag gegeben. Wie bei den vorhergehenden Studien wurde auch hier deutlich, daß Buprenorphin die Möglichkeiten hat, einen Mißbrauch auch von Kokain zu reduzieren.

Im weiteren wurden Multicenterstudien mit unterschiedlicher Dauer der Überprüfung durchgeführt; hierbei sind insbesondere die Studien von Ling und Bridge hervorzuheben, die einen 16- bzw. 36-Wochen-Überprüfungszeitraum beinhalten. Als interessant ist hierbei hervorzuheben, daß die durch die vom National Institut on Drugabuse (NIDA) durchgeführte Studie in 12 Orten in den USA in zwei verschiedene Abschnitte geteilt war: Zunächst die 16wöchige Initialphase, in der ein Vergleich der Effektivität von unterschiedlichen Dosishöhen 4, 8 und 16 mg Buprenorphin im Vergleich mit einem aktiven Plazebo vorgenommen wurde (aus ethischen Gründen wurde auf ein reines Plazebo verzichtet und eine 1-mg-Tagesdosis als aktives Plazebo bezeichnet). In der zweiten, 36 Wochen dauernden Beobachtungsstudie, Doppelblindheit, konnte gezeigt werden, daß Buprenorphin effektiv in der durchgehenden Substitution der Patienten war.

Gleichzeitig stellte sich heraus, daß es eine große Varianz verschiedener Dosishöhen pro Tag gab. Als unerwünschte Effekte während der Überprüfungsphase kamen nur sehr wenige tatsächliche Komplikationen in Betracht. Die geklagten

Symptome waren Entzugskomplikationen bei 38% bzw. bei 32 % der untersuchten Patienten. Insgesamt konnte von dieser Multicenterstudie die Erfahrung gewonnen werden, daß eine Erhaltungsdosis von 8 mg/Tag ein Optimum darstellt, um Opiatabhängigkeit behandeln zu können. Sollte der betreffende Patient opiat- und kokainabhängig sein, so ist eine höhere Tagesdosis Buprenorphin offenbar sinnvoll. Die 8-mg-Tagesdosis Buprenorphin ist etwa vergleichbar einer 16-mg-Tagesdosis Methadon. Des weiteren konnte die Studie herausarbeiten, daß es eine große Varianz der Tagesdosis bei Buprenorphin von 1 bis 32 mg gab. Die Vergleiche mit Methadon zeigten unterschiedliche Ergebnisse, konnten insgesamt aber darstellen, daß 8 mg Buprenorphin sublingual pro Tag mit 16 mg Methadon vergleichbar sind, aber nicht die Effektivität von etwa 80 mg Methadon am Tag erreichen können. Ling (1996) bestätigte diese bereits gemachten Erfahrungen. In einer Studie von Law et al.(1997) wurde noch einmal herausgefunden, daß die betreffenden Patienten, die mit Buprenorphin substituiert waren, darüber berichteten, weniger Entzugssymptome zu spüren und sich allgemein „normaler" als mit Methadon zu fühlen.

Als weiterhin interessant für eine weitergehende Verwendung von Buprenorphin spricht die lange Halbwertszeit nach längerfristiger Einnahme. Hier konnten in diversen Studien Zeiträume von bis zu drei Tagen Einnahmefreiheit nachgewiesen werden. Andererseits ließ sich in diesen Studien auch die Sicherheit und Effektivität der Buprenorphin-Gabe im Dosisbereich von 8 mg nachweisen. Das maximale Limit liegt offensichtlich bei 40 mg pro Tag, alle 120 Stunden gegeben. Es wurden hier bereits Entzugssymptome von den beteiligten Einnehmenden berichtet. Bigelow et al. (1996) konnten nachweisen, daß eine einmalige Dosis von 16 mg Buprenorphin etwa drei Tage lang anhält.

In Frankreich, wo Buprenorphin bei einer großen Zahl von Substituierten verwendet wurde, kam es zu Todesfällen in Zusammenhang mit Injektion von Buprenorphin und Benzodiazepinen. Deshalb wurde der oralen Buprenorphin-Medikation in seiner sublingualen Abwendung das Präparat Naloxon beigegeben, das sublingual schlecht verstoffwechselt wird. Somit steht es den Buprenorphineffekten nicht entgegen. Sollte Buprenorphin allerdings intravenös konsumiert werden, so treten die antagonistischen Effekte auf und das Medikament verliert seine Wirksamkeit! Das Mischverhältnis von Buprenorphin zu Naloxon beträgt idealerweise 2:1. Die Einstellung mit Buprenorphin ist offensichtlich dann am erfolgreichsten, wenn mit einer Gabe von 8 mg/Tag ohne Dosisänderungen begonnen wird (Ling et al.1996). Andererseits konnte in der gleichen Studie gezeigt werden, daß diejenigen, die mit einer geringeren mg-Zahl Buprenorphin begannen und dann schrittweise auf 16 mg pro Tag aufdosiert wurden, eine größere Drop-out-Rate aufwiesen.

Insgesamt scheinen die bisher gemachten Erfahrungen mit Buprenorphin erfolgversprechend zu sein, wenngleich die Erfahrungen in Deutschland noch ausstehen. Insbesondere jüngere, d. h. noch nicht so lange heroinabhängige Patienten könnten demnächst als Erstsubstituierte mit Buprenorphin angesprochen werden. Trotz der bereits berichteten sehr geringen Toxizität ist immer daran zu denken, daß es zu szenetypischen Überdosierungen kommen kann. Hier ist insbesondere die zentralnervöse Symptomatik mit Sedierung, Schläfrigkeit, Erbrechen, Schwindel und Atemdepression hervorzuheben. Ebenso kann es zu

Herz-Kreislauf-Beeinträchtigungen mit Bradykardie und Blutdruckabfall kommen. Als ein weiteres Feld der bisher nur wenig erforschten Möglichkeiten des Buprenorphin in der Substitution von Heroinkonsumenten stellt sich die Behandlung schwangerer opioidabhängiger Frauen dar. Erfahrungen konnten zeigen, daß es zu keinen Entzugssyndrom der Neugeborenen kam. Das sog. „Newborn-Abstinence-Syndrom" (NAS) war demnach sehr viel seltener als nach einer Schwangerschaft mit Methadon zu sehen. Auch war das Geburtsgewicht und der Abgar-Score der unter Buprenorphin geborenen Kinder mit denen vergleichbar, deren Mütter keine Substitution oder Drogen während der Schwangerschaft bekommen oder zu sich genommen hatten.

Die Behandlung mit Buprenorphin wird somit neue Aspekte innerhalb der Therapie Opioidabhängiger eröffnen helfen. Für den praktischen Gebrauch kann die Dosierung mit der Substanz in drei Schritte unterteilt werden, wobei die Einleitung der Therapie, die Erhaltungsphase und die Detoxifikation zu unterscheiden sind.

Die Umsetzung von Heroin oder Methadon auf Buprenorphin erfolgt initial am besten einige Stunden nach der letzten Heroin-Einnahme/Injektion. Wurde vorher mit Methadon behandelt, so sollte ein Zeitraum von 24 Stunden vor erster Buprenorphin-Einnahme nicht unterschritten werden. Ähnlich der Methadonbehandlung, so ist ein Beginn der Therapie bei Einsetzen erster Entzugssymptome als optimal zu sehen, wenngleich ein solches Procedere naheliegenderweise in der Praxis oft nicht erreichbar ist. Initial sollte die Dosis Buprenorphin (Subutex®) 2–4 mg/d betragen. Eine anschließend tägliche Steigerung um 2–4 mg bis zu einer maximalen Dosis von 16 mg/d ist möglich und in vielen Fällen offenbar auch angeraten, um eine möglichst zufriedenstellende Substitution gewährleisten zu können.

Wie bereits beschrieben, so ist die Erhaltungsdosis mit einer Tagesgabe von etwa 10 mg s. l. Tbl. erreicht und entspricht einer Gabe von 60 mg Methadon/Tag. Neben den üblicherweise erfolgenden anderweitigen therapeutischen Schritten (psychosoziale Behandlung, Psychotherapie) ist eine Dosis pro Tag anzustreben, die letztlich 24 mg nicht überschreitet.

Als vorteilhaft wird sich auch eine zeitversetzte Applikation erweisen. Die Einnahme der doppelten Dosis jeden zweiten Tag hat sich bewährt. Ebenso erscheint eine Einnahme an 3 Tagen der Woche nach bisherigen Erfahrungen als praktikabel.

Besondere Vorteile scheint Buprenorphin innerhalb der Detoxifikation von Opiaten oder auch vorher längerfristig eingenommenen Methadons zu haben. Hier konnten Bickel et al. (1988) im Vergleich einer Detoxifikation mit Methadon zeigen, daß Buprenorphin von den Patienten gut vertragen wurde und eine ausreichende agonistische Aktivität bestand. Die Substanz wies gegenüber Methadon eine bessere Haltequote auf. Andere Studien und Anwendungen kamen insgesamt zu entsprechend optimistischen Ergebnissen, was einen Einsatz von Buprenorphin als Detoxifikationsmedikament betrifft.

Zusammengefaßt kann somit gesagt werden: Methadon kann durch Buprenorphin bei mit Methadon substituierten Patienten ohne große Probleme gewechselt werden. Die auftretenden Entzugsphänomene nach Methadon-Maintenance-Therapie sind mit Buprenorphin gut beherrschbar und während des anschließenden Absetzens des Buprenorphin zeigt sich nur wenig Entzugssymptomatik. Diese mild ausgeprägte Entzugssymptomatik ist wahrscheinlich auf die vergleichsweise lange Wirkung des Buprenorphins zurückzuführen. Das verminderte Abhängigkeitspotential kann auf die langsame Rezeptorkinetik und die hohe Affinität zum Rezeptor zurückgeführt werden. Somit sind in der Behandlung opiatabhängiger Patienten mit Buprenorphin noch viele Fragen offen, die durch einen Einsatz des Medikaments in speziellen Bereichen der Substitution zu klären sind. Nach bisherigen Erkenntnissen ist hier eine Alternative zu Methadon zu sehen. Mit einer baldigen Zulassung in Deutschland kann gerechnet werden.

## Psychotherapie mit substituierten Drogenabhängigen

ANGELIKA KOSHAL

Bedauerlicherweise sind psychotherapeutische Behandlungen bei substituierten Drogenabhängigen noch immer sehr umstritten und werden daher selten von niedergelassenen Psychotherapeuten durchgeführt. Aber nicht nur in der Praxis, sondern auch in der Literatur ist diese Thematik kaum zu finden. Wen wundert es da, daß auch in den Fortbildungsrichtlinien bzw. Weiterbildungsrichtlinien der Ärztekammer dieser Bereich völlig zu fehlen scheint.

Die Behandlungsmethode der „Ambulanten Therapie" für Drogenabhängige wird hier klar an die Drogenberatungsstellen verwiesen. Allerdings muß man sich bei dieser Vorgehensweise darüber im klaren sein, daß substituierte Patienten zu einem nicht unerheblichen Teil (ca. 70% der drogenabhängigen Substituierten, Gastpar et al. 1993; Raschke 1994; Vertheim 1994) zusätzlich zur Drogenproblematik noch mindestens eine psychische oder psychiatrische Zusatzdiagnose aufweisen, die als behandlungsbedürftig einzustufen ist.

Aber auch unabhängig von der oben erwähnten Notwendigkeit, ist die Arbeit mit substituierten Patienten unter bestimmten Voraussetzungen ein durchaus effektiver und interessanter Aufgabenbereich, der zu Unrecht so lange nicht genutzt worden ist.

## Entstehung meiner therapeutischen Arbeit
## mit Substituierten

Zu Beginn meiner ambulanten Tätigkeit mit Drogenabhängigen in niedergelassener Praxis, stand die intensive Arbeit mit ehemals drogenabhängigen Patienten, die aus der stationären Drogentherapie entlassen worden waren (1986–1988).

Hieraus entwickelte sich recht bald (1988) die Problematik des Umgangs mit Rückfälligkeiten. Sollte die Therapie als Sanktionierungsmaßahme abgebrochen werden ?! Oder vielmehr genau an den nun u. U. deutlich erkennbaren Schwachstellen der Patienten die Therapie ansetzen ?!

Ich entschied mich bereits damals für ein gezieltes Aufarbeiten der jeweiligen Rückfälle und fand bei den entsprechenden Drogenabhängigen in der Regel motivierte „Mitarbeiter".

Anfang 1990 kam der erste substituierte Patient in meine Praxis (er war HIV-positiv) und konnte mir deutlich machen, daß er an seinem Leben einiges ändern müsse und wolle, um nicht in der Justizvollzugsanstalt sterben zu müssen !

Zu diesem Zeitpunkt setzte ich mich dann zwangsläufig mit dem „Für und Wider" der Substitution auseinander und kam zu dem Schluß, daß der Versuch mit einem Drogenabhängigen *trotz* Substitution Psychotherapie zu machen, besser sei, als diesem Menschen mit seiner bereits vorhandenen Motivation keine Chance zu geben. Auf diese Weise begann meine therapeutische Arbeit mit substituierten Patienten.

1992 befanden sich bereits sechs substituierte Patienten bei mir in psychotherapeutischer Behandlung, 1993 waren es dann elf Patienten und so stieg die Anzahl der Substituierten bis auf durchschnittlich ca. 20 bis 28 im Jahr. Das bedeutet für meine Praxis, daß der Anteil der substituierten Patienten bei durchschnittlich 40 bis 50% der Drogenabhängigen liegt.

Allerdings ist hierin auch ein Teil Anfragen enthalten, bei denen sich nach etwa vier bis fünf Terminen herausstellte, daß eine fortlaufende Psychotherapie noch als zu verfrüht anzusehen ist.

## Besonderheiten bei der Arbeit
## mit substituierten Drogenabhängigen

Zu Beginn möchte ich mit einem sehr verbreitetem Vorurteil aufräumen, das m. E. den Einsatz von Psychotherapie bei substituierten Patienten ganz beträchtlich verhindert hat. Dies Vorurteil beinhaltet, daß substituierte Drogenabhängige emotional nicht ansprechbar wären und die Mitschwingungsfähigkeit durch die Substitution gänzlich blockiert sei.

Eine gewisse Dämpfung ist sicherlich durch den Opiatanteil gegeben, aber ich konnte im Verlauf der jahrelangen psychotherapeutischen Arbeit mit Substituierten häufig erleben, daß trotz Substitution die Patienten sehr wohl und zum Teil auch sehr intensiv empfinden können, insbesondere, wenn es sich um Themen handelt, die für sie emotional sehr wichtig sind.

Die große Mehrheit der substituierten Patienten hat im Verlauf ihrer Drogenkarriere bereits Therapieerfahrungen gesammelt, in den meisten Fällen durch die stationären drogentherapeutischen Einrichtungen. Insofern kennen sich diese Patienten mit therapeutischen Vorgehensweisen aus und können häufig auch ihre speziellen problematischen Themen benennen.

Hierdurch ist ein gezieltes bzw. themenorientiertes Arbeiten in der Regel gut möglich. Eine wichtige Voraussetzung für ein derartiges Arbeiten ist allerdings zum einen zumindest eine relative Freiwilligkeit bzw. Motivation zur Behandlung und zum anderen ein als positiv erlebter Kontakt zum Therapeuten.

Ressourcenorientiertes Arbeiten sowie das „Hinschauen", Erkennen und dann Umgehenlernen mit den Schwächen sind Arbeitsgrundlagen für die therapeutische Arbeit mit substituierten Patienten.

Im eigentlichen Sinne kann gar nicht von *den* Substituierten gesprochen werden, denn hier handelt es sich nicht um eine homogene Gruppe von Menschen, sondern es gibt einige gravierende Unterschiede bei den substituierten Patienten, die sowohl die Einnahme des Substitutes betreffen als auch deren weiteren sozialen Lebensumstände, wodurch die Durchführung einer Therapie stark beeinflußt werden kann.

## Versuch der Unterteilung der Substituierten

Die folgenden Aussagen beruhen auf Erfahrungen und Beobachtungen in meiner Praxis:

a) *Sehr niederschwellig substituierte Drogenabhängige:* hoher Beikonsum, nicht nur krisenorientiert, sondern regelmäßig. Hierdurch entsteht zwangsläufig eine hohe Terminunzuverlässigkeit, die ein kontinuierliches therapeutisches Arbeiten gar nicht zustandekommen läßt. Meist ohne festen Wohnsitz, soziale Kontakte fast ausschließlich in der Drogenszene angesiedelt.

b) *Niederschwellig substituierte Drogenabhängige:* eher krisenorientierter Beikonsum, im Sinne von bestimmte belastende Situationen und/oder Emotionen nicht wahrnehmen wollen, nicht ertragen können. Häufig ist eigener Wohnraum vorhanden, u. U. sogar eigene Familie oder Partnerbeziehung und „Cleankontakte").

c) *Substituierte Drogenabhängige:* Beikonsum eher selten, ebenfalls eher krisengelenkt, beruflich und privat werden verstärkt Alternativen gesucht.

d) *Substituierte Drogenabhängige in Arbeit oder Umschulung:* Hier sind die verschiedenen drogenfernen Lebensperspektiven bereits recht klar und befinden sich in der Umsetzung, sowohl privat als auch beruflich)

Wie aus der oben aufgeführten Auflistung zu entnehmen ist, bringen die Substituierten der Gruppen c) und d) am ehesten die notwendigen Voraussetzungen für eine kontinuierliche psychotherapeutische Behandlung mit, während ein eher sporadisch aufsuchender Charakter mit dem Praxisalltag meist nicht zu vereinbaren ist.

## Praktische Aspekte bei der Arbeit mit Substituierten

In den meisten Fällen kommen die substituierten Drogenabhängigen in die psychotherapeutische Praxis, wenn sie sich in mehr oder weniger akuten Krisensituationen befinden.

Häufige „Auslöser" für Krisensituationen, die in der Mehrzahl der Fälle von Rückfällen, Beikonsum oder „Suchtdruck" begleitet sind:

- Trennungssituationen (Beziehungstrennung, Tod eines nahestehenden Angehörigen, des Partners, der Partnerin, eines guten Freundes etc. ),
- Überforderungssituationen in Arbeit, Familie, Schule etc.,
- ungelöste Konflikte, zwischenmenschliche Spannungen,
- Auftreten psychischer Probleme wie Depressionen, Angstzustände oder auch in Einzelfällen Wahnvorstellungen,
- Einsamkeit, mangelnde soziale Kontakte,
- Reaktivierung früherer Traumata (sexueller Mißbrauch, Gewalterfahrungen, Verlust eines Elternteils oder eines anderen engen Angehörigen etc.).

Hier ist es zum einen wichtig, die kritische Situation abzuklären und möglichst den „Auslöser" für den bereits erfolgten Rückfall, bzw. Beikonsumgebrauch oder auftretenden „Suchtdruck" herauszukristallisieren, um diese Situation zu einem späteren Zeitpunkt therapeutisch aufzuarbeiten. Andererseits kann dem Patienten verdeutlicht werden, daß sein Rückfall, seine Krise, einen nachvollziehbaren Grund hat, wodurch das „Mysterium" des plötzlichen, unkontrollierbaren Rückfalls stark relativiert werden kann.

Zu Beginn der Therapie ist es sehr wichtig, zwecks Stabilisierung des Patienten erst einmal ressourcenorientiert zu arbeiten und darauf aufbauend schrittweise alternative Verhaltensweisen einzuüben, wie z. B.

- für den Freizeitbereich Aufbau oder Wiederaufnahme von Hobbies sowie der Aufbau eines „cleanen" Freundes- und Bekanntenkreises,
- Entspannungsübungen für eine bewußtere Körperwahrnehmung,
- Wahrnehmen eigener Emotionen und Bedürfnisse und Lernen mit der eigenen Emotionalität umzugehen, speziell mit Aggressionen, Ängsten und Trauer,
- Erarbeiten von Selbstkontrolltechniken und adäquaten Lösungs- und Handlungsstrategien für Konfliktbereiche

## Die therapeutische Arbeit auf zwei Ebenen

Die Erfahrung hat gezeigt, daß es günstig ist, mit substituierten Patienten therapeutisch auf zwei Ebenen zu arbeiten. Bei der sog. l. Ebene handelt es sich, wie oben bereits geschildert, um die Stabilisierung der aktuellen sozialen und individuellen Situation, die zuerst stattfinden sollte, da sonst ein erneutes Abgleiten in die illegale Drogenszene erfolgen könnte.

Die 2. Ebene beinhaltet die Aufarbeitung früherer traumatischer Erfahrungen, bzw. unverarbeiteter Konflikte der Patienten, die durchaus bis in die frühe Kindheit zurückreichen können. Hierbei ist eher eine analytisch aufdeckende Arbeitsweise erforderlich, wobei es wichtig ist, die emotionalen Befindlichkeit des Patienten beständig zu überprüfen. Wird zusätzlich auch die jeweils aktuelle Lebenssituation im Blick behalten, kann die therapeutische Arbeit mit den substituierten Patienten ein durchaus erfolgreiches und interessantes Therapiegeschehen beinhalten.

## Akupunktur

Die Behandlung Drogenabhängiger mit Akupunktur hat eine lange Tradition. Im Westen allerdings ist offenbar erst seit den Erfahrungen einer New Yorker Klinik zu Beginn der 70er Jahre ein zunehmendes Interesse für diese Art der Therapie entstanden. Inzwischen ist eine erhöhte Nachfrage nach akupunkturgestützter Entgiftung zu verzeichnen (s. amb./stat. Entgiftung). Das geht in den USA bereits so weit, daß die Akupunktur z. B. gerichtlich als erste Maßnahme innerhalb der Therapie der Drogenabhängigkeit gilt und erst nach deren Scheitern eine Substitutionstherapie durchzuführen ist! Ähnliche Bestrebungen sind in Deutschland bisher nicht zu erkennen, wenngleich aus der Methode sicher eine Ergänzung im

Therapiespektrum entsteht. Insbesondere die Behandlung von Kokainkonsumenten scheint mit Hilfe der Akupunktur eine wesentlich größere Aussicht auf Erfolg zu bekommen, so daß hier eine erhöhte Aufmerksamkeit gegenüber dem Verfahrens zu wünschen ist.

Die Akupunktur fußt auf dem Verständnis menschlicher Funktionen, wie sie die chinesische Medizin lehrt. Danach ist der Mensch die Summe des Widerspiels zweier im Universum wirksamer Kräfte: Yang und Inn. Yang ist danach die männliche, positive, väterliche Kraft. Sie repräsentiert alles, was licht, aktiv, hart, trocken, glänzend, warm, schöpferisch und beständig ist. Inn ist das negative, weibliche, mütterliche Prinzip, es wohnt in allem Passiven, Feuchten, Kalten, Dunklen, Empfangenden, Geheimnisvollen, Verborgenen, im Ruhenden, Schatten und Wasser.

Die chinesische Heilweise ist aufgrund der Suche nach Ordnung in allen Dingen nur auf ein Ziel gerichtet: Alle Störungen zwischen den beiden Prinzipien sind zu beseitigen, Yang und Inn müssen in Einklang gebracht werden.

Alkohol und Drogen sind nach der chinesischen Medizin externe pathogene Faktoren wie etwa Viren. Im Zusammenhang mit einem Konsum kommt es danach zu einer „Auszehrung" und Yang-Leere, später im Verlauf dann zu einer Inn-Leere.

Eine Kombination von Körper- und Ohrakupunktur wird bei Entzügen von Opioiden, Alkohol, Cannabis oder Kokain angewandt. Eine einmalige Behandlung ist für 12–24 Stunden ausreichend. Üblicherweise kann dabei in Gruppenform oder in einer Einzeltherapie behandelt werden. Die Behandlung beginnt erst, wenn sich tatsächlich Entzugssymptome zeigen.

Die eigentliche Entzugsbehandlung erfolgt in einem zeitlichen Rahmen von etwa drei Wochen. Die Möglichkeit, von den positiven Effekten der Akupunktur zu profitieren, läßt sich auch während einer langfristig angelegten Suchttherapie ausnutzen. 1–2 Akupunkturbehandlungen pro Woche für mehrere Monate sind dabei möglich. In aller Regel werden 5–10 Akupunkturpunkte beidseits genadelt, d. h. es werden 10–20 Nadeln benötigt. Die Nadeln bleiben 45 Minuten liegen. Eine Ausbildung in Akupunktur ist für jeden damit arbeitenden Therapeuten sicher sinnvoll, wenngleich hier eine Ausnahme ensteht, da Suchttherapeuten mit nur wenigen Akupunkturpunkten auskommen. Fortbildungen in diesen Bereichen werden insbesondere in den letzten Jahren zunehmend angeboten.

## Schmerztherapie bei Drogenabhängigen/Substituierten

Die Schmerzbehandlung Drogenabhängiger und Substituierter ist immer noch mit einer großen Unsicherheit bezüglich der zu verwendenden Medikamente und der damit verbundenen Dosishöhe verbunden. Ärztlicherseits herrscht oft die Sorge vor, von den Betroffen lediglich benutzt zu werden, um sich über den Umweg einer medikamentösen Schmerztherapie mit verschiedenen Substanzen zu versorgen. In dieser Haltung, die eine Akzentuierung der in Deutschland sicher noch inadäquaten Schmerztherapie mit ihren Ängsten vor Suchtinitiierung und Oipioid-Phobie beinhaltete, werden Patienten vielfach überhaupt nicht behandelt. Viele Abhängige wenden sich wegen akuter oder auch chronischer Schmerzen nicht an einen Arzt, sondern versuchen, die Symptomatik durch eine verstärkte Zufuhr von Drogen oder verschiedenen Medikamenten selbst zu behandeln.

Wird der Arzt um Hilfe gebeten, so geraten Therapeut und Patient nicht selten in die Schwierigkeit, kaum eine eindeutige Differenzierung der Problematik schaffen zu können. Der Abhängige oder Substituierte wird als schmerzmittelfixiert eingeordnet und seine häufigen Bitten, die Medikation zu erhöhen, werden als typisches Zeichen einer maßlosen Zufuhr nach Medikamenten gesehen. Der immer wieder angenommenen Schmerzindolenz von Abhängigen konnten bisher keine abgesicherten diesbezüglichen Befunde beigegeben werden. Tatsächlich konnten Untersuchungen zeigen, daß bei Opioidabhängigen eine verminderte Schmerztoleranz besteht! Die klinische Erfahrung lehrt, daß geklagte Schmerzen unbedingt beachtet werden müssen, um nicht etwa gravierende Ursachen einer solchen Beschwerde zu übersehen. In dem Bestreben, während der Substitution eine adäquate medizinische Behandlungssituation zu schaffen, ist es selbstverständlioch auch geboten, Klagen und Berichte von Patienten nicht zu ignorieren. Eine Erhöhung des Substitutionsmittels ist hier ebenfalls nicht ohne zugrunde liegende Untersuchung und vorausgehende Diagnose zu überlegen. Die Behandlung des Schmerzes richtet sich nach allgemein anerkannten Kriterien.

Nach der Definition der „International Associaton for the Study of Pain" handelt es sich bei Schmerz um „ein unangenehmes Sinnes- oder Gefühlserlebnis, das mit aktueller oder potentieller Gewebsschädigung verknüpft ist oder in Begriffen einer solchen beschrieben wird". Schmerzen bilden also keine nosologische Einheit, sondern können als Folge unterschiedlichster organpathologischer Veränderung auftreten.

Eine kausale Schmerzbehandlung sollte in jedem Fall angestrebt werden. Dies gilt für akute Schmerzen, Schmerzen bei degenerativen oder anderen chronischen Erkrankungen sowie auch für Tumorschmerzen (z. B. durch Operation, Bestrahlung, Hormon- oder Chemotherapie).

Die medikamentöse Schmerzbehandlung von Drogenkonsumenten läßt sich am Beispiel von Tumorschmerzen erläutern.

- Die Reihenfolge der verabreichten Analgetika richtet sich nach dem WHO-Stufenplan: Abhängig von der Schmerzstärke erfolgt die Gabe von Nichtopioid-Analgetika (Stufe I) oder – fakultativ in Kombination mit – schwächeren (Stufe II) oder stärkeren Opioiden (Stufe III). Adjuvante Therapeutika werden auf allen Stufen, abhängig von der jeweiligen Indikation, eingesetzt.
- Einnahme der Analgetika prophylaktisch in regelmäßigen Zeitabständen und ausreichender Dosierung, so daß der Patient kontinuierlich schmerzfrei ist. Die Analgetikagabe „nach Bedarf" ist nur bei leichten, intermittierenden Schmerzen annehmbar.
- Priorität hat die orale Therapie! Sie gewährleistet die größtmögliche Unabhängigkeit des Patienten bei geringstem logistischem Aufwand. Daneben ist sie oft nebenwirkungsärmer als die parenterale Therapie. Gerade bei Drogenkonsumenten sollte hier besondere Obacht auf eine ausreichende und der gemeinsamen Absprache entsprechende Medikation geachtet werden.

Die Behandlung schwerer Schmerzen bei ehemalig oder aktuell opioidabhängigen Patienten mit Opioiden bedürfen einiger grundlegender Überlegungen. Frühere Opioidabhängige mit Schmerzsyndromen fürchten oft einen Kontrollverlust, wenn Opioide als Schmerzmedikation eingesetzt werden. Hier ist es geboten, sich mit den Patienten über eine alternative Therapie zu verständigen, und die Sorge, einer erneuten Abhängigkeit zu unterliegen, ist unbedingt ernst zu nehmen.

Sind die Möglichkeiten der oben geschilderten einzelnene medikamentösen Schritte erschöpft und kommt es zur Notwendigkeit, auf Opioide zurückzugreifen, so ist die Gabe von kurz wirkenden Opioiden wie Morphinpentasulfat einer Erhöhung der Methadon/L-Polamidon®-Dosis vorzuziehen.

Zur Analgesie bei substituierten Patienten nicht geeignet sind alle Substanzen, die neben opiatagonistischen auch opiatantagonistische Effekte haben, wie Buprenorphin (Temgesic®), Pentacocin [Fortral®] und Tilidin (Valoron®). Ebenso ist die Schmerzbekämpfung mit Codein und Tramadol (Tramal®) neben der Einnahme hochpotenter Opioide nicht sinnvoll. Bei Substituierten ist die Gabe von Hydromorphone (Dilaudid®) nicht angezeigt ( Zweben u. Payte 1990).

Die Substitution mit Methadon/L-Polamidon® muß neben einer intensiven medikamentösen Schmerztherapie fortgeführt werden. Für die Schmerzbekämpfung erhält der Patient dann zusätzlich ein kürzer wirksames Opiat in regelmäßigen Abständen, bis eine ausreichende Schmerzfreiheit erreicht ist. Dabei ist in der ambulanten Versorgung möglichst die orale, rektale, subkutane oder intramuskuläre Verabreichung zu wählen, um suchtstimulierende Boluseffekte einer injizierten Gabe zu vermeiden.

Die intravenöse Dauerinfusion von Opioiden muß der stationären Behandlung vorbehalten sein. Wegen der Toleranzentwicklung muß auch bei schmerzbedingt hohen zusätzlichen Dosen von Opioiden eine Atemdepression nicht befürchtet werden. Zu beachten ist, daß für die zusätzliche Verordnung von Opioiden zur Schmerztherapie neben der Substitution die schriftliche Genehmigung der für den Opiatverkehr zuständigen Landesbehörde eingeholt werden muß!

Die analgetische Behandlung mit Opioiden soll auch bei opioidabhängigen Patienten mit nichtsteroidalen Prostaglandinsynthesehemmern und als Steigerung mit tri- oder tetrazyklischen Antidepressiva kombininiert werden. Immer ist zu beachten, daß eine ausreichende Schmerzbekämpfung in der Behandlung von Opioidabhängigen unbedingt wichtig ist. Die ungenügende Schmerzkontrolle kann zu unerwünschtem Agieren des Patienten kommen. Die bereits vorhandenen normalen Schwierigkeiten im Spannungsfeld von Patientenwünschen und Kontrollnotwendigkeiten akzentuieren sich im Arzt-Patienten-Verhältnis bei Opioidabhängigen nochmals.

Die Schmerztherapie bei einem Substituierten kann demnach wie folgt aussehen: $1 \times 100$ mg Methadon (bzw. $1 \times 50$ mg L-Polamidon®) per os als Substitutionsgabe. Dazu werden $5 \times 60$ mg MST per os als Schmerztherapie verordnet.

Als Analgetika bei leichten bis mittelschweren Schmerzen stehen Salicilate, z. B. $4 \times 2$ á 0,5 g oder Paracetamol $6 \times 2$ á 0,5 g pro Tag zur Verfügung.

Nichtsteroidale Prostaglandinsynthesehemmer wie Ibuprofen mit einer Maximaldosis von $3 \times 2$ á 600 mg pro Tag oder Diclofenac $3 \times 100$ mg pro Tag sind ebenso verwendbar. Sie finden vor allem dann Anwendung, wenn Schmerzsymptome mit Schwellungen des Gewebes bei Entzündungen zu bekämpfen sind. Zahnschmerzen und Schmerzen der Nasennebenhöhlen können ebenso damit behandelt werden. Kombinationspräparate mit Spasmolytika sind bei krampfartigen Schmerzen im Intestinaltrakt und Urogenitalbereich indiziert. Als Zusatzmedikation bei schweren Schmerzen haben sich Antidepressiva wie etwa Imipramin 75 mg pro Tag oder Maprotilin 75 mg pro Tag bewährt. Ebenso kann Carbamazepin in einer Dosis von bis zu 3×200 mg oder Thioridazin 200 mg pro Tag gegeben werden. Diese Medikation ist vor allem am Abend zum Schlafen zu geben.

Neuroleptika wirken darüber hinaus auch antiemetisch. Die analgetische Maximalbehandlung besteht also aus einem konventionellen Analgetikum, einem kurzwirkenden Opioid, einem Antidepressivum, einem Neuroleptikum und Carbamazepin. Eine neurochirurgische Intervention muß gelegentlich in Betracht gezogen werden (Gölz 1999).

## Drogennotfälle

Innerhalb der Versorgung drogenkonsumierender aber natürlich auch substituierter Patienten treten immer wieder Notfallsituationen auf. Sind es bei nicht behandelten Konsumenten vor allem die sog. „Überdosierungen" mit typischen Komplikationen innerhalb der Szenetreffs, so können bei substituierten Patienten ähnliche, akut behandlungsbedürftige Intoxikationen auftreten. Die Tatsache, daß es sich um Patienten innerhalb eines strukturierten therapeutischen Settings handelt, sollte nicht von der Möglichkeit des wiederholten Konsums von Drogen mit dann oftmals weitreichenden Risiken ablenken. Spezifische Maßnahmen, wie etwa die Gabe von Narcanti® bei unmittelbar beobachteter Opioidintoxikation kann dazu führen, daß der Patient die Situation falsch interpretiert und den Ort des Geschehens verläßt. Alsbald tritt die Atemdepression wegen der nur mangelnden Absicherung durch das Medikament wieder auf und der Betroffene gerät erneut in vitale Gefahr. Diese und andere Szenarien müssen bekannt sein, wenn in der Praxis oder unmittelbar in der Versorgung substituierter oder drogenkonsumierender Patienten gehandelt werden soll. Es empfiehlt sich angesichts der überwiegend schwer zu beurteilenden Situation immer, auf eine stationäre Überwachung zu drängen! Psychiatrische Kliniken sind mit diesen akuten Bildern meistens überfordert, deshalb schließt sich eine solche Therapie der möglichen Intervention in einer Akutabteilung an!

Im folgenden werden Komplikationen nach überhöhtem Konsum verschiedener Drogen aufgeführt. Zu bedenken ist zusätzlich, daß es sich überwiegend nicht um die Intoxikation mit nur einer Substanz handelt, sondern sog. „Mischintoxikationen" vorliegen. Eine präzise Beurteilung wird somit weiter erschwert!

## Opiate

### Symptomatik

Koma, Atemdepression, Bradykardie, abgeschwächte Reflexe bis Reflexlosigkeit, Hypothermie, Zyanose, gelegentliche Krampfanfälle. Auf Einstichstellen ist zu achten. Pupillenverengung (oder Pupillendilatation infolge Anoxie bei schwerer Überdosierung). Übelkeit oder Erbrechen, Muskelschmerzen, Tränenfluß oder Rhinorrhö, Gänsehaut oder Schwitzen, Diarrhö, Gähnen, Fieber, Schlaflosigkeit. Auf Atemlähmung, Lungenödem, Kreislaufversagen, Erbrechen, Aspiration ist insbesondere zu achten!

### Sofortmaßnahmen

Bei Atemstörungen sofort beim Erwachsenen Narcanti (Naloxon)-Injektionslösung i.v., i.m. oder s.c. 0,4–2 mg (=1,5 ml Narcanti®); Besserung der Atmung innerhalb von Minuten. Falls noch nicht ausreichend, können weitere Dosen von 0,4–2 mg im Abstand von 2–3 Minuten gegeben werden. Keine Verbesserung der Atmung bedeutet, daß die Atemdepression nicht opiatbedingt ist.
Differentialdiagnose: z. B. Schlafmittelintoxikation, Hirnverletzung

**Bei Opiatabhängigen werden durch Narcanti® abrupte Entzugserscheinungen provoziert. Herzstillstand: Herzmassage.**  CAVE

### Cannabis und Halluzinogene

### Symptomatik

Dienzephales Erregungssyndrom mit Mydriasis, Hyperthermie, Tachykardie und erhöhter Spontanmotorik. Bei hohen Dosen von LSD dagegen Atemdepression und Bradykardie. Horrortrips mit panikartigen Angstreaktionen, Depressionen, Suizidalität und wahnhaften Verkennungen. Bei Haschisch gerötete Konjunktiven, Nasensekretion und Uvulaanschwellung.
Depressive Verstimmung u. U. mit Weinkrämpfen und Selbstmordideen, Erregungs- und Panikreaktionen, aggressive Durchbrüche, optische, akustische Halluzinationen, Desorientierung, Derealisation. Bei LSD sind die Symptome gegenüber Haschisch verstärkt. Gelegentlich Bewußtseinsstörungen mit delirantem Charakter.
Kreislaufkollaps, Atemdepression. Bei LSD in besonderem Maße Omnipotenzgefühle.

## Sofortmaßnahmen

- Beruhigendes Gespräch, Herunterreden („talking down");
- Erregungssyndrom: Valium ( i.v. oder i.m. 1–2 Amp. (10–20 mg) sehr langsam ivb. Bei evtl. Wiederholung bis zu einer Tagesdosis von 60–120 mg. Orale Einzelgaben von 1–2 mg Tavor (in weniger akuten Fällen);
- Kontrolle der Kreislauffunktion;
- Atemlähmung: Atemwege freimachen, künstliche Beatmung;
- bei psychotischen Komplikationen: Gabe von Haloperidol bis zu einer Tagesdosis von 3 × 5–10 mg.

**CAVE**

**Keine Barbiturate, keine trizyklischen Antidepressiva, keine Phenothiazine (Wirkungsverstärkung), vorsichtige Valium-Anwendung bei gleichzeitiger Alkoholintoxikation.**

## Kokain/Crack

### Symptomatik

Sympathikotonie mit Tachykardie, Mydriasis, Schwitzen, Krampfanfälle, Koma, Herzversagen, optisch taktile Halluzinationen.

Delirantes Syndrom mit Halluzinationen, Verfolgungswahn, Erregung, Suizidalität, Rededrang. Depressive Verstimmung, Angst- und Verfolgungswahn. Auf Nasenschleimhautentzündungen, blutige Borke und septale Schleimhautatrophie ist zu achten!

Besondere Gefahren: Atemdepression, wiederholte Krampfanfälle und Herzversagen.

### Sofortmaßnahmen

- Atemstörungen: Atemhilfe, künstliche Beatmung;
- Erregungszustände: Valium 20–30 mg i.m. , i.v. vgl. Amphetamin;
- Kokain-Paranoia: Neuroleptika wie Haldol, evtl. kombiniert mit einem Tranquilizer;
- Herzschwäche: symptomatische Behandlung;
- dringende Krankenhauseinweisung

**CAVE**

**Keine Katecholamine (Steigerung schon bestehender oder zentraler Sympatikuserregung!).**

## Phencyclidin (PCP und ähnliche Substanzen)

### Symptomatik

Nystagmus, Blutdruck- und Pulserhöhung. Ataxie, Dysarthrie, Muskelrigor, Anfälle, Hyperakusis, wahnhaftes Denken.

Besondere Gefahren: Suizidalität, delirante Symptomatik mit Fremd- und Eigengefährdung.

### Sofortmaßnahmen

Wahnhafte Störungen mit Fremd- und Eigengefährdung: Neuroleptika wie Haloperidol und Einweisung in eine psychiatrische Klinik.

## Schnüffelstoffe (organische Lösungsmittel)

### Symptomatik

Nystagmus, Koordinationsstörungen, generalisierte Muskelschwäche, verschwommenes Sehen oder Doppeltsehen, Krampfanfälle. Bewußtseinstrübungen, optische oder akustische Halluzinationen, Störung der Merkfähigkeit, Desorientierung.

Besondere Gefahren: Atemdepression, Kollaps, bei längerem Gebrauch: hirnorganisches Syndrom.

### Sofortmaßnahmen

Entzug erfolgt schlagartig!

### Literatur

(1996) Dt Ärztebl 93(41): B-2079

Ball JC, Ross A (1991) The Effectiveness of Methadone Maintenance Treatment. Springer, New York

Bell J, Connor D (1993) NSW Methadone Prescribers Manual. The Australian Professional Society on Alcohol and other Drugs

Bickel WK, Sitzer ML, Bigelow GE, Liebson IA, Jasinski DR, Johnson RE (1988) Detoxification of Heroin addicts. Clin Pharmacol Ther 43:72–78

Bigelow GE, Eissenburg T, Stitzer ML et al. (1996) Less than daily buprenorphine dosing. Presented at College on Problems of Drug Dependence, 58th Annual Scientific Meeting; San Juan, Puerto Rico. Abstract: 10

Bühringer G et al. (1995) Methadon Expertise. Expertise zum Einsatz von Methadon bei der Behandlung von Opiatabhängigen in Deutschland, Band 55. Schriftenreihe des Bundesministeriums für Gesundheit, Bayreuth

Byrne A (1995) Methadone in the Treatment of Narcotic Addiction. Tosca Press, Redfern

Cicero TJ, Bell RD, Wiest WG, Allison JH, Polakoski K, Robins E (1975) Function of the male sex organs in heroin and methadone users. N Engl J Med 292: 882-887

Dole VP et al. (1966) Narcotic blockade. Arch Intern Med 118: 304-308

Dole VP, Nyswander ME (1965) JAMA 193: 646

Farrell M et al. (1995) Methadone Provision in the European Union. Intern Journ of Drug Policy, 6 (3): 168-172

Gerhard U, Ladewig D, Hobi V. Die kognitiv-psychomotorische Funktionstüchtigkeit von Heroinabhängigen in einem Methadon-Substitutions-Therapieprogramm unter besonderer Berücksichtigung der Fahrtauglichkeit. Psychiatr. Univ.-Klinik Basel (unveröffentliches Manuskript)

Glanz M, Klawansky S, McAullife W, Chalmers T (1997) Methadone vs. L-alpha-acetylmethadol (LAAM) in the treatment of opiate addiction. A meta-analysis of the randomized, controlled trials. Amer J Addict 6: 339-349

Gölz J (1994) AIDS Nachrichten aus Forschung und Wissenschaft 1: 14

Gölz J (Hrsg) (1999) Der drogenabhängige Patient. Handbuch der schadensmindernden Strategien. Urban und Fischer, München Jena

Goodman LS, Gilmann A (1990) The Pharmacological Basis of Therapeutics. 8. Aufl. Pergamon Press, New York

Groenblad L et al. (1990) Acta psychiatrica Scand 82: 223

Harding-Pink D (1993) Methadone: one person's maintenance dose is another's poison. Lancet 341: 665-666

Jage J (1989) Methadone-pharmacokinetics and pharmacodynamics of an opiate. Anaesthesist 38: 159-166

Jage J (1989) Die Methadonintoxikation – Symptome, Diagnose, Therapie. Notfallmedizin 15: 128-140

Jage J (1989) Methadon-Pharmakokinetik und Pharmakodynamik eines Opiats. Anaesthesist 38: 159-166

Jasinski DR, Pevnick JS, Griffith JD (1978) Human pharmacology and abuse potential of buprenorphin. Arch Gen Psychiatry 35: 501-516

Judson BA Horns WH, Goldstein A (1976) Side effects of levomethadone and racemic methadone in a maintenance program. Clin Pharmacol Ther 20: 445-449

Keup W (1993) Potential for abuse of codeine and dihydrocodeine. Med Monatsschr Pharm 16(7): 193-196

Köhler T (1999) Biologische Grundlagen psychischer Störungen. Thieme, Stuttgart New York

Kokkevi A, Stefanis C (1995) Drug abuse and psychiatric comorbidity. Compr Psychiatry 36(5): 329-337

Körkel J, Kruse G (1994) Mit dem Rückfall leben. Psychiatrie-Verlag, Bonn

Kosten TR, Morgan C, Kleber HD (1992) Phase II clinical trials of buprenorphine: detoxification and induction onto naltrexone. In: Baune JD (ed) Buprenorphine: an alternative treatment for opioid dependence. N. I. D. a. Research Monograph Series 121: 101-119

Kreek MJ (1973) Medical safety and side effects of methadone in tolerant individuals. JAMA 223: 665-668

Kreek MJ (1986) Exogenous opioid: Drug disease interactions. In: Foley KM, Inturrisi CE (ed) Opioid analgesics in the management of clinical pain. Advances in pain research and therapy, Vol. 8. Raven Press, New York

Law FD, Bailey JE, Allen DS et al. (1997) The feasibility of abrupt methadone transfer in British opiate addicts in an out-patient setting. Addiction Biology 2: 191-201

Ling W, Charuvastra SC, Kaim SC, Klett J (1976) Methadyl acetate and methadone as maintenance treatments for heroin addicts: A Veterans Administration cooperative study. Arch Gen Psychiat 33: 709-720

Ling W, Rawson RA (1996) Opiatsubstitutionsprogramme in den USA. Von Methadon zu LAAM. In: Rihs M, Lotti H, Stamm R, Clerc J (Hrsg) Ärztliche Verschreibung von Betäubungsmitteln. Bundesamt für Gesundheit. Hans Huber, Bern

Ling W, Rawson RA, Compton MA (1994) Substitution pharmakotherapies for opioid addiction: From methadone to LAAM and buprenorphine. J. Psychoactive Drugs 26: 119–128

Lowinson JH et al. (1992) Methadon Maintenance. In: Lowinson JH et al. (Hrsg) Substance Abuse. A Comprehensive Textbook. Williams and Wilkins, Baltimore

Marcovici M, O'Brian CP, McLellan AT, Kacian J (1981) A clinical, controlled study of l-alpha-acetyl-methadol in the treatment of narcotic addiction. Amer J Psychiat 138: 234–236

Marion IJ (ed) (1995) LAAM in the treatment of opiate addiction. Treatment improvement protocol (TIP) series 22. U.S. Department of Health and Human Services, Rockville

Martin J et al. (1991) Methadone maintenance treatment: a primer for physicians. J Psychoactive Drugs 23(2): 165–176

Mello NK, Mendelson JH (1980) Buprenorphine suppresses heroin use by heroin addicts. Science 207: 657–659

Ministerium für Arbeit, Gesundheit und Soziales des Landes Nordrhein-Westfalen (Hrsg) (1993) Abschlußbericht Wissenschaftliches Erprobungsvorhaben medikamentengestützte Rehabilitation bei i.v. Opiatabhängigen. Selbstverlag, Köln

Ministerium für Arbeit, Gesundheit und Soziales des Landes NRW (1992) Herauswachsen aus der Sucht illegaler Drogen. Münster

Ministerium für Arbeit, Gesundheit und Soziales des Landes NRW (1993) Medikamentengestützte Rehabilitation bei i.v.-Opiatabhängigen. Münster

Newmann RG (1987) Methadone treatment, defining and evaluating success. N Engl J Med, 317(7): 447–450

Novick DM, Richman BL, Friedman JM et al. (1993) The medical status of methadone maintenance patients in treatment for 11–18 years. Drug Alcohol Depend 33 (3): 235–245

Olsen GD, Wendel HA, Livermore JD et al. (1976) Clinical effects and pharmacokinetics of racemic methadone and its optical isomers. Clin Pharmacol Ther 21: 147–157

Oudemans E (1995) Akupunktur in der Alkohol- und Drogenbehandlung. Antilla Medizin Verlag, Berlin

Payte JT (1991) A brief history of methadone in the treatment of opioid dependence: a personal perspective. J Psychoactive Drugs 23(2): 103–107

Poehlke T (1999) Substitution in der Praxis I: Medizinische und organisatorische Voraussetzungen. In: Günthner A (Hrsg) Drogensucht. Substitutionstherapie in der Praxis. MMV Medien und Medizin Verlag, München

Poehlke T (1999) Substitution in der Praxis II: erwünschte und unerwünschte Methadon-Wirkungen. In: Günthner A (Hrsg) Drogensucht. Substitutionstherapie in der Praxis. MMV Medien und Medizin Verlag, München

Poser W et al. Dosierung und Dosierungskontrolle bei Methadonbehandlungen. Vortrag bei der Fachtagung „Medikamentengestützte Rehabilitation i.v.-Drogenabhängiger in Deutschland", Berlin, 9.10.1993 (unveröffentliches Votragsmanuskript)

Raschke P (1994) Substitutionstherapie. Ergebnisse langfristiger Behandlung von Opiatabhängigen. Lambertus, Freiburg i. Br.

Raschke P (1994) Substitutionstherapie. Lambertus-Verlag

Reynolds JEF (Hrsg) (1993) Martindale. The Extra Pharmacopoeia. 30. Aufl. The Pharmaceutical Press, London

Schall U et al. (1994) Dosierung von Levomethadon in der Substitutionsbehandlung i.v.-Opiatabhängiger. Dtsch Ärzt Blatt 91: 12

Schmerl C (1984) Drogenabhängigkeit: Kritische Analyse psych. und soziol. Erklärungsansätze. Westdeutscher Verlag, Wiesbaden

Seidenberg A, Honegger U (1998) Methadon, Heroin und andere Opioide. Medizinisches Manual für die ambulante opioidgestützte Behandlung. Hans Huber, Bern, Göttingen, Toronto, Seattle

Service Department of Mental Health, Amsterdam (1992) J Substance Abuse Treatment 9: 43

Tennant FS, Rawson RA, Pumphrey E, Seecof R (1986) Clinical experiences with 959 opioid-dependent patients treated with levo-alpha-acetylmethadol (LAAM). J Subst Abuse Treat 3: 195–202

Verheul R et al. (1995) Eur Addict Res 1: 166

Verthein U (1994) Psychosoziale Betreuung. In: Raschke P (Hrsg) Substitutionstherapie. Lambertus-Verlag, Freiburg i. Br.

Verthein U, Kalke J, Raschke P (1994) Results of international and federal German evaluation studies of methadone substitution therapy – an overview. Psychother Psychosom Med Psychol 44: 128-136

Ward J, Mattick R, Hall W (1992) Key Issues in Methadone Maintenance Treatment. New South Wales University Press, Kensington

Weber R, Ledergerber B, Opravil M et al. (1990) Progression of HIV infection in misusers of injected drugs who stop injecting or follow a programme of maintenance treatment with methadone. Brit Med J 301: 1362-1365

Woody GE, Luborsky L, McLellan AT et al. (1983) Psychoptherapy for opiate addicts. Does it help? Arch Gen Psychiatry 40(6): 639-645

Woody GE, McLellan AT, Luborsky L et al. (1984) Severity of psychiatric symptoms as a predictor of benefits from psychotherapy: the Veterans Administration-Penn study. Am J Psychiatry 141(10): 1172-1177

Zweben JE, Payte (1990) Methadone maintenance in the treatment of oipioid dependence – a current perspective. Western Journal of Medicine 152(5): 588–599

## KAPITEL 10

# Rahmenbedingungen der Substitutionsbehandlung Opiatabhängiger

**10**

A. FOLLMANN

Ärzte, die an Patienten Betäubungsmittel verordnen, z.B. im Rahmen einer schmerztherapeutischen Behandlung, tun dies auf der Grundlage von gesetzlichen Regelungen. Neben den für alle Verordnungen von Betäubungsmitteln gültigen Rechtsvorschriften, hat der Gesetzgeber für die Substitutionstherapie opiatabhängiger Patienten spezielle Vorschriften formuliert. Um Konflikten mit dem Gesetz bzw. den überwachenden Behörden vorzubeugen, sollten sich Ärzte, die Substitutionsbehandlungen opiatabhängiger Patienten durchführen, unbedingt mit den einschlägigen Bestimmungen auseinandersetzen. Im folgenden werden die wesentlichen gesetzlichen und darüber hinaus auch finanzierungsrelevante Rahmenbedingungen beschrieben

- Take-home-Verordnung ggf. nach 6 Monaten Substitutionsbehandlung möglich für bis zu 7 Tage
- Verordnung von Codein/DHC ab 01.01.2000 nur in anders nicht behandelbaren Ausnahmefällen möglich.
- Fehlende oder nicht ordnungsgemäße Dokumentation ist eine Ordnungswidrigkeit und kann mit hohen Geldstrafen geahndet werden.
- Nachweis der persönlichen Qualifikation des Behandlers durch Fachkunde „Suchtmedizinische Grundversorgung".
- Kostenübernahme zu Lasten der gesetzlichen Krankenkassen muß in jedem Einzelfall beantragt werden und ist genehmigungspflichtig.
- Genehmigungen werden z.T. befristet erteilt. Falls weitere Substitution notwendig, ist ein neuer Antrag zu stellen.
- Für jeden Patienten ist ein umfassendes Behandlungskonzept zu erstellen inkl. erforderlicher Begleitmaßnahmen.

Wesentliche gesetzliche Grundlagen für die Substitutionsbehandlung Opiatabhängiger sind das
- 1) Betäubungsmittelgesetz (BtMG) und die
- 2) Betäubungsmittelverschreibungsverordnung (BtMVV), insbesondere § 5 BtMVV.

Weiterhin sind zu beachten:

- 3) NUB-Richtlinien: Richtlinien des Bundesausschusses der Ärzte und Kran-kenkassen über die Einführung neuer Untersuchungs- und Behandlungsme-thoden, Anlage A: Anerkannte Untersuchungs- und Behandlungsmethoden, Punkt 2, Richtlinien zur substitutionsgestützten Behandlung Opiatabhängiger.
- 4) Leitlinien der Bundesärztekammer zur Substitutionstherapie Opiatabhängiger.

## Betäubungsmittelgesetz (BtMG)[1]

Das BtMG regelt u.a. die Grundsätze im Umgang mit Betäubungsmitteln.

Der Anlage I–III zu §1 Abs. 1 BtMG ist zu entnehmen, welche Stoffe und Zube-reitungen als Betäubungsmittel eingestuft sind. In Anlage III sind die Stoffe und Zubereitungen aufgeführt, die verkehrs- und verschreibungspflichtig sind. Ver-kehrs- und verschreibungspflichtig bedeutet, daß eben diese benannten Betäu-bungsmittel auf einem Betäubungsmittelrezept verschrieben, verabreicht und zum Verbrauch überlassen werden dürfen.

Levomethadon, Methadon und Levalphaacetylmethadol (LAAM) gehören zu diesen Substanzen. Darüber hinaus wurden mit Wirkung vom 1. Februar 1998 auch die Substanzen Codein, Dihydrocodein und Flunitrazepam in den vom Gesetzgeber an sich ausgenommenen Zubereitungen bei Verschreibung an betäu-bungsmittelabhängige Personen in die Anhang III aufgenommen. Das heißt in der Praxis, daß die Verschreibung dieser Stoffe an drogenabhängige Patienten – wenn unvermeidbar – ausschließlich auf einem Betäubungsmittelrezept zu erfolgen hat.

Durch § 13 Abs. 1 Satz 1 BtMG ist die rechtliche Grundlage für die qualifizier-te Substitutionstherapie Opiatabhängiger gegeben. Dort heißt es:

> „... einschließlich der ärztlichen Behandlung einer Betäubungsmittelabhän-gigkeit ...“

Allerdings beschreibt der Gesetzgeber im § 13 Abs. 1 Satz 2 BtMG auch, daß die Anwendung des Betäubungsmittels dann nicht begründet ist,

> „wenn der beabsichtigte Zweck auf andere Weise erreicht werden kann.“

Die gesetzlichen Grundlagen gelten generell für jede Substitutionsbehandlung opiatabhängiger Patienten, unabhängig davon, zu wessen Lasten (Krankenkassen, Sozialhilfeträger, Patient selbst) die Behandlung durchgeführt wird.

---

[1] Originaltext s. Anhang

## Betäubungsmittel-Verschreibungsverordnung (BtMVV)[1]

In der BtMVV wird insbesondere das formale Procedere (Verschreibung, Betäubungsmittelrezepte, Nachweisführung usw.), das grundsätzlich beim Einsatz von Betäubungsmitteln anzuwenden ist, beschrieben. Darüber hinaus wird durch § 5 BtMVV „Verschreiben eines Substitutionsmittels" der spezielle Rahmen der Substitutionsbehandlung Opiatabhängiger geregelt.

§ 2 Abs. 1 BtMVV legt fest, daß Levomethadon, Methadon und Codein, Dihydrocodein – bei den beiden letzteren Substanzen gilt diese Vorschrift für die ansonsten ausgenommenen Zubereitungen nur bei Betäubungsmittelabhängigen – unter Einhaltung der festgesetzten Höchstmengen (Levomethadon 1500 mg, Methadon 3000 mg, Codein und Dihydrocodein jeweils 30.000 mg) für den Bedarf innerhalb von 30 Tagen verschrieben werden können.

In begründeten Einzelfällen kann u.a. hinsichtlich des Zeitraums der Verschreibung und der festgesetzten Höchstmengen abgewichen werden. Es bedarf dafür keiner speziellen Genehmigung, die Rezepte sind in solchen Fällen mit einem „A" zu kennzeichnen

§ 5 BtMVV regelt das Verschreiben eines Substitutionsmittels im Rahmen einer Behandlung opiatabhängiger Patienten.

Die Verschreibung darf unter der Voraussetzung des § 13 Abs. 1 des Betäubungsmittelgesetzes erfolgen.

Der Behandlungszweck bzw. das Behandlungsziel (§ 5 Abs. 1 Nr. 1–3 BtMVV) muß definiert und in der Dokumentation festgehalten werden. Folgende Bestimmungszwecke sind vorgesehen:

1. Die Behandlung der Opiatabhängigkeit mit dem Ziel der schrittweisen Wiederherstellung der Betäubungsmittelabstinenz einschließlich der Besserung und Stabilisierung des Gesundheitszustandes;
2. den befristeten Austausch eines unerlaubt konsumierten Opiats durch ein Substitutionsmittel im Rahmen der Behandlung einer neben der Betäubungsmittelabhängigkeit bestehenden schweren Erkrankung oder
3. die Verringerung der Risiken einer Opiatabhängigkeit während einer Schwangerschaft und nach der Geburt.

Vor Behandlungsbeginn müssen folgende Voraussetzungen geklärt sein und vorliegen (§ 5 Abs. 2 BtMVV):

● Der Patient muß für diese Therapieform geeignet und ein Behandlungskonzept unter Einbeziehung erforderlicher begleitender psychiatrischer oder psychotherapeutischer Behandlung oder psychosozialer Betreuung entwickelt sein. Entsprechende Begleitmaßnahmen, die i.d.R. notwendig und/oder gewünscht sind, werden z. B. durch Drogenberatungsstellen oder AIDS-Hilfen geleistet. Zwischen dem substituierenden Arzt und den betreu-

---

[1] Originaltext s. Anhang

enden Stellen sollte eine gute Kooperation bestehen. Die Einholung einer entsprechenden Schweigepflichtsentbindung durch den Patienten empfiehlt sich.

- Der behandelnde Arzt muß darauf hinwirken, daß die notwendigen begleitenden Maßnahmen durchgeführt werden. Kontrollen hinsichtlich Doppelbehandlungen und Beigebrauch sind durchzuführen bzw. zu beachten. Der Gesetzgeber beschreibt an dieser Stelle leider nicht, wie Kontrollen hinsichtlich einer Doppelbehandlung durchzuführen sind. Eine zentrale Meldestelle bzw. eine Meldepflicht für Substitutionsbehandlungen Opiatabhängiger besteht derzeit nicht.[1] Hinsichtlich der Beigebrauchskontrollen werden i.d.R. Drogensuchtests im Urin durchgeführt. Der Arzt sollte den Zeitpunkt einer Untersuchung durch Orientierung am Zustandsbild und Konsummuster des Patienten festlegen. In der Regel umfaßt das Screening den Nachweis von Methadon/Polamidon, Heroin, Kokain, Barbituraten, Benzodiazepinen und Amphetaminen. Umstritten ist die Erfassung von Cannabis bzw. THC. Die Frequenz und die entsprechenden Parameter werden durch den behandelnden Arzt festgelegt.
- Ein enger wöchentlicher Arzt-Patienten-Kontakt (mindestens *einmal* wöchentlich) ist vorgeschrieben; dies ist auch eine Voraussetzung für die Zulässigkeit der Substitutionsbehandlung

Die anerkannten Regeln der ärztlichen Kunst sind zu beachten. Die Bundesärztekammer hat entsprechende Leitlinien zur Substitutionstherapie Opiatabhängiger veröffentlicht.

Zur Substitution darf der Arzt nur Methadon, Levomethadon oder ein zur Substitution zugelassenes Arzneimittel verschreiben. Für die Verschreibung von Codein und Dihydrocodein an betäubungsmittelabhängige Patienten gelten seit dem 1. Februar 1998 dieselben rechtlichen Rahmenbedingungen wie bei einer Behandlung mittels Levomethadon/Methadon (§ 5 Abs. 3 BtMVV). Der bislang bestehende organisatorisch-formale Vorteil bei einer Substitution mittels Dihydrocodein/Codein ist damit hinfällig! Darüber hinaus ist die Substitution mit diesen Substanzen nur noch im Rahmen einer Übergangsvorschrift (§ 18 Abs. 2 BtMVV) bis zum 1. Januar 2000 möglich. Über diesen Zeitpunkt hinaus dürfen dann nur noch sog. „anders nicht behandelbare Ausnahmefälle" mit diesen Substanzen behandelt werden. Die jeweiligen obersten Landesgesundheitsbehörden können diesbezüglich nähere Festlegungen treffen. Nach Auffassung der Ärztekammer Westfalen-Lippe können solche Ausnahmefälle unter folgenden Bedingungen vorliegen:

- Unverträglichkeit von Methadon,
- kurzfristig zeitlich begrenzte Behandlung (4–6 Wochen) vor Antritt einer feststehenden stationären Entzugs- oder Entwöhnungsmaßnahme,
- Patienten, die lange Zeit mit Codein/DHC qualifiziert substituiert worden sind (auch unter Berücksichtigung bereits erreichter sozialer und beruflicher Stabilisierung).

---

[1] Die erneute Einführung einer Meldepflicht ist seitens des Gesetzgebers geplant. Ein entsprechender Gesetzesänderungsentwurf liegt bereits vor.

Ärzte, die Betäubungsmittel im Rahmen einer Substitutionsbehandlung Opiatabhängiger verschreiben, dürfen das Rezept außer bei der sogenannten „Take-home-Vergabe" (§5 Abs. 7 BtMVV) nur selbst in der Apotheke einlösen oder durch ihren ärztlichen Vertreter bzw. durch von ihnen beauftragte Personen einlösen lassen (§ 5 Abs. 4 BtMVV).

Das Substitutionsmittel wird dem Patienten durch den behandelnden Arzt oder seinen ärztlichen Vertreter täglich zum unmittelbaren Verbrauch überlassen (Ausnahme § 5, Abs. 7 BtMVV). Darüber hinaus kann die Vergabe (Überlassung) an den Patienten auch durch entsprechend ausgebildete Personen durchgeführt werden, die in medizinischen oder pharmazeutischen Einrichtungen oder staatlich anerkannten Einrichtungen der Suchtkrankenhilfe tätig sind. Diese Personen müssen durch den behandelnden Arzt entsprechend beauftragt und eingewiesen werden. Unabhängig davon, wer die konkrete Vergabe durchführt, bleibt die alleinige Verantwortung und Kontrolle beim behandelnden Arzt. In Fällen, in denen die Substitution mittels Codein/DHC durchgeführt wird, bekommt der Patient eine Dosis des Substituts zum unmittelbaren Verbrauch, die weiteren zusätzlich benötigten Mengen für diesen Tag werden ihm zur eigenverantwortlichen Einnahme ausgehändigt. Dem Patienten darf der weitere Tagesbedarf nur dann ausgehändigt werden, wenn kein Anhaltspunkt dafür vorliegt, daß er die Substanz nicht bestimmungsgemäß verwendet (§ 5 Abs. 5 BtMVV).

Bei der unmittelbaren Vergabe der Substitutionsmittel kann durch Sprechen mit dem Patienten sichergestellt werden, daß die Substanz auch tatsächlich geschluckt wird.

In der Regel erfolgt die tägliche Vergabe des Substitutionsmittels in der Praxis des behandelnden Arztes oder seines ärztlichen Vertreters. Darüber hinaus kann die Vergabe auch in einer Apotheke, einem Krankenhaus oder in einer von der zuständigen Landesbehörde anerkannten anderen geeigneten Einrichtung erfolgen. Dies könnten z. B. Einrichtungen der Drogenhilfe sein.

Daher ist es möglich, die Vergabe der Substitutionsmittel durch zentrale Vergabestellen zu organisieren (z.B. Krankenhäuser, Apotheken), um so die Arztpraxen – insbesondere an Wochenenden – zu entlasten.

Ist ein Patient pflegebedürftig, kann die Vergabe auch im Rahmen eines Hausbesuches erfolgen. Der Arzt kann das Substitutionsmittel in den entsprechenden Vergabeeinrichtungen unter seiner Verantwortung lagern. Gegebenenfalls sind dabei besondere Vorschriften hinsichtlich der Lagerung von Betäubungsmitteln zu beachten (§ 5 Abs.6 BtMVV).

Abweichend von den bereits beschriebenen Bestimmungen kann der Arzt oder sein ärztlicher Vertreter dem Patienten einmal in der Woche ein Rezept über die bis zu 7 Tagen benötigte Menge des Substitutionsmittels aushändigen. Er kann dem Patienten die eigenverantwortliche Einnahme gestatten (§ 5 Abs. 7 BtMVV). In der Praxis hat es sich etabliert, diese Möglichkeit als „Take-home-Vergabe" zu bezeichnen. Eine „Take-home-Vergabe" ist aber nur unter folgenden Bedingungen gestattet:

- Der Patient muß seit mindestens 6 Monaten in einer qualifizierten Substitutionsbehandlung sein, die nach den bereits beschriebenen Bestimmungen der BtMVV durchgeführt wird.
- Die Einstellung auf die jeweils erforderliche Dosis des Substitutionsmittels muß abgeschlossen sein.

- Es dürfen keine Erkenntnisse darüber vorliegen, daß der Patient einen Beikonsum (Beigebrauch) von Substanzen hat, der eine eigenverantwortliche Einnahme des Substitutionsmittels nicht erlaubt. Darüber hinaus darf keine Erkenntnis darüber vorliegen, daß der Patient das Substitutionsmittel nicht bestimmungsgemäß verwendet (z.b. Weiterverkauf, Schwarzmarktproblematik).

Wird eine „Take-home-Vergabe" durchgeführt, ist die entsprechende Verordnung dem Patienten im Rahmen einer persönlichen Konsultation durch den Arzt oder seinen ärztlichen Vertreter auszuhändigen. In der praktischen Durchführung bevorzugen es viele substituierende Ärzte, ihren Patienten nicht das Rezept selbst, sondern die entsprechend aufgeteilten und verpackten Tagesdosen des Substituts mitzugeben. Die Entscheidung zur „Take-home-Verordnung" bei einem Patienten liegt in der Verantwortung des behandelnden Arztes, eine gesonderte Genehmigung durch eine Behörde muß nicht eingeholt werden. Ebenso bleibt es der Entscheidung des Arztes überlassen, ob er die möglichen 7 Tage der Mitgabe ausschöpft oder ob er zunächst ein abgestuftes Verfahren wählt. Dies könnte z.b. so gestaltet sein, daß der Behandler zunächst mit einer Mitgabeverordnung von 3 Tagen z.b. am Wochenende anfängt und dann langsam die Mitgabetage steigert.

Patienten, die den behandelnden Arzt für einen bestimmten Zeitraum nicht aufsuchen können und hierfür wichtige Gründe glaubhaft darlegen, kann der Arzt auf einem Betäubungsmittelrezept bestätigen, daß der Patient regelmäßig substituiert wird (Substitutionsbescheinigung). Auf der Substitutionsbescheinigung sind anzugeben:

- Name, Vorname und Anschrift desjenigen, für den die Substitutionsbescheinigung bestimmt ist;
- Ausstellungsdatum;
- das Substitutionsmittel und die Tagesdosis (sollte in mg angegeben werden);
- Datum des Behandlungsbeginns und ggf. Beginn der einer Take-home-Verordnung;
- Gültigkeit: von/bis;
- Name des ausstellenden Arztes, seine Berufsbezeichnung und Anschrift einschließlich Telefonnummer;
- Unterschrift des ausstellenden Arztes.

Die Substitutionsbescheinigung ist mit dem Vermerk „Nur zur Vorlage beim Arzt" zu kennzeichnen. Mit dem Teil I der Bescheinigung (Teil II und III verbleiben beim ausstellenden Arzt) kann der Patient dann einen anderen Arzt aufsuchen, der ihn dann zeitweilig oder auf Dauer weiterbehandelt. Der weiterbehandelnde Arzt hat die Personalien des Patienten durch Vergleich mit dem Personalausweis oder Reisepaß zu überprüfen. Der nur zeitweilig tätige Arzt unterrichtet den behandelnden Arzt unverzüglich nach Abschluß der Substitution schriftlich über die durchgeführten Maßnahmen (§ 5 Abs. 8 BtMVV).

Die Durchführung der im Zusammenhang mit der Substitutionsbehandlung erforderlichen Maßnahmen (z.B. Kontrollen auf Beigebrauch, Erhebung über notwendige Begleitbetreuung) wie beschrieben, ist vom behandelnden Arzt für jeden Patienten zu dokumentieren. Die Dokumentation ist auf Verlangen der zuständigen Landesbehörde zur Einsicht und Auswertung vorzulegen (§ 5 Abs. 9 BtMVV).

Da die zuständige Behörde kein Recht darauf hat, Einsicht in Krankenunterlagen zu nehmen, die nicht die Substitutionstherapie betreffen, empfiehlt es sich, in der Praxis die Substitutionsbehandlung gesondert zu dokumentieren. Eine nicht vorhandene oder unvollständige Dokumentation stellt eine Ordnungswidrigkeit (§ 17, Abs. 2 BtMVV) dar, die unter Umständen eine Geldstrafe nach sich ziehen kann.

Die gesamten Regelungen und Vorschriften des § 5 BtMVV sind auch dann anzuwenden, wenn das Substitutionsmittel aus dem Bestand des Praxisbedarfs oder Stationsbedarfs zum unmittelbaren Verbrauch überlassen oder abgegeben wird (§ 5 Abs. 10 BtMVV).

Dies betrifft z.B. die Substitutionsbehandlung im Krankenhaus.

Betäubungsmittelrezepte, die für eine Substitutionstherapie Opiatabhängiger ausgestellt werden, sind mit einem „S" zu kennzeichnen (§ 9 Abs.1 Nr. 6 BtMVV).

Gesetzliche Regelungen können nicht jeden Einzelfall berücksichtigen und sind bezüglich der konkreten Umsetzung auslegungsfähig. Einige der bisher angesprochenen Vorschriften führen immer wieder zu Unsicherheiten bei der konkreten Einhaltung bzw. Umsetzung. Es hat sich in der Praxis bewährt, in regionalen Arbeitskreisen auch unter Beteiligung der zuständigen Behörden bzw. Personen (z.B. Gesundheitsämter, Amtsapotheker) eine gemeinsame Verfahrens- und Vorgehensweise abzustimmen.

## NUB-Richtlinien

**Richtlinien des Bundesausschusses der Ärzte und Krankenkassen über die Einführung neuer Untersuchungs- und Behandlungsmethoden, Anlage A: Anerkannte Untersuchungs- und Behandlungsmethoden, Punkt 2, Richtlinien zur substitutionsgestützten Behandlung Opiatabhängiger[1]**

Die „Richtlinien zur substitutionsgestützten Behandlung Opiatabhängiger" regeln die Kostenübernahme einer solchen Behandlung zu Lasten der gesetzlichen Krankenversicherung (GKV) und sind in neuer Fassung mit Wirkung vom 18.06.1999 in Kraft getreten. Sie ersetzen die bisher gültigen „Richtlinien zur Methadon-Substitutionsbehandlung i.v.-Heroinabhängiger", die in Fachkreisen unter dem Kürzel „NUB-Richtlinien" bekannt sind. Als Kurzbezeichnung für die neuen Richtlinien werden derzeit, in Abgrenzung zu den bisher gültigen, die Begriffe „neue NUB-Richtlinien" oder „AUB- Richtlinien" (*Anerkannte Untersuchungs- und Behandlungsmethoden*) verwendet. Da die neuen Bestimmungen auch weiterhin Bestandteil der Richtlinien des Bundesausschusses der Ärzte und Krankenkassen über die Einführung neuer Untersuchungs- und Behandlungsmethoden sind, wird im folgenden die Kurzbezeichnung (neue) „NUB-Richtlinien" weiterhin verwendet.

---

[1] Originaltext s. Anlage

In der Präambel der Richtlinie wird klargestellt, daß auch die Behandlung einer Suchterkrankung im Sinne des Sozialgesetzbuches V eine Krankenbehandlung darstellt. Es wird aber auch deutlich gemacht, daß das alleinige Auswechseln eines Opiats durch ein Substitutionsmittel keine geeignete Behandlungsmethode ist und somit nicht der Leistungspflicht der Gesetzlichen Krankenkassen (GKV) unterliegt. Die Leistungspflicht der GKV kommt nur dann zum Tragen, wenn das oberste Ziel der Behandlung, nämlich die Suchtmittelfreiheit, nicht unmittelbar und zeitnah zu erreichen ist und die Substitution im Rahmen eines umfassenden Behandlungskonzeptes stattfindet. Zu einem umfassenden Behandlungskonzept gehören erforderliche psychiatrische und/oder psychotherapeutische Behandlungs- oder psychosoziale Betreuungsmaßnahmen. Die Finanzierung ist aber ausschließlich für die begleitende psychiatrische und/oder psychotherapeutische Betreuung, wenn diese zur Krankenbehandlung notwendig ist, sichergestellt. Die – auch durch die BtMVV – vorgesehene psychosoziale Betreuung fällt ausdrücklich nicht unter die Leistungspflicht der GKV. Somit ist klar, daß die Finanzierung der psychosozialen Betreuung weiterhin nicht abgesichert und gewährleistet ist.

Die „NUB-Richtlinie" regelt die Voraussetzungen der Substitutionsbehandlung manifest Opiatabhängiger in der vertragsärztlichen Versorgung. Im Gegensatz zur alten Richtlinie gilt sie nicht nur für die Substitutionsbehandlung mittels Methadon, sondern umfaßt alle Substitutionstherapien Opiatabhängiger, die mit einem gemäß BtMVV zugelassenen Substitutionsmittel durchgeführt werden. Einschränkend hinsichtlich der Wahl des Substitutionsmittels ist jedoch der Hinweis, daß der behandelnde Arzt zur Wahrung des Wirtschaftlichkeitsgebots grundsätzlich das kostengünstigste Substitutionsmittel in der preisgünstigsten Darreichungsform zu verwenden hat. Dies bedeutet bei der z.Zt. bestehenden Preisgestaltung der Substitutionsmittel, daß die Behandlungen überwiegend mittels Methadon durchzuführen sind. Ein Abweichen von diesem Grundsatz ist nur in anders nicht behandelbaren Ausnahmefällen, wie sie auch die BtMVV vorsieht, möglich. Auf die Frage, was ein anders nicht behandelbarer Ausnahmefall ist, erhält man in der konkreten Praxis je nach Sichtweise sehr unterschiedliche Antworten.

Ärzte, die im Rahmen der vertragsärztlichen Versorgung opiatabhängige Patienten substituieren und zu Lasten der GKV abrechnen wollen, benötigen dafür die grundsätzliche Genehmigung ihrer zuständigen Kassenärztlichen Vereinigung (KV). Um diese Genehmigung zu erhalten, müssen sie bei ihrer zuständigen KV einen Antrag stellen und ihre fachliche Befähigung nachweisen. Als Nachweis der fachlichen Befähigung gilt ein Zeugnis über den Erwerb der Fachkunde „Suchtmedizinische Grundversorgung". Entsprechend dem Beschluß der Bundesärztekammer vom September 1998 wurde die Fachkunde „Suchtmedizinische Grundversorgung" schon von einigen Landesärztekammern in die Weiterbildungsordnung aufgenommen. So wird z.B. im Bereich der Ärztekammer Westfalen-Lippe, die als erste Kammer die neue Fachkunde in ihre Weiterbildungsordnung aufgenommen hat, ein 50-Stunden-Kurs zur Erlangung dieser Fachkunde angeboten. Die Ärzte, die bereits vor Inkrafttreten der neuen „NUB-Richtlinien" Substitutionsbehandlungen Opiatabhängiger mit Genehmigung der KV durchgeführt haben, behalten diese Berechtigung auch weiterhin.

Die Anzahl der im Rahmen der vertragsärztlichen Tätigkeit durchgeführten Substitutionstherapien Opiatabhängiger wird pro Arzt in der Regel auf 20 Patienten begrenzt. Die zuständige KV kann jedoch zur Sicherstellung der Versorgung – auf Antrag – den Umfang der Patientenzahl erweitern.

Die neuen „NUB-Richtlinien" schreiben im Gegensatz zu den bisher gültigen vor, daß jeder Einzelfall unabhängig von der Indikation bei der zuständigen KV zu beantragen und zu genehmigen ist. Erst nach Erteilung der Genehmigung im Einzelfall ist eine Abrechnung zu Lasten der GKV möglich.

Anders als in den alten Richtlinien werden nun je nach Indikation auch zeitliche Befristungen für eine jeweils erteilte Genehmigung vorgegeben. Im Rahmen eines umfassenden Behandlungskonzeptes (mit dem Ziel der Betäubungsmittelabstinenz) und unter Berücksichtigung der Ultima-ratio-Regelung des § 13 BtMG sowie den Regeln der ärztlichen Kunst, kann der zur Substitution berechtigte Vertragsarzt unter folgenden Voraussetzungen die medizinische Indikation gemäß § 3 der „NUB-Richtlinien" stellen:

**Indikationen für eine unbefristete Substitution sind:**

1. Opiatabhängigkeit bei malignen Tumoren,
2. Opiatabhängigkeit bei HIV-Infektion,
3. Opiatabhängigkeit bei chronischer Hepatitis (B+C)".

Der Nachweis einer chronischen Hepatitis wird bei den verschiedenen Kassenärztlichen Vereinigungen in unterschiedlicher Form verlangt. So ist z. B. im Bereich der KV Westfalen-Lippe der Nachweis einer positiven HBV-DNA-PCR bzw. HCV-RNA-PCR erforderlich. Ob diese Nachweisführung geeignet ist, wird in Fachkreisen kontrovers diskutiert.

**Indikationen für eine zunächst bis zu 12 Monaten befristete Substitution sind:**

1. Opiatabhängigkeit bei rezidivierender Abszeßerkrankung,
2. Opiatabhängigkeit bei wiederholten (Broncho-) Pneumonien,
3. Opiatabhängigkeit bei behandlungsbedürftiger Tuberkulose,
4. Opiatabhängigkeit bei vergleichbar schweren behandlungsbedürftigen Suchtbegleit- oder Suchtfolgeerkrankungen (auch psychiatrische Erkrankungen),
5. Opiatabhängigkeit in der Schwangerschaft und bis zu 6 Monaten nach der Geburt.

**Indikationen für eine bis zu sechs Monaten befristete Substitution sind:**

1. Herstellung einer stationären Behandlungsfähigkeit bei Opiatabhängigkeit,
2. Überbrückung (auch nach stationärer Behandlung unter Substitution) bei zugesagtem Therapieplatz zur Entgiftung und anschließender Entwöhnung bei Opiatabhängigkeit".

Über diesen Indikationskatalog hinaus kann gemäß § 3 a der Richtlinien eine Substitutionsbehandlung zu Lasten der GKV auch dann zulässig sein, wenn

1. „eine drogenfreie Therapie aus medizinischen Gründen nicht durchgeführt werden kann und
2. Aussichten bestehen, daß
   a) durch die Behandlung eine Stabilisierung und Besserung des Gesund-heitszustandes sowie
   b) durch allmähliches Herunterdosieren schrittweise eine Drogenfreiheit erreicht werden kann.“

Der beantragende Arzt ist verpflichtet, die medizinischen Gründe, warum eine drogenfreie Therapie nicht durchgeführt werden kann, zu dokumentieren. Die Genehmigung für eine derartige Indikation ist ebenfalls für einen Zeitraum von zunächst 12 Monaten befristet. Hinsichtlich der Fragestellung, was medizinische Gründe im Sinne dieser Richtlinie sind, gibt der Richtliniengeber keine weiteren Anhaltspunkte. So wird sich erst bei der konkreten Umsetzung dieser Richtlinie zeigen, welche Interpretationen (Spruchpraxis) sich in den verschiedenen NUB-Kommissionen bei den einzelnen Kassenärztlichen Vereinigungen in Deutschland entwickeln. Es ist durchaus davon auszugehen, daß bundesweit kein einheitliches Bild entstehen wird, was bereits schon die Erfahrungen bei der konkreten Umsetzung der bisher gültigen Richtlinien gezeigt haben.

Wie bereits erwähnt, muß nun, im Gegensatz zu den bisher gültigen Richtlinien, jede Substitutionsbehandlung unabhängig von der Indikation bei der zuständigen KV beantragt werden. Die Behandlung kann erst dann mit den Krankenkassen abgerechnet werden, wenn eine Genehmigung im Einzelfall vorliegt. Die Entscheidungen werden durch eine bei den jeweiligen KV eingerichtete Kommission getroffen. Diese Kommissionen – hier hat sich in der Praxis die Bezeichnung „NUB-Kommission“ etabliert – bestehen jeweils aus sechs Mitgliedern. Drei Mitglieder werden durch die KV benannt, zwei Mitglieder durch die Landesverbände der Krankenkassen sowie ein Mitglied durch die Verbände der Ersatzkassen. Die Mitglieder sollen Erfahrungen mit der Behandlung Suchtkranker haben bzw. fachkundig im Umgang mit Drogenproblemen sein.

Folgende Unterlagen muß der behandelnde Arzt dem entsprechenden Antrag beifügen:[1]
- Eine schriftliche Begründung, aus der neben der medizinischen Indikation und ggf. das Vorliegen der Voraussetzungen gemäß § 3a hervorgehen muß, für welchen Zeitraum die Behandlung vorgesehen ist, welche Ziele mit der Behandlung angestrebt werden und welche ergänzenden medizinischen Maßnahmen im Rahmen eines umfassenden Therapiekonzeptes vorgesehen sind.

---

[1] Für die Beantragung haben die Kassenärztlichen Vereinigungen entsprechende Vordrucke/Formulare entwickelt, die dort jeweils angefordert werden können.

- Eine schriftliche Erklärung des Patienten darüber,
  - daß die Substitution nicht gleichzeitig noch an anderer Stelle erfolgt,
  - daß er mit den erforderlichen Therapiemaßnahmen einverstanden ist
  - und daß er der Übermittlung seiner personenbezogenen Daten zustimmt.

Darüber hinaus hat der Arzt in jedem Antrag die Anzahl der durch ihn im Rahmen der vertragsärztlichen Versorgung substituierten Patienten mitzuteilen.

Im Rahmen der Einzelfallberatung hat die „NUB-Kommission" der leistungspflichtigen Krankenkasse und dem betroffenen Patienten die Gelegenheit zur schriftlichen Stellungnahme zu geben. Im Gegensatz zu den bisher üblichen Verfahren kann sich der Patient nun auch selbst zu dem Behandlungsantrag äußern. Sollte der Patient davon Gebrauch machen wollen, kann diese Stellungnahme dem ärztlichen Antrag beigefügt werden. Über das Beratungsergebnis wird aber nur der beantragende Arzt sowie die leistungspflichtige Krankenkasse informiert.

Für Patienten, bei denen eine Substitutionsbehandlung aus medizinischen Gründen sofort und unmittelbar notwendig ist, kann der berechtigte Arzt mit der Behandlung beginnen, auch wenn noch keine Genehmigung durch die KV vorliegt. In solchen Fällen ist er aber verpflichtet, noch am Tag des Beginns der Behandlung einen Antrag im Wege eines Eilverfahrens bei der zuständigen KV zu stellen. Diesem Eilantrag sind die bereits erwähnten erforderlichen Unterlagen (wie bei einem „Normalantrag") beizufügen.

Folgende Angaben sind grundsätzlich bei der Einleitung einer Substitutionsbehandlung zu dokumentieren:

- die festgestellte medizinische Indikation,
- die im Rahmen des umfassenden Behandlungskonzeptes vorgesehenen weiteren medizinischen Behandlungsmaßnahmen,
- die festgelegten Substitutionsmodalitäten,
- die Abbruchkriterien bei fortschreitendem Beigebrauch, der den Erfolg der Substitutionstherapie gefährdet,
- die Institution, welche die begleitende psychosoziale Betreuung durchführt.

Der behandelnde Arzt hat regelmäßig die Ziele der Behandlung im Rahmen des Gesamtkonzeptes zu überprüfen und zu dokumentieren. Es wird erwartet, daß hinsichtlich der Fortführung der Behandlung deren Vor- und Nachteile gegenüber einer drogenfreien Behandlung (Abstinenztherapie) abgewogen werden. Ebenso ist eine individuelle Risikoabwägung hinsichtlich eines fortschreitenden Nebenkonsums geboten. Der Beginn der Reduktion des Medikamentes und der geplante Reduktionszeitraum sind mit dem Patienten gemeinsam durch ein entsprechendes Behandlungs- bzw. Dosierungsschema festzulegen.

Der Arzt hat Beginn und Ende einer Substitutionsbehandlung sofort der KV und der leistungspflichtigen Krankenkasse mitzuteilen. Bei Doppelmeldungen eines Patienten benachrichtigt die Krankenkasse alle beteiligten Ärzte, die dann unter Beteiligung des Patienten schriftlich festlegen, wer die Behandlung übernimmt. Die Krankenkasse und die „NUB-Kommission" sind darüber entsprechend zu informieren.

Für folgende opiatabhängige Patienten kann eine Substitutionsbehandlung *nicht* zu Lasten der GKV durchgeführt werden:

- Personen, die weniger als zwei Jahre opiatabhängig sind;
- Personen, deren Gebrauch von anderen Suchtstoffen so schwerwiegend ist, daß er der Aufnahme in die Substitutionstherapie entgegensteht oder bei denen noch keine entsprechende Vorbehandlung stattgefunden hat.

Eine Substitutionstherapie ist zu beenden

- bei Vorliegen einer Mehrfachsubstitution, die nicht einvernehmlich in die Zuständigkeit eines Behandlers gegeben werden kann,
- wenn das Substitutionsmittel durch den Patienten nicht bestimmungsgemäß verwendet wird,
- bei Ausweitung oder Manifestierung eines Beigebrauchs,
- bei dauerhafter Nicht-Teilnahme des Patienten an begleitenden Therapie-Maßnahmen.

Im Rahmen einer Übergangsregelung sind alle Substitutionsbehandlungen, die bislang auf der Grundlage der „alten" NUB-Richtlinien durchgeführt wurden, in einem Zeitraum von zwei Jahren (Beginn des Zeitraums 18.06.1999) erneut unter Beachtung der „neuen" Richtlinien bei der zuständigen KV zu beantragen. Behandlungen, die gemäß der alten Richtlinien befristet genehmigt wurden, gelten bis zum Ablauf derselben als genehmigt. Nach Ablauf der Befristung und bei Notwendigkeit einer Weiterführung der Behandlung ist gemäß der neuen Richtlinie ein neuer Antrag zu stellen.

Eine Ablehnung der Kostenübernahme durch die gesetzlichen Krankenkassen bedeutet nicht, daß die Substitutionsbehandlung damit grundsätzlich nicht möglich bzw. rechtlich nicht abgesichert ist.

Sollte eine Behandlung zu Lasten der gesetzlichen Krankenkassen abgelehnt werden oder aufgrund des Versicherungsstatus des Patienten nicht möglich sein, kommt möglicherweise der Sozialhilfeträger für die Kostenübernahme in Frage. Dies sollte im Einzelfall mit der zuständigen Behörde vor Ort geklärt werden. Der Sozialhilfeträger trifft seine Kostenentscheidungen auf der Grundlage des Bundessozialhilfegesetzes (BSHG) und kann entsprechende Ermessensspielräume nutzen.

Sollten die sozialhilferechtlichen Voraussetzungen bei dem Patienten nicht gegeben sein, ist zu klären, ob ggf. eine Eigenfinanzierung der Substitutionsbehandlung durch den Patienten in Frage kommt. In diesen Fällen ist die Abrechnungsgrundlage die Gebührenordnung für Ärzte (GOÄ). Der Patient sollte vor Beginn einer solchen Behandlung über die für ihn entstehenden Kosten informiert sein.

Welche Auswirkungen die neuen „NUB-Richtlinien in der Praxis haben, wird erst die Zukunft zeigen. Neben wenigen Verbesserungen befürchten die Praktiker eine Verschärfung der Zugangsmodalitäten auf der bürokratischen und administrativen Ebene. Erste negative Erfahrungen in der Praxis lagen schon wenige Wochen nach Inkrafttreten vor. Die Ärzte sehen sich einem Wust von Antragsformularen und Bürokratie gegenüber sowie langen Wartezeiten, bis sie einen entsprechenden Bescheid ihrer KV erhalten. Die Opiatabhängigkeit selbst ist weiterhin kein ausreichender Grund, eine Substitutionstherapie zu Lasten der GKV durchführen zu können. Dabei hatten sich die substituierenden Ärzte und Dro-

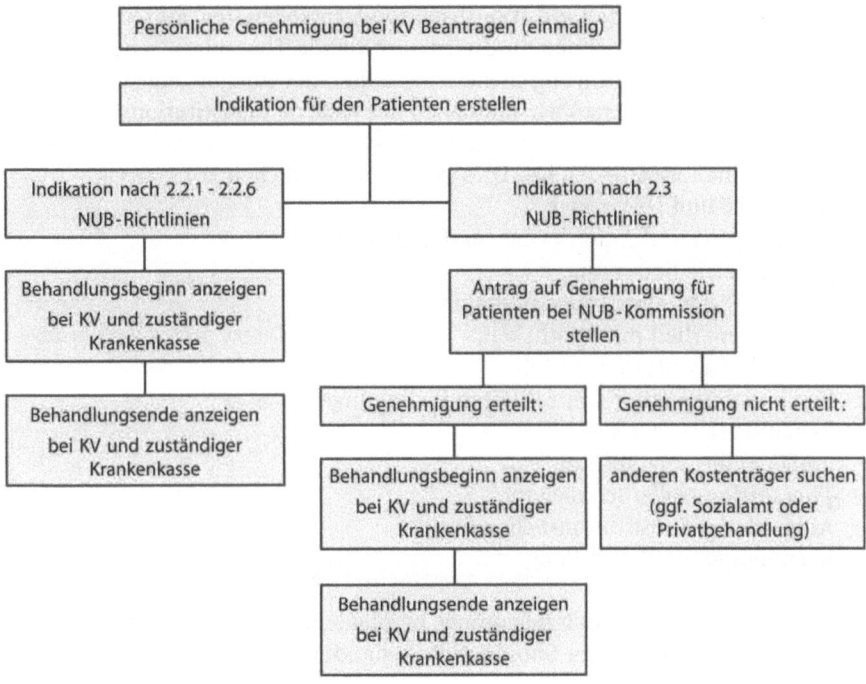

**Abb. 10.1.** Ablauf im Einzelfall gemäß NUB-Richtlinien

genhilfeeinrichtungen bezüglich dieser Tatsache eine eindeutig positive Änderung durch die neuen Richtlinien versprochen (Abb. 10.1).

## Leitlinien der Bundesärztekammer zur Substitutionstherapie Opiatabhängiger[1]

Die Bundesärztekammer hat, wie auch vom Gesetzgeber in der BtMVV vorgesehen, Empfehlungen bzw. Leitlinien zur Substitutionstherapie Opiatabhängiger erarbeitet und veröffentlicht. Im Gegensatz zu den bereits beschriebenen „NUB-Richtlinien", die ausschließlich die Behandlungen betreffen, die zu Lasten der gesetzlichen Krankenkassen durchgeführt werden, gehen die Leitlinien der Bundesärztekammer davon aus, daß die Drogenabhängigkeit selbst eine behandlungsbedürftige Erkrankung ist. Vor diesem Hintergrund wird beschrieben, daß die Substitutionstherapie bei einem Teil dieser drogenkranken Patienten die Therapie der Wahl sein kann. Darüber hinaus wird die Substitutionstherapie auch als präventive Maßnahme hinsichtlich der Verbreitung von Infektionskrankheiten

---

[1] Originaltext s. Anhang. Neben diesen Leitlinien haben einzelne Landesärztekammern ebenfalls Leitlinien/Leitfäden für die Substitutionstherapie Opiatabhängiger entwickelt.

wie HIV und Hepatitis gesehen. Die Leitlinien der Bundesärztekammer beschreiben keine abschließende Indikationsliste, sondern sollen den Ärzten im jeweiligen Einzelfall als Richtschnur für die entsprechende Therapieentscheidung bzw. für die Therapiedurchführung dienen. Sie beinhaltet Ausführungen zu wesentlichen Bereichen und Aspekten, mit denen der Arzt, der Substitutionsbehandlungen bei opiatabhängigen Patienten durchführt, konfrontiert wird bzw. mit denen er sich auseinanderzusetzen hat. Dies sind im wesentlichen:

- Anamnese und Diagnostik,
- Qualifikation und Anforderung an den Behandler,
- psychosoziale Betreuung,
- Einleitung der Substitutionstherapie,
- Zusammenarbeit mit Apotheken,
- Wahl des Substitutionsmittels,
- Verabreichung unter kontrollierten Bedingungen,
- Behandlungsausweis,
- umfassendes Therapiekonzept,
- Therapiekontrolle/Beikonsum,
- Abbruch der Substitutionsbehandlung,
- Beendigung der Behandlung.

Die Leitlinien der Bundesärztekammer empfehlen, daß eine umfassende Beratung zu allen Aspekten der Substitutionsbehandlung durch eine entsprechende Beratungskommission der (Landes-) Ärztekammer gewährleistet sein soll.

Wie dieses in der konkreten Umsetzung erfolgt, wird im folgenden am Beispiel der Ärztekammer Westfalen-Lippe beschrieben.

## Beratungskommission „Sucht und Drogen" der Ärztekammer Westfalen-Lippe

Nicht zuletzt auch um die berufsrechtliche Absicherung der substituierenden Ärzte sicherzustellen, hat die Ärztekammer Westfalen-Lippe bereits 1991 eine Beratungskommission „Sucht und Drogen" eingerichtet. Sie besteht aus fünf in der Suchtbehandlung erfahrenen niedergelassenen und stationär tätigen Ärzten und einem Mitarbeiter der Drogenhilfe. Die Arbeit der Beratungskommission wird durch eine hauptamtliche Stelle unterstützt. Die Kommission steht den Ärzten in Westfalen-Lippe u.a. für alle Fragestellungen bezüglich der Substitutionsbehandlung Opiatabhängiger zur Verfügung. Sie bietet den Ärzten die Möglichkeit, sich im konkreten Einzelfall hinsichtlich der Indikationsstellung beraten zu lassen.

Anträge auf Einzelfallberatung können schriftlich (formlos) bei der Beratungskommission gestellt werden. Neben den persönlichen Daten des Patienten sollten folgende Angaben enthalten sein:

- Suchtanamnese,
- Therapie- und Entgiftungsversuche,
- soziale Situation,
- somatische Befunde,

- psychiatrische Befunde (ggf. fachärztliche Stellungnahme),
- Nennung der psychosozialen Betreuungsstelle.

Die Beratungsgrundlage der Kommission ist der „Leitfaden zur Substitutionstherapie Opiatabhängiger" der Ärztekammer Westfalen-Lippe. Dieser Leitfaden stellt in Westfalen-Lippe die berufsrechtliche Grundlage der Substitutionsbehandlung Opiatabhängiger dar.

Der antragstellende Arzt erhält einen schriftlichen Bescheid, der seiner berufsrechtlichen Absicherung dient. Darüber hinaus wird ein solcher Bescheid in Einzelfällen auch für die Kostenregelung zu Lasten des Sozialhilfeträgers benötigt.

Die Verfahrensweise hinsichtlich einer Kostenübernahme der Substitutionsbehandlung durch den Sozialhilfeträger ist regional sehr unterschiedlich geregelt. So wird in Westfalen-Lippe z. B. von einigen Sozialämtern erwartet, daß ein Bescheid der Beratungskommission der Ärztekammer vorgelegt wird. In diesen Fällen sollte sich der Arzt durch die Beratungskommission „Sucht und Drogen" bei der Ärztekammer Westfalen-Lippe beraten lassen, um somit ggf. eine Kostenübernahme für den Patienten zu erreichen.

Über die Einzelfallberatung hinaus bietet die Beratungskommission in Zusammenarbeit mit der Akademie für ärztliche Fortbildung Informations- und Fortbildungsmaßnahmen zu relevanten Themen im Bereich „Sucht und Drogen" an. Die Veranstaltungen sind offen für alle Berufsgruppen, die in diesem Bereich arbeiten.

## Schlußbetrachtung

Die Änderungen des Betäubungsmittelrechtes und die Einführung der NUB-Richtlinien zur Substitutionsbehandlung mit Methadon haben in den letzten Jahren dazu geführt, daß sich die Substitutionstherapie opiatabhängiger Patienten als Behandlungsform neben den bereits vorhandenen Behandlungsmöglichkeiten etablieren konnte. Langjährige praktische Erfahrungen im Bereich der Substitutionstherapie Opiatabhängiger haben mir gezeigt, daß allen an der Behandlung Beteiligten – auch wenn es manchmal mühsam und überflüssig erscheint – das gründliche Lesen der Originaltexte und die Auseinandersetzung mit den entsprechenden Rechtsvorschriften und Finanzierungsrichtlinien zu empfehlen ist.

Sowohl die derzeitigen gesetzlichen Regelungen als auch die Kostenregelung erweisen sich in der täglichen Praxis zum Teil als limitierender Faktor für den Einsatz der Substitutionsbehandlung.

Bekannt ist jedoch, daß für die Zukunft zumindest mit Änderungen der betäubungsmittelrechtlichen Rahmenbedingungen zu rechnen ist. Hinsichtlich der Kostenregelungen sowohl der medizinischen Behandlung als auch der psychosozialen Betreuungsmaßnahmen zeichnet sich derzeit leider für die Zukunft keine positive Entwicklung ab.

Im Sinne der Patienten und der behandelnden Ärzte sollten aber pragmatische Lösungen angestrebt werden.

## Literatur

Ärztekammer Westfalen-Lippe (1998) Leitfaden zur Substitutionstherapie Opiatabhängiger. In: Westfälisches Ärzteblatt, 8/1998

Joachimski J (1996) Betäubungsmittelgesetz, 6. Aufl. Boorberg-Taschenkommentar, Stuttgart

Leitlinien der Bundesärztekammer zur Substitutionstherapie Opiatabhängiger (1997) In: Deutsches Ärzteblatt 94, Heft 7

Richtlinien über die Einführung neuer Untersuchungs- und Behandlungsmethoden und über die Überprüfung erbrachter vertragsärztlicher Leistungen. Anlage A: Anerkannte Untersuchungs- und Behandlungsmethoden. 2. Richtlinien zur substitutionsgestützten Behandlung Opiatabhängiger(1999) In: Deutsches Ärzteblatt 96, Heft 25: C 1250–1252

Schlüter H-J, Follmann A (1998) Geänderte Betäubungsmittel-Verschreibungsverordnung (BtMVV) in Kraft getreten. In: Westfälisches Ärzteblatt 3/1998

Ulmer A (1998) Substitution unter neuer Rechtslage: die zehnte Verordnung zur Änderung betäubungsmittelrechtlicher Vorschriften (zehnte Betäubungsmittelrechts-Änderungsverordnung – 10. BtMÄndV); ein Kommentar für substituierende Ärzte. In: Schriftenreihe der DGDS e.V., Bd.1. VWB, Berlin

Zehnte Verordnung zur Änderung betäubungsmittelrechtlicher Vorschriften (Zehnte Betäubungsmittelrechts-Änderungsverordnung – 10. BtMÄndV) (1998) In: Bundesgesetzblatt, Teil I, Nr. 4, 23.01.1998

# Ambulante und stationäre Entgiftung einschließlich der Behandlung mit Opiatantagonisten

**11**

T. POEHLKE

Die Zahl der Drogenkonsumenten hat sich nicht verringert, bei Amphetaminderivaten und Opiaten ist sogar eine erneute Zunahme von Erstkonsumenten zu beobachten. Gerade die Opiatabhängigkeit gilt als nur schwer zu behandelnde und mit unweigerlichem sozialen und persönlichen Abstieg verbunde Konsumform. Diese Sicht konnte durch qualifizierte Studien korrigiert werden, wobei offenkundig wurde, daß die Chance auf eine Abstinenz durch Modifikation therapeutischer Angebote wächst. Als wichtiger Punkt der Behandlung gilt die Entgiftung, da hier eine erste Kontaktaufnahme erfolgt, die unter anderem auch über die Fähigkeit zur Bindung des Abhängigen an die Institution entscheidet. Diese, üblicherweise stationäre Entgiftung ist aber für viele Betroffene eine recht hohe Hürde, deren Überwindung sie lange Zeit scheuen. Ursächlich war dafür sicher auch die therapeutische Ausrichtung vieler Kliniken maßgeblich, da Entzüge ohne medikamentöse Unterstützung, also „kalt" durchgeführt wurden. Erst mit Einführung qualifizierter Stationen zur Entgiftung Drogenabhängiger hat sich diese Praxis geändert.

Neben den stationären Entgiftungsbehandlungen wird auch eine steigende Nachfrage nach ambulant durchgeführten Entgiftungen bemerkbar. Die bisher vertretene Meinung, lediglich die unter geschlossenen stationären Bedingungen praktizierte Behandlung habe Aussicht auf Erfolg, läßt sich angesichts der Erfahrungen mit ambulanten Entgiftungen nicht halten.

Die traditionellen stationären Angebote werden zudem vielfach nicht von sozial gut integrierten Abhängigen angenommen. Ihnen muß über einen mit dem Alltagsleben zu vereinbarenden Weg eine Möglichkeit geschaffen werden, die Entgiftung ohne Abwesenheit aus den bisherigen sozialen Bezügen durchzuführen. Voraussetzung zu diesem Schritt ist allerdings die Diagnose eines psychisch und somatisch nur wenig gestörten Patienten. Die Sorge, unter diesen Bedingungen etwa Abhängigkeit zu kaschieren und mithin Drogenkonsum und damit verbundene Verleugnungstendenzen zu bestärken, ist unbegründet.

Aus Evaluationsprogrammen mit Methadon ist bekannt, daß Patienten mehrere Jahre brauchen, um in Kontakt mit Institutionen der Suchthilfe zu kommen. Ein Angebot, nach eingehender medizinischer Untersuchung ambulant entgiftet werden zu können, ohne daß sich daran Anforderungen im Sinne einer später zu bestreitenden Entwöhnungstherapie oder des regelmäßigen Verbleibens in einer Struktur der Suchthilfe ergeben muß, ist sicher für viele Betroffene wünschenswert. Voraussetzung zu diesem Zugang ist eine unbürokratische Aufnahme in eine ambulante Behandlung und die Verordnung von effektiven Medikamenten. Eine Begrenzung der Entgiftungsversuche ist dabei nicht vorgesehen!

Bisher nicht erreichte soziale Gruppierungen, die in üblichen Behandlungssettings nicht vertreten sind, müssen hier eine Gelegenheit bekommen, durch einen nicht autoritär-hierarchisch geprägten Stil der Kommunikation Vertrauen zu fassen und sich behandeln zu lassen. Dies trifft v.a. auch auf Migranten und jugendliche Konsumenten zu.

Die Art der Behandlung muß eine größtmögliche Sicherheit gewährleisten, d. h. das verwendete Medikament darf nicht Bestandteil der szenetypischen Versorgungsstrukturen werden. Deshalb und zur Stützung des jeweilig Behandelten, ist die Einbindung einer Vertrauensperson von Vorteil, aber nicht Bedingung.

Die gemeinsame Planung einer nach der erfolgreichen Entgiftung angelegten Änderung der Situation mit ärztlicher und sozialarbeiterischer Hilfe ist möglich. Zunächst kann aber der lose Kontakt gehalten werden, ohne daß daran Bedingungen zu knüpfen sind. Die Möglichkeit, eine frustran verlaufende Entgiftung in eine Substitutionsbehandlung zu überführen, muß ebenso möglich sein, wie etwa die mittelfristige Behandlung mit einem Opiatblocker zur weiteren Stabilisierung.

Grundlage der Überlegung, ambulante Entzüge zu begleiten, ist die Kenntnis der Realität Drogenabhängiger. Nie bleiben sie in ihrer Abhängigkeit von Entzugssymptomen verschont. Viele von ihnen haben bereits mehrfache eigeninitiativ durchgeführte Entzüge hinter sich, bevor sie fremde Hilfe suchen. Die Gründe dafür sind unterschiedlich, letztlich ist aber der Wunsch, entgiften zu wollen, entscheidend für das gemeinsame Erarbeiten einer Behandlung. Die Eigenmotivation ist zunächst Grundlage der Behandlung. Vielfach sind aber letztlich fremdbestimmte Ursachen die Gründe für Entgiftungsbemühungen, da zunehmende soziale Ausgrenzung, Sorge um eigene Kriminalisierung oder familiäre und partnerschaftliche Konflikte die Fortsetzung des Drogenkonsums limitieren.

Ambulante Entgiftungen sollten nicht versucht werden bei zusätzlich psychisch Erkrankten und erheblichen somatischen Vorerkrankungen. Die gleichzeitige Abhängigkeit von Opiaten, Medikamenten und Alkohol führt bereits zu einer außergewöhnlichen Belastung während der üblichen ambulanten Behandlung, daher sollte eine Entgiftung unter diesen Bedingungen nur stationär erfolgen. Die Risiken, eine Dekompensation zu provozieren, müssen als zu hoch eingeschätzt werden.

Vornehmlich richtet sich die ambulante Entgiftung an jene Abhängigen, die Opiate konsumieren. Verschiedene Überlegungen bezüglich der medikamentösen Stützung während der Entgiftung sind möglich. Aus naheliegenden Gründen ist aber auch hier die Substitution des Opiats und dann folgende schrittweise Reduktion denkbar. Üblicherweise sollte der Beginn der Entgiftung auf den Wochenanfang gelegt werden. Vorausgegangen sind körperliche Untersuchung und Laborbefundung einschließlich eines positiven Drogenscreenings! Das Setting sieht einen Beginn mit 30, höchstens 40 mg Methadon pro Tag, am besten in einer zweimaligen Vergabe, vor. Es erfolgt dann eine tägliche Reduktion der Dosis um 2,5 mg. Nach etwa zwei Wochen ist diese Medikation beendet. Die Entzugssymptome halten erfahrungsgemäß über mehrere Tage danach noch an und manifestieren sich hauptsächlich in Schlafstörungen und innerlicher Unruhe. Hier hat sich die zusätzliche Gabe eines Antidepressivums mit schlaffördernder Komponente bewährt, wie etwa Mianserin (Tolvin®) oder Trimipramin (Stangyl®).

Eine Möglichkeit unter Verzicht der opiatbegleiteten Entzugsbehandlung ist die Verordnung von Doxepin (Aponal® Filmtabl., Drg., Amp. und Sinquan® Kps.) allein. Dieses Dibenzoxepin-Derivat ist ein trizyklisches Antidepressivum mit sedierender Wirkung (Amitriptylin-Typ). Die Substanz weist eine anticholinerge und antihistaminerge Wirkkomponente auf. Während Clonidin die vegetativen Entzugssymptome offenbar besser unterdrückt, hat Doxepin einen günstigeren Einfluß auf die depressive und dysphorische Stimmungslage im Entzug. Die Dosierung übersteigt dabei oft die üblichen Grenzen, so daß Tagesgaben von bis zu 400 mg gesehen werden!

Diesen Präparaten fehlt das Suchtpotential, andererseits kann die Verordnung auch zu einer längerfristigen Medikation führen, da Drogenabhängige zu einem nicht unerheblichen Teil unter depressiven Syndromen leiden, die somit adäquat behandelt werden. Unterstützt werden diese Maßnahmen von regelmäßigen balneotherapeutischen Interventionen mit Brom-Baldrian-Bädern. Während aller Behandlungen muß auf Beeinträchtigungen der Konzentration und vereinzelt der allgemeinen Leistungsfähigkeit verwiesen werden, so daß Tätigkeiten an Maschinen und die Teilnahme am Kraftverkehr zu unterbinden sind.

Offenbar erfolgversprechend ist der Einsatz von Tiaprid (Tiapridex®) einem Antihyperkinetikum, das bisher vornehmlich bei dystonen Syndromen oder Dyskinesien bei Neuroleptikabehandlung eingesetzt wurde. Nach vorangegangenen Studien vornehmlich im Bereich der Alkoholentgiftung zeigen sich nun auch positive Eigenschaften in der Entgiftung Opiatabhängiger. Dabei empfiehlt es sich, in den ersten Tagen eine Dosis von $4 \times 200$ mg bis $8 \times 200$ mg zu geben. Dazu kann die Gabe von Akineton $2 \times 1$ Tablette/Tag und eine analgetische Medikation, etwa Metamizol (Berlosin®), notwendig werden. Erste diesbezügliche Erfahrungen verweisen insbesondere auf die unmittelbare Ansprechbarkeit der Patienten innerhalb dieses Settings.

Positive Erfahrungen in der Entgiftung Drogenabhängiger wurden mit Akupunktur gemacht. Die Methode bildete sich anfangs der 70er Jahre im New Yorker Lincoln-Hospital mit der Behandlung von Heroin-, Kokain-, Methadon- und Alkoholabhängigen durch Akupunktur aus. Die Kombination von Körper- und Ohrakupunktur scheint vor allem bei schweren Fällen wirksamer als nur eine Methode. Eine Behandlung ist für 12–24 Stunden ausreichend. Zwei Nachbehandlungen im Abstand von 12–24 Stunden bilden die Regel. Eine Nachbehandlung von 1–2 Akupunkturbehandlungen pro Woche für mehrere Monate während der eigentlichen Suchttherapie ist empfehlenswert. Die Nadelung eines einzigen Punktes kann schon eine gute Wirkung zeigen, in aller Regel werden 5–10 Akupunkturpunkte beidseits genadelt, d. h. es werden 10–20 Nadeln benötigt. Die Nadeln bleiben 45 Minuten liegen.

Die Möglichkeiten der medikamentösen Behandlung etwaiger Entzugssymptome sind innerhalb einer stationären Therapie sicher größer, als dies im ambulanten Setting der Fall sein kann. Dennoch ist die bereits erwähnte Hürde der Institution nicht zu unterschätzen. Oftmals sind auch längere Wartezeiten ein Hinderungsgrund, die einmal verspürte Motivation zur Entgiftung aufrechtzuerhalten. Ähnlich der beschriebenen Verfahrensweise kann unter begleitenden gruppenspezifischen Begleitangeboten im stationären Bereich mit Methadon entgiftet werden. Hier sind auch polyvalent konsumierende Abhängige behandelbar. Typische Entzugsphänomene unterschiedlicher Substanzen reihen sich dabei häufig aneinander, so daß der zu Entgiftende auf eine harte Probe gestellt wird. Vielfach hilft hier aber die Gruppe von ebenfalls Behandelten, die in Phasen der Resignation aufbauend wirken kann. Ziele der stationären Entgiftung liegen überwiegend in einer anschließenden Entwöhnungstherapie, sie sind oft durch juristische Auflagen mitintendiert oder ebenfalls wie ambulante Versuche zusätzlich fremdmotiviert. Auch im stationären Bereich gilt, daß Kontakte aufgebaut werden und das Angebot aufrechterhalten wird, trotz erneuten Konsums wiederkommen zu dürfen.

Zusätzlich zu den Abhängigen, die eine komplette Entgiftung von konsumierten Stoffen anstreben, sind es Substituierte, die eine Teilentgiftung benötigen. Während die Methadon-Dosis weitergegeben wird, kann die zusätzlich konsumierte Droge entgiftet werden.

Spezielle Schemata zum Entzug von Alkohol, Kokain oder Benzodiazepinen kommen zur Anwendung.

Ein akutes Opiatentzugssyndrom kann durch Clonidin (Paracefan®) abgemildert werden. Das Medikament hemmt alsAgonist an $\alpha$2-Rezeptoren die Aktivität der noradrenergen Neuronen. Infolgedessen wird der „Noradreanlinsturm" vor allem im Locus coeruleus abgebremst und typische Entzugsphänomene wie Angst, Erregbarkeit, Aggressivität und Schweißausbrüche werden innerhalb von 90 Minuten reduziert.

Zum beschleunigten Entzug von Opiaten kann Naltrexon in Kombination mit Clonidin eingesetzt werden. Unter stationärer Beobachtung wird dem Patienten 0,2 bis 0,4 mg Clonidin verabreicht und er wird mit 10 bis 12 mg Lorazepam (Tavor®) pro 24 Stunden ruhiggestellt.

Erneute Entzugssymptome erfordern die wiederholte Gabe von Clonidin. Mit dieser Methode ist eine Entgiftung von Heroin in 24 Stunden und von Methadon in 36 Stunden möglich. Benzodiazepine, wie etwa Midazolam (Dormicum®), finden ebenfalls Verwendung, um eine Sedierung während des Entzugs zu gewährleisten. Nach Gabe von Naloxon i.v. kann dann mit Flumazenil (Anexate®) die Wirkung des Benzodiazepins aufgehoben werden. Anschließend wird mit Naltrexon weiterbehandelt, bis Urintests auf Opiate negativ sind. Die Kombination von Clonidin und Naltrexon kann auch zur mehrtägigen Entgiftung ambulant eingesetzt werden.

## Nemexin®

Als konträr zur Überlegung einer Substitution von Opioiden, läßt sich die seit vielen Jahren angewendete Methode der Antagonisierung von Opioiden darstellen. Naltrexon (Nemexin®) ist ein nahezu reiner Opiatantagonist, der stärker am sog. $\mu$-Rezeptor bindet als andere zentral wirkende Opiate.

Als mögliche Ursache der agonistischen Wirksamkeit kann der Metabolit Noroxymorphone angenommen werden. Klinisch sind agonistische Eigenschaften der kompetitiven Rezeptor-Besetzung wie leichte Miosis nach chronischer

Verabreichung und u. U. selten depressive Effekte zu beobachten (Herz 1995). Naltrexon selbst hat keine intrinsische Aktivität, so daß Opiat-Agonisten wie Heroin und Morphin allenfalls in sehr hohen Dosen in der Lage sind, an die Rezeptoren zu binden und ihre intrinsische Aktivität zu entfalten.

Opioide, die bereits an Rezeptoren gebunden sind, werden wegen der höheren Affinität des Naltrexon von ihren Bindungsstellen kompetitiv verdrängt. Dadurch werden intrinsische Wirkungen wie Analgesie oder Überdosierungserscheinungen aufgehoben. (Unsachgemäß eingenommen bedeutet dies aber das Auslösen sofortiger, oft heftiger und vital bedrohlicher Entzugssymptome.)

Die Substanz wird schnell absorbiert und erreicht ihre maximale Plasmakonzentration nach einer Stunde. Die orale Bioverfügbarkeit liegt wegen des ausgeprägten First-pass-Effekts zwischen 5 und 20%. Eine Akkumulation nach regelmäßiger Einnahme tritt nicht auf. Die Metabolisierung verläuft über den Hauptmetaboliten 6-beta-Naltrexol, der zusammen mit einigen anderen Metaboliten in der Leber glukoronidiert und über die Nieren ausgeschieden wird. Die Wirkdauer nach Einnahme von 20 bis 200 mg täglich liegt zwischen 24 und 72 Stunden.

Wegen der Verdrängung der Opiate von ihren Rezeptor-Bindungen mit allen Konsequenzen eines unmittelbar ausgelösten Entzugs, muß zwischen letzter Opiatzufuhr und erster Einnahme des Naltrexon ein Zeitraum von etwa 7 bis 14 Tagen liegen. Wird dieser Abstand nicht eingehalten, so treten innerhalb von Minuten bis maximal einer Stunde später vital bedrohliche Entzugssymptome wie Erbrechen, Polyurie und Diarrhö auf. Die Folge sind Flüssigkeitsverlust und Elektrolytentgleisungen. Notfallmäßig ist die Gabe des zentral angreifenden $\alpha$2-Rezeptoragonisten Clonidin (Paracefan®), von Antiemetika, die Volumensubstitution und evtl. Behandlung mit Benzodiazepinen einzuleiten.

Dabei blockiert Clonidin die durch Opiate ausgelöste Adrenalinausschüttung im ZNS (Locus caeruleus) und verhindert dadurch schwerwiegende Entzugssymptome. Es muß eine (s.c.-) Dosierung von etwa 600 Mikrogramm vorgenommen werden, da es oral wegen des Erbrechens nicht wirkt. Wenn in der ersten Stunde nach Einnahme des Naltrexons keine Entzugssymptome auftreten, dann ist die Wahrscheinlichkeit einer späteren Komplikation gering. Der propagierte Test mit der Injektion einer geringen Dosis Narcanti® zur Beobachtung, ob noch Entzugsphänomene wie etwa Pupillenerweiterung auftreten, ist bei regelrecht terminierter Zeit und Drogenfreiheit (wiederholt negative Drogenscreenings) entbehrlich. Naltrexon erfüllt die Anforderungen, die an einen optimalen Opiat-Antagonisten gestellt werden müssen, nahezu komplett: Es antagonisiert euphorische Effekte, ohne zu einer Toleranzentwicklung zu führen, es wirkt lang, ist reversibel, hat ein niedriges Mißbrauchspotential und ist durch die orale Einnahme in der Verordnung sehr praktikabel.

Nach bisherigen Erfahrungen im Bereich der Behandlung Opiatabhängiger mit Naltrexon besteht die Indikation zu seinem Einsatz neben der notwendigen Eigenmotivation des Patienten in einer nur kurzfristigen Opiatabhängigkeit, wenn möglich ohne Konsum anderer psychotrop wirkender Substanzen. Eine längere Abhängigkeit als sechs Jahre scheint für die erfolgreiche Prognose ungeeignet zu sein, wenngleich ein Beenden langjährigen Drogenkonsums durchaus auch mit Naltrexon zu begleiten ist. Es sollte eine gute soziale Integration vorhanden sein sowie eine tragfähige Beziehung zum Therapeuten bestehen.

Erste Behandlungsziele können in der Überbrückung bis zum Antritt einer Langzeittherapie oder Stützung der Reintegration nach Langzeittherapie liegen. Unbedingt erforderlich ist die Identifikation des Patienten mit der Idee der Antagonistenbehandlung und seine umfassende Information über die Behandlungsmethode.

Die Leber-Transaminasen sind im ersten Halbjahr alle vier Wochen zu überprüfen. Liegt die Serum-Glutamat-Oxalacetat-Transaminase (SGOT) doppelt so hoch wie normal, so sollte Naltrexon nicht weiter verordnet werden. Steigt der SGOT-Wert während der Behandlung ohne anderen ersichtlichen Grund an, so ist die Therapie ebenfalls zu unterbrechen. Unter Umständen kann eine niedrigere Dosierung des Naltrexon eine Wertkonstanz herbeiführen, so daß die Intervalle wegfallen und nur 25 mg täglich zu nehmen sind.

Zu Beginn versuchen die meisten Patienten erneut, Opiate zu konsumieren. Da die erwartete Wirkung nicht eintritt, geben sie diesen Konsum aber rasch auf. Problematischer ist der Abusus anderer zentralwirksamer Substanzen, wie etwa Kokain, da plötzlich eine polyvalente Abhängigkeit neben der Naltrexon-Behandlung ausgebildet wird. In der therapeutischen Begleitung müssen diese Verhaltensweisen reflektiert werden, um dem Patienten einen Einblick in die zugrundeliegenden Mechanismen dieses Verhaltens zu geben. Die Haltequote ist niedriger als bei einer Methadon-Behandlung, obwohl die meisten mit Naltrexon behandelten Abhängigen anfangs eine höhere Motivation zur Behandlung erkennen lassen. Nach Unterbrechung einer Naltrexon-Gabe oder deren komplettem Abbruch ist eine erneute Wiederaufnahme unter Berücksichtigung beschriebener Voraussetzungen möglich. In der Wiederholung steigert sich offenbar die Verweildauer und damit auch die längerfristige Abstinenz. Nach umfassender Information sind die Patienten selbst sehr daran interessiert, einen Sicherheitsabstand zwischen dem letzten Heroinkonsum und erneuter Naltrexoneinnahme zu beachten.

Es ist darauf zu hinzuweisen, daß auch andere Opiate von dieser Vorsichtsmaßnahme betroffen sind, da vielfach z. B. DHC-Saft nicht unmittelbar als Opiat identifiziert wird und u. U. einen schweren Entzug provozieren kann, wenn Naltrexon genommen wird.

Als wichtig ist die Information über eine Naltrexon-Behandlung für behandelnde Kollegen etwa in einem Notfall zu erachten. Pässe verweisen auf die Notwendigkeit einer sorgfältig ausgewählten Anästhesie und Analgesie, und für Rückfragen sollte eine Telefonnummer der Firma mitgeführt werden.

Hauptsächliche Komplikation ist das Auslösen von Entzugssymptomen bei Heroinabhängigen, die zu früh nach Beendigung der Opiateinnahme behandelt werden. Bereits innerhalb von fünf Minuten nach der Einnahme treten Benommenheit, Konzentrationsstörungen und optische Halluzinationen auf. Es kommt zu Flüssigkeitsverlusten nach Erbrechen und Diarrhö. Diese Symptome können bis zu 48 Stunden anhalten und vital bedrohlich sein.

Während der dauerhaften Anwendung treten in selten Fällen gastrointestinale Beschwerden, Erbrechen oder Kopfschmerz auf. Es kann in seltenen Fällen zu allergischen Reaktionen kommen, und in Einzelfällen trat eine reversible idiopathische thrombozytopenische Purpura auf. Die Leber-Transaminasen können sich während dieser Medikation erhöhen. Seltene Nebenwirkungen liegen auch in länger anhaltenden depressiven Syndromen, die u. U. durch das Auslösen aversiver Effekte bedingt sind, wie sie im Tierversuch nachweisbar waren (Herz 1995).

Angststörungen und Energieeinbußen treten selten auf und sind schwer gegenüber den durch Opiatentzug ausgelösten Beeinträchtigung zu differenzieren. Hierbei sind also evtl. gar keine spezifischen Naltrexon-Wirkungen beschrieben.

Derzeit gibt es trotz der beschriebenen, insbesondere US-amerikanischen Erfahrungen noch keine allgemeingültig ausgearbeiteten Indikationskriterien für den Einsatz von Naltrexon in der Behandlung Opiatabhängiger. Da nur wenige pharmakologische Besonderheiten zu beachten sind und die Substanz bei sachgemäßer Verwendung kaum unerwünschte Wirkungen zeigt, ist ihr dennoch eine größere Aufmerksamkeit als bisher zu wünschen, wobei nicht zu übersehen ist, daß sicher nur ein geringer Teil der ärztlich betreuten Opiatabhängigen für eine Behandlung in Frage kommen wird (Übersicht bei Koc et al. 1998).

## Literatur

Herz A (1995) Neurobiologische Grundlagen des Suchtgeschehens. Nervenarzt 66: 3–14
Koc JM et al. (1998) Rezeptorblockade mit Naltrexon. In: Gölz J (Hrsg) Moderne Suchtmedizin. Thieme, Stuttgart New York

# Die ambulante Behandlung mit Methadon/L-Polamidon Hinweise und Erfahrungen aus der Praxis eines niedergelassenen Arztes

**12**

H.-J. SCHLÜTER

## Einleitung

Häufig treten Drogenabhängige in den Praxen niedergelassener Ärzte mit dem Wunsch auf, sich Suchtmittel verschreiben zu lassen, aber auch, um sich über eine Langzeittherapie oder eine qualifizierte Substitutionstherapie zu informieren. Nur ungern übernehmen die meisten Ärzte die Behandlung dieser Patienten. Das hat nach meiner Erfahrung zwei wesentliche Gründe:

1. Andere Patienten nehmen Anstoß an der oft nicht sehr gepflegten Erscheinung der Abhängigen und an ihrem wenig angepaßten, oft forderndem Verhalten.
2. Die Suchtkranken haben immer wieder die gleichen Wünsche nach Suchtmitteln, wie z. B. Remedacen® und Rohypnol®, die wir nicht erfüllen können und wollen.

Gibt ein Kollege den Forderungen der Drogenabhängigen nach – z. B. aus Zeitgründen oder um Konflikten aus dem Weg zu gehen –, füllt sich u. U. sehr bald durch Mund-zu-Mund-Propaganda seine Praxis mit Drogenabhängigen, die mit immer neuen Lügengeschichten und Drohungen drängen, auch ihnen die geforderten Substanzen aufzuschreiben.

Im Rahmen meiner Tätigkeit in der Beratungskommission „Sucht und Drogen" der Ärztekammer Westfalen-Lippe habe ich häufig Kollegen beraten müssen, die Probleme mit dem Staatsanwalt bekommen haben oder über deren Verschreibungen von Codein oder Rohypnol® an Suchtkranke von Gesundheitsämtern oder Apotheken Beschwerde geführt wurde. Die Kolleginnen und Kollegen führten fast durchgängig an, daß sie nach anfänglichem Verschreiben geringer Mengen dieser Ersatz- und Suchtmittel von Süchtigen überrannt worden seien und sie keine andere Lösung gesehen hätten, als weiter diese Medikamente aufzuschreiben. Als zweite Entschuldigung wurde meist angegeben, daß die Drogenkranken ihr Mitleid hervorgerufen hätten. Ich hatte bei allen Gesprächen nicht den Eindruck, daß Gewinnstreben der Grund für dieses Verschreibungsverhalten war und trotzdem ist das Verhalten dieser Kolleginnen und Kollegen natürlich nicht akzeptabel, da durch eine solche unkontrollierte Verschreibungspraxis außerhalb einer qualifizierten Substitution keinem Suchtkranken geholfen, der Schwarzmarkt aufgefüllt und die Zahl der Drogentoten erhöht wird.

Eine der wichtigsten Regeln bei der Behandlung Opiatabhängiger lautet deshalb:

**!** **Außer der Verordnung des Substituts im Rahmen einer qualifizierten Substitutionsbehandlung niemals irgendwelche Ersatzpräparate aufschreiben. Das gilt für Benzodiazepinderivate genauso wie für Opiate und Codeinderivate.**

Wegen der schlechten Erfahrungen mit Drogenkranken, die viele Ärzte gemacht haben, und der daraus resultierenden Ängste war es zu Beginn der Einführung und Etablierung der Substitutionstherapie Opiatabhängiger in Deutschland Mitte der 80er Jahre und auch teilweise noch heute schwierig, Ärzte zu finden, die bereit sind, diese Behandlung durchzuführen. Es ist aber wünschenswert, möglichst viele Kollegen zur Mitarbeit zu gewinnen. Daß dieses gelingen kann, zeigt das deutlich gestiegene Interesse an einschlägigen Fortbildungsangeboten, aber auch die Tatsache, daß z. B. in einer Großstadt wie Dortmund inzwischen mehr als 30% der Opiatsüchtigen von mehr als 30 Kollegen im Rahmen einer qualifizierten Substitutionstherapie mit Methadon behandelt werden. Diese Entwicklung ist auch in der positiven Erfahrung, die viele Ärzte mit der Substitutionsbehandlung Opiatabhängiger gemacht haben, begründet.

Nicht alle Patienten sind für diese Behandlung geeignet. Starre Kriterien für die Auswahl der Patienten gibt es nicht. Ob dem Patienten mit der Substitutionsbehandlung geholfen werden kann, stellt sich oft erst nach monatelanger Behandlung heraus. Man erlebt als Arzt immer wieder Enttäuschungen mit Patienten, die man bezüglich der Prognose sehr positiv beurteilt hat, und genauso häufig überraschende Erfolge bei Patienten, deren Substitution anfänglich mehr schlecht als recht gelaufen ist.

**FALLBEISPIEL**

So studiert ein 28jähriger Patient von mir nach 10jähriger Drogenkarriere mit allen Tiefen wie Haftstrafen, Prostitution, Hepatitis B und C, abgebrochenen Langzeittherapien und massivem Beigebrauch inzwischen Wirtschaftswissenschaften. Nachdem er in den ersten Monaten der Substitution einen massiven Beigebrauch betrieb, hat er im weiteren Verlauf unter beigebrauchsfreier Substitution in niedriger Dosis (25 mg/Tag) das Abitur nachgemacht. Ich war bereits einige Male entschlossen, bei diesem Patienten die Substitution abzubrechen und habe mich in Zusammenarbeit mit dem psychosozialen Betreuer zur Fortführung der Behandlung entschieden. Der Grund lag insbesondere darin, daß ich mehrfach erleben mußte, daß Patienten, bei denen die Behandlung abgebrochen wurde, bald darauf völlig verelendeten oder an Überdosierungen gestorben sind. Der beschriebene Patient hat aber nach einem Jahr Studium einen kapitalen Rückfall erlitten, der beinahe zu einer Haftstrafe geführt hat. Dieser Rückfall ist mir erst nach 2 Monaten, also relativ spät, aufgefallen, da ich so fest von der Heilung dieses Patienten überzeugt war, daß ich die notwendigen Kontrollen vernachlässigt habe, und weil der Patient so intelligent war, daß er die Routinekontrollen umgangen hat. Heute läuft die Substitution bei diesem Patienten wieder optimal. Es ist abzusehen, daß der Patient vollständig abstinent wird.

Eine weitere wichtige Regel lautet deshalb:

**Am Anfang der Behandlung nicht zu schnell die Geduld verlieren, aber auch nach jahrelanger erfolgreicher Substitution nie die notwendigen Kontrollmechanismen vernachlässigen.** !

Diejenigen Patienten, die man erfolgreich in eine Behandlung aufgenommen hat, kann man bereits nach wenigen Wochen äußerlich und in ihrem Verhalten kaum noch von den übrigen Patienten in der Praxis unterscheiden. Ich behandle z. Zt. Patienten, die bereits mehr als 20 Jahre an der Heroinnadel hängen und bei denen alle Entzugs- und Langzeittherapieversuche mißlungen sind. Ein Teil dieser Patienten hat sich unter der qualifizierten Substitutionsbehandlung gesundheitlich, beruflich und sozial stabilisiert und gesellschaftlich reintegriert.

Natürlich muß die Drogenabstinenz immer das therapeutische Ziel bleiben, nur ist eine solche Abstinenz bei dem größeren Teil der Drogenkranken zumindest zeitnah nicht zu erreichen. Die Zahlen des wissenschaftlichen Erprobungsvorhabens „Medikamentengestützte Rehabilitation bei i.v.-Opiatabhängigen" in Nordrhein-Westfalen weisen aus, daß bei Patienten, bei denen alle Versuche der klassischen Abstinenzbehandlung über viele Jahre kläglich gescheitert sind, eine solche Abstinenz in etwa 10% der Fälle erreicht wird. Aber auch wenn das nicht gelingt, ist die Reintegrationschance unter einer Behandlung mittels Methadon/L-Polamidon ein anzustrebender Erfolg. Dazu kommt die Vermeidung von Beschaffungskriminalität bei diesen Patienten und die Verminderung des Risikos, daß der HI-Virus durch Beschaffungsprostitution weiter in der Bevölkerung verbreitet wird. Ebenso sinkt das Risiko des Drogenkranken selbst, sich mit HIV und Hepatitis B oder C zu infizieren. Bei vielen verelendeten Süchtigen geht es aber anfänglich schlicht um das Überleben.

## Vorbereitung einer qualifizierten Substitutionsbehandlung

Was ist zu tun, wenn ein drogenkranker Patient um eine Substitutionsbehandlung nachsucht und auch der Arzt der Meinung ist, daß bei dem Patienten diese Behandlung die Methode der Wahl ist?

## Aufklärung des Patienten

Am Anfang steht immer die umfassende Aufklärung. Der Patient muß auf die Schwierigkeiten und Belastungen, die sich für ihn aus einer solchen Behandlung ergeben, und auf die notwendigen Rahmenbedingungen aufmerksam gemacht werden.

Im einzelnen sollte auf die folgenden Punkte hingewiesen werden:
- Ein *tägliches Aufsuchen der Praxis* ist erforderlich, da entsprechend der gesetzlichen Vorschriften das Methadon mindestens in den ersten 6 Monaten der Behandlung unter Aufsicht eingenommen werden muß. Die Einhaltung der festen Vergabemodalitäten fällt Patienten, die sich in der Regel viele Jah-

re außerhalb von Konventionen und zeitlichen Zwängen bewegt haben, oft sehr schwer, sind aber unabdingbar notwendig. Die zeitliche Einteilung trifft bei den substituierten Patienten häufig auf vollständiges Unverständnis und führt anfänglich oft zu Auseinandersetzungen mit dem Praxispersonal. Nur wenn man hier keine Kompromisse eingeht, ist bei einer größeren Zahl von Substituierten eine Behandlung möglich. Die Vergabezeiten müssen jedoch natürlich auch berufliche und familiäre Zwänge der Patienten berücksichtigen.

- Das Methadon muß *im Beisein einer Arzthelferin oder des Arzt*es getrunken werden. Ein häufig angewendeter Trick ist, daß der Patient die Flüssigkeit nur in den Mund nimmt und außerhalb der Praxis in ein Fläschchen spuck und verkauft. Zugegebenermaßen kein besonders hygienisch verantwortliches Verhalten und doch gängige Praxis. Dagegen kann man sich wehren, indem man sich freundlich von dem Patienten verabschiedet und auf einer Antwort besteht, um so sicherzustellen, daß der Patient die Substanz schlucken muß.
- *Abstinenz von anderen Drogen und Alkohol:* Das fällt insbesondere den polytoxikomanen Patienten anfänglich schwer. Etwa 2/3 der Patienten haben in den ersten Wochen und Monaten Beigebrauch.
- Die *Bereitschaft des Patienten zur Durchführung von* unregelmäßig aber zumindest bis zur Beigebrauchsfreiheit häufig durchgeführten *Drogenscreenings.*
- *Die Bereitschaft des Patienten, sich aus der Drogenszene zu lösen:* Das hört sich einfach an, stößt aber in der täglichen Praxis auf erhebliche Schwierigkeiten, was daran liegt, daß man sich in der Szene gegenseitig kennt und sich auch bei zufälligen Treffen anspricht. Außerdem hat der Süchtige viele Jahre keinerlei Kontakte außerhalb der Szene gesucht und gepflegt. Er ist ohne diese gewohnten Kontakte einsam und ängstlich.
- Die Substitutionsbehandlung hat – abgesehen von der Behandlung schwer erkrankter Süchtiger – auf Dauer gesehen natürlich nur Sinn, wenn der Patient auch zu u *Veränderungen seiner Lebensumstände* bereit ist und damit zur *Rehabilitation.* Das ist etwas, was sich der Patient auch mit Hilfe der psychosozialen Begleittherapie erarbeiten muß. Dies dauert seine Zeit und sofortige Erfolge sind, obwohl es aus solche gibt, selten.
- Die *Bereitschaft des Patienten, sich in den Praxisablauf einzufügen,* wie jeder andere Patient auch, ist ein wichtiger Punkt. Sie vermeiden Ärger mit Ihren Angestellten und mit den anderen Patienten, wenn Sie auf diesen Punkt eindringlich hinweisen. Dem Patienten muß klar sein, daß er nicht in unangemessener Kleidung in die Praxis kommt. Dazu gehören auch Selbstverständlichkeiten wie die Tatsache, daß Hunde in der Praxis nichts zu suchen haben. Natürlich müssen bei den Vergabezeiten auch die Belange des Patienten, besonders, wenn er berufstätig ist, berücksichtigt werden. Dazu gehört auch, daß der Patient direkt zur Vergabe geht und danach die Praxis und die Praxisumgebung ohne weiteren Aufenthalt wieder verläßt. Anfänglich, als ich noch nicht darauf geachtet habe, hatten wir Probleme mit Beschwerden anderer Patienten, die sich zu Recht über Ansammlungen von Süchtigen, teilweise auch über „Dealen" vor der Praxistür beklagten. Die Arzthelferinnen tragen in mei-

ner Praxis dafür Sorge, daß die Drogenkranken zügig mit dem Substitut versorgt werden, da es sonst nach meiner Erfahrung unweigerlich zu Gesprächen der Substituierten im Wartebereich kommt, deren Form und Inhalt anderen Patienten negativ aufstoßen könnten.

- *Bereitschaft zur Durchführung einer psychosozialen Betreuung*, sofern diese erforderlich ist
- *Notwendigkeit regelmäßiger medizinischer Diagnostik und Therapie:* Dabei geht es besonders um die Folgen des Drogenkonsums. Die häufigsten gefährlichen Krankheiten, die eine Rolle spielen, sind AIDS und Hepatitis B und C. Die inzwischen erfolgversprechenden, aber sehr teuren therapeutischen Möglichkeiten bei diesen Infektionskrankheiten setzen wegen der notwendigen Zuverlässigkeit und Bereitschaft zur Therapie eine weitgehende Beigebrauchsfreiheit voraus. Bei nicht regelmäßiger Einnahme der antiviralen Medikamente kommt es bei der Behandlung des HI-Virus zu irreversiblen Resistenzen, die die Prognose erheblich verschlechtern. Eine Kombination der Vergabe des Methadons und eine Einmaleinnahme der antiviralen Substanzen zur Complianceverbesserung wird z. Zt. erprobt, erste Ergebnisse lassen hoffen.
- *Regelmäßige Arzt-Patienten-Kontakte* sind erforderlich, wie bei jedem anderen chronisch Kranken auch. In der derzeit gültigen Betäubungsmittel-Verschreibungsverordnung ist ein wöchentlicher Arzt-Patienten-Kontakt vorgeschrieben. Ein solch engmaschiger Kontakt ist bei langjährig erfolgreich substituierten Patienten in meinen Augen unsinnig, zu Beginn der Therapie sind aber wesentlich häufigere Kontakte erforderlich.
- Gegebenenfalls *Bereitschaft zur Teilnahme an einer Psychotherapie.*
- Gegebenenfalls *Bereitschaft zur Behandlung durch Ärzte anderer Fachgebiete.* Besonders bei den z. T. auftretenden schweren psychiatrischen Begleiterkrankungen sind die Fachkollegen gefordert. Leider wird nach unseren Erfahrungen von der sog. „NUB-Kommission" bei den Kassenärztlichen Vereinigungen auf Drängen der Kassenvertreter immer häufiger eine Psychotherapie oder psychiatrische Intervention gefordert, und zwar so häufig, daß dadurch die vorhandene Behandlungskapazität bei weitem gesprengt wird und wirklich notwendige Therapien nicht oder nur spät begonnen werden können.
- *Mitteilung, daß nur unter Beachtung aller oben angeführten Punkte eine Substitution auf Dauer möglich ist:* Das kann aber nicht bedeuten, daß man bei jedem Verstoß gleich die Therapie abbricht. Diese Klientel hat so lange außerhalb der Norm und außerhalb von Gesetzen gelebt, daß sie sich an Regeln und Rahmenbedingungen erst einmal gewöhnen muß.

Um dem Patienten die Ernsthaftigkeit der aufgeführten Punkte vor Augen zu führen empfiehlt es sich, eine schriftliche Vereinbarung[1]

---

[1] Einen Vorschlag für eine solche schriftliche Vereinbarung ist als Anlage abgedruckt mit ihm abzuschließen, obwohl das natürlich keine Rechtsverbindlichkeit hat.

## Voraussetzungen für die Praxis

Der substituierende Arzt kann die notwendigen fachlichen Voraussetzungen für die qualifizierte Substitutionsbehandlung Opiatabhängiger u. a bei Fortbildungsveranstaltungen der Akademien für ärztliche Fortbildung der jeweiligen zuständigen Ärztekammern und Kassenärztlichen Vereinigungen erwerben. Darüber hinaus kann die Fachkunde „Suchtmedizinische Grundversorgung" (Kursumfang 50 Stunden ) erworben werden. Natürlich ist es nicht damit getan, sich die theoretischen Grundlagen anzueignen. Die in der Praxis entstehenden Fragen und Probleme sind so vielfältig, daß allen substituierenden Kollegen und Kolleginnen nur empfohlen werden kann, sich einem der vielen regionalen Arbeitskreise oder Qualitätszirkel anzuschließen, um sich regelmäßig auszutauschen. (Die zuständigen Ansprechpartner erfahren Sie i. d. R. über die Drogenhilfe oder die ärztlichen Körperschaften.)

Auch das Praxispersonal ist mit dem neuen Klientel am Anfang möglicherweise überfordert. Personalbesprechungen schaffen schnell Abhilfe, wenn alle Sorgen, Probleme und Ängste offen angesprochen werden können.

Einige Ärztekammern wie z. B. die Ärztekammer Westfalen-Lippe bieten spezielle Fortbildungsveranstaltungen und Seminare für Arzthelferinnen an.

Zu Beginn sollte man sich auf die Behandlung von ein oder zwei Patienten beschränken, um erst einmal die notwendige Erfahrung zu sammeln. Man vermeidet dadurch auch Auseinandersetzungen mit dem Praxispersonal, da man den Arzthelferinnen die Möglichkeit gibt, langsam in die neuen Aufgaben hineinzuwachsen. Erfahrene Kollegen sind sicher bereit, bei auftauchenden Problemen zu helfen.

Bei einigen Ärztekammern sind Beratungsgremien angesiedelt, denen man Probleme in der Substitutionsbehandlung oder während der Therapie drogenabhängiger Patienten vortragen kann und wo man eine entsprechende Beratung erhält. Bei der Ärztekammer Westfalen-Lippe wurde eine solche Beratungskommission „Sucht und Drogen" bereits vor vielen Jahren, als die Substitution in Deutschland rechtlich möglich wurde, etabliert. Diese Kommission ist aus Spezialisten verschiedener ärztlicher Fachrichtungen und einem Mitarbeiter der Drogenhilfe zusammengesetzt. Sie steht allen Ärzten, aber auch anderen Institutionen mit Rat und Tat zur Seite. Inzwischen mehr als tausend Nachfragen und Patientenvorstellungen in diesem Gremium belegen die Notwendigkeit einer solchen Institution.

Darüber hinaus dient die Arbeit der Kommission einer ständigen Qualitätsentwicklung in der Behandlung drogenabhängiger Patienten und erhöht die Akzeptanz für die Behandlung dieser Patientengruppe in der Ärzteschaft wie auch in der Bevölkerung.

Schon zu Beginn einer Substitutionbehandlung ist es notwendig, den Kontakt zu den Einrichtungen der Drogenhilfe herzustellen. Die Mitarbeiter der Drogenberatungsstellen kennen häufig die Patienten schon lange und können frühzeitig auf etwaige Probleme hinweisen. Außerdem sind diese Kontakte erforderlich, um den Patienten eine psychosoziale Betreuung zu ermöglichen.

## Der Kostenträger der Substitution

Wenn man sich dazu entschließt, eine Substitutionsbehandlung durchzuführen, so ist vor Beginn die Frage der Kostenübernahme zu klären. Außer in wirklichen Notfällen, die sehr selten sind, sollte keinesfalls mit der Substitution begonnen werden, bevor der Kostenträger feststeht.

Folgende Versicherungsmöglichkeiten bestehen:

- *Sozialamt:* Grundlage der Kostenübernahme durch das Sozialamt, ist der § 37 Bundessozialhilfegesetz (BSHG). Das BSHG hat seine Gültigkeit selbstverständlich im gesamten Bundesgebiet. Trotzdem gestaltet sich die Kostenübernahme durch den Sozialhilfeträger bundesweit manchmal sehr unterschiedlich. Das liegt u.a. daran, daß einzelne Sozialhilfeträger ihre Ermessensspielräume unterschiedlich nutzen. In jedem Einzelfall, sollte deshalb mit dem zuständigen Sozialamt Kontakt aufgenommen werden, um die weitere Verfahrensweise abzusprechen. In der Regel werden als Entscheidungsgrundlage die NUB-Richtlinien[1] herangezogen.
- *Privat:* In den Versicherungsverträgen der privaten Krankenkassen ist die Kostenübernahme der Behandlung von Suchtkrankheiten häufig ausgeschlossen. Es muß in jedem Einzelfall eine Entscheidung der Versicherung herbeigeführt werden. Bei Folgeerkrankungen wie AIDS oder Hepatitis C kann bei der Verhandlung mit dem Kostenträger mit der besseren Prognose hinsichtlich der Behandlung der Infektionskrankheiten unter einer Substitutionstherapie argumentiert werden.
- *Gesetzliche Krankenkassen:* Es muß geprüft werden, ob die Behandlung mit Methadon/L-Polamidon bei einem Patienten den geltenden NUB-Richtlinien entspricht. (Diese Richtlinien werden derzeit – Stand 01. Mai 1999 – durch den Bundesausschuß der Ärzte und Krankenkassen überarbeitet.)

Hier nur einige wenige Bemerkungen aus der Erfahrung meiner langjährigen Arbeit als beratender Arzt einer sog. „NUB-Kommission". Die NUB- Richtlinien sind vom zuständigen Bundesausschuß der Ärzte und Krankenkassen so gefaßt, daß möglichst wenig Patienten in den Genuß einer Substitutionsbehandlung kommen und somit möglichst wenig Kosten entstehen. Das Verfahren ist m. E. bürokratisch aufgeblasen und macht es den substituierenden Ärzten so schwer wie möglich.

Der grundsätzliche fachliche Fehler liegt darin, daß das Bestehen einer chronischen, seit vielen Jahren bestehenden, therapieresistenten Drogensucht als solche nicht für die Übernahme der Kosten der Substitutionsbehandlung durch die gesetzlichen Krankenkassen ausreicht. Es ist schon ärgerlich, wenn man sich täglich mit der Ignoranz und der mangelnden fachlichen Kompetenz sowie der Unsachlichkeit einiger Vertreter von Kassenärztlichen Vereinigungen ausein-

---

[1] Neue Untersuchungs- und Behandlungsmethoden (NUB). Die NUB-Richtlinien regeln die Kostenübernahme zu Lasten der gesetzlichen Krankenkassen und werden durch den Bundesausschuß der Ärzte und Krankenkassen vorgelegt.

andersetzen muß, um drogenkranken Menschen das einfache Überleben zu ermöglichen. Jeder in der Substitution erfahrene Behandler weiß, daß die Substitution als solche ohne Vorliegen von Folge- oder Begleiterkrankungen lebenserhaltend sein kann. Das Retten von Leben und die Wiederherstellung der Gesundheit ist die vornehmste Aufgabe unseres Berufstands. Die Vorschriften der derzeitig gültigen NUB-Richtlinien führen z. B. im Bereich der Kassenärztlichen Vereinigung Westfalen-Lippe dazu, daß eine HIV-Infektion als solche nicht ausreichend ist, um eine Substitutionsbehandlung zu Lasten der gesetzlichen Krankenkassen durchzuführen. Erst der Ausbruch der Erkrankung AIDS führt zu einer Kostenübernahme. Bis dahin wird in Kauf genommen, daß die suchtkranken Virusträger und -trägerinnen durch Beschaffungsprostitution das Virus weiter in die Bevölkerung tragen. Ein seuchenhygienischer Irrsinn, der dazu auf lange Sicht für das öffentliche Gesundheitssystem hohe Kosten verursachen wird.

Ein anderes Beispiel ist die Kostenübernahme der Substitution bei Schwangeren, die wenige Wochen nach der Geburt beendet werden muß, was dazu führt, daß die Mutter wieder auf dem Drogenstrich landen kann und das Kind der Mutter bzw. den Eltern entzogen werden muß, um es anderweitig unterzubringen. Solche Vorschriften sind unmenschlich und ethisch unerträglich und trotzdem müssen sie von den Kassenärztlichen Vereinigungen seit Beginn der Gültigkeit der „NUB-Richtlinien" so gehandhabt werden.

Für eine Vielzahl der Patienten sind die Richtlinien Substitutionsverhinderungsvorschriften mit allen schlimmen Folgen für den therapiewilligen Patienten und den zwangsläufigen Schäden für die Gesellschaft, die durch Beschaffungskriminalität und Weiterverbreitung von Infektionskrankheiten wie Hepatitis C und AIDS entstehen.

Eine chronische Hepatitis B oder C, wie sie bei einem großem Teil der Drogenkranken vorliegt, ist ebenso wie eine manifeste AIDS-Erkrankung auch nach den gültigen NUB-Richtlinien eine Indikation für eine Methadonsubstitution zu Lasten der gesetzlichen Krankenkassen. Die Hepatitisinfektionen sind unter dem Punkt „schwere konsumierende Erkrankungen" (Pkt. 2.2.2 NUB-Richtlinien) erfaßt. Die Höhe der Vergütung durch die gesetzlichen Krankenkassen ist in den letzten Jahren immer wieder gesenkt worden, trotz steigender Kosten. Teilweise ist eine kostendeckende Behandlung mittels Substitution nicht mehr möglich. Ein Vorstandsmitglied einer Kassenärztlichen Vereinigung versicherte mir allerdings noch kürzlich, daß an der Substitution „klotzig verdient" wird.

Falls keine Versicherung bereit ist, die Kosten der Behandlung zu übernehmen, ist ggf. zu überprüfen, ob eine Kostenübernahme im Sinne der sog. Wiedereingliederungshilfe (§§ 39, 40 Bundessozialhilfegesetz) durch den Sozialhilfeträger in Frage kommt. Ebenso ist zu überprüfen, ob der Patient möglicherweise die Kosten der Behandlung selbst tragen kann. In diesem Fall muß der Patient unbedingt über die Höhe der anfallenden Kosten informiert werden. Es entstehen ja nicht nur Kosten durch das Medikament selbst, sondern darüber hinaus auch durch die gesetzlich vorgeschriebenen Drogenscreenings, die Vergabe des Medikaments und die ärztliche Behandlung. In diesen Fällen hat der Arzt die entsprechende Gebührenordnung für Ärzte (GOÄ) zu beachten. Informationen dazu können bei den jeweiligen Ärztekammern eingeholt werden.

## Psychosoziale Betreuung

Parallel zur Klärung des Kostenträgers muß die psychosoziale Betreuung des Patienten gewährleistet sein. Diese Aufgabe wird in der Regel durch Mitarbeiter der Drogenhilfe übernommen, obwohl diese Tätigkeit nach wie vor nicht von den gesetzlichen Krankenkassen vergütet wird und die öffentlichen Kassen nur eine Minimalversorgung ermöglichen. Einige Ärzte haben sich zu Vereinen zusammengeschlossen, so z. B. beim Dortmunder Verein PUR, haben gemeinsam Sozialarbeiter angestellt und zahlen somit einen Teil der Kosten aus der eigenen Tasche. Unverständlich ist, daß die NUB-Richtlinien die psychosoziale Betreuung fordern, die Ärzte aber von den Kassenärztlichen Vereinigungen und Krankenkassen bei der Begleichung der Kosten dafür allein gelassen werden. Die Musik wird somit nicht von dem bezahlt, der sie bestellt hat.

Die Definition des Begriffes psychosoziale Betreuung ist schwierig und bevor sich dieses Wort durchgesetzt hat, gab es viele Namen für diese Tätigkeit, die alle nur Pars-pro-toto-Bezeichnungen darstellten.

Es geht dabei darum, dem Patienten bei seinen psychischen und sozialen Problemen ebenso zu helfen wie bei der Aufarbeitung von Beigebrauchsproblematik und Suchtverhalten. Eine spezielle Ausbildung, die alle Bereiche abdeckt, gibt es nicht. Ein perfekter psychosozialer Betreuer müßte gleichzeitig Psychologe, Arzt, Sozialarbeiter, Bewährungshelfer, Pastor, Bankdirektor, Taxichauffeur, Vater, Mutter und Freund sein. Vor allem muß er aber über unbegrenzte Zeit verfügen. Insbesondere letzteres kann er schon deshalb nicht vorweisen, weil der Bedarf an Betreuung wesentlich höher ist als die vorgehaltenen Betreuungsstellen. Dies nicht zuletzt auch deshalb, weil, wie oben ausgeführt, die Betreuung zwar verlangt, aber nicht entsprechend vergütet wird.

Die Zusammenarbeit mit den örtlichen Drogenberatungsstellen ist in jedem Falle dringend anzuraten. Die Mitarbeiter dieser Einrichtungen sind professionell in der Drogenarbeit tätig und haben eine entsprechend große Erfahrung. Außerdem kennen sie oft die einzelnen Patienten, so daß Schwierigkeiten bereits im Vorfeld der Substitution angesprochen und umgangen werden können.

## Wochenendversorgung

Vor Beginn der Substitution muß geklärt werden, wie die Wochenendversorgung geregelt wird. Falls dieses auf Schwierigkeiten stößt, empfiehlt es sich, die örtliche Kassenärztliche Vereinigung anzusprechen, die eine Sicherstellungsverpflichtung auch für die Vergabe und Versorgung am Wochenende hat.

In Großstädten ist die Organisation der Wochenendversorgung kein größeres Problem. In ländlichen Regionen stößt das aber häufig auf Schwierigkeiten, da nicht alle Ärzte bereit sind, sich dieser Aufgabe zu stellen. Es müssen dem Patienten häufig lange Wege zugemutet werden.

In einigen Regionen beteiligen sich Krankenhäuser an der Wochenendvergabe.

Seit dem 01.02.1998 können auch Apotheken die Substanz gemäß BtMVV unter der Verantwortung des Arztes vergeben. Die Apotheken sind dazu aber nicht verpflichtet, so daß in jedem Fall die Vergabe durch den Apotheker einvernehmlich abgesprochen werden muß.

Auch anerkannte Einrichtungen der Drogenhilfe, ambulante Pflegedienste bzw. Sozialstationen können in die Vergabe einbezogen werden.

Der Arzt trägt in jedem Fall weiter die Verantwortung für die Vergabe und muß das vergebende Fachpersonal in die spezifischen Vergabemodalitäten einweisen.

## Durchführung der Substitution

### Notwendige Untersuchungen vor Substitutionsbeginn

Sind alle formalen Voraussetzungen für die Substitution erfüllt, so kann mit der Behandlung begonnen werden.

Vor Beginn der Substitution sind mindestens folgende Befunde zu erheben:
- gründliche körperliche Untersuchung: körperliche Symptome des Konsums, körperliche Symptome des Entzugs,
- Labor inkl. HIV und Hepatitis-Serologie,
- Röntgenthorax,
- EKG,
- Feststellung der manifesten Opiatabhängigkeit. *Vorsicht:* Ein positiver Befund für Opiate läßt nicht unbedingt auf die Toleranz bei dem jeweiligen Patienten schließen.

Symptome des vorausgegangenen chronischen Opiatkonsums können unter anderem sein:
- Untergewichtigkeit,
- Phlebitiden,
- Narben in den Ellenbeugen und der Leiste, Abszesse,
- Hämatome,
- Miosis,
- Koordinationsstörungen,
- Infektionen,
- sanierungsbedürftiger Zahnstatus.

Anzeichen des Entzugs können unter anderem sein:
- Übelkeit,
- Schwitzen,
- Mydriasis,
- Rhinnorhö
- Unruhezustände,
- multiple Schmerzen,
- Depressionen.
- Das Drogenscreening aus dem Urin dient der Dokumentation der tatsächlich konsumierten Stoffe. Als besonders schwierig nachweisbar und deshalb bei Verdacht aus dem Plasma zu erheben, gilt das szenetypisch konsumierte Flunitrazepam, da sich erst höhere Dosen im Urintest positiv darstellen.

## Kontraindikationen für die Substitution

Unmittelbar zu berücksichtigende Kontraindikationen werden in der Literatur in leicht abgewandelter Form häufig wie folgt angegeben:

- supraventrikuläre Arrhythmien,
- Zeichen des gesteigerten Hirndrucks,
- Kopfverletzungen,
- Leberfunktionsstörungen.

Die Logik dieser Aufstellung ist mir nie ganz klar geworden, da die Alternative zur kontrollierten Methadonsubstitution der unkontrollierte Opiatmißbrauch ist, der sicher für die Leberchemie weitaus schädlicher ist, als die Substitution. Ein Patient mit akutem Schädel-Hirn-Trauma mit erhöhtem Hirndruck wird sich in der Regel in intensivmedizinischer Betreuung in einer Neurochirurgischen Klinik befinden und sich nicht in der ambulanten Praxis mit dem Wunsch nach Substitution vorstellen. Für den Patienten mit Herzrhythmusstörungen gilt das gleiche wie für den Patienten mit einer Leberkrankheit.

Eine besonders sorgfältige Überwachung muß bei den Patienten vorausgesetzt werden, bei denen ein stark verzögerter Abbau des Methadons (z. B. bei Lebererkrankungen) die Einstellung auf eine adäquate Tagesdosis kompliziert. Asthma bronchiale und obstruktive Lungenerkrankungen sind unter intensiver medizinischer Betreuung nicht als absolute Ausschlußkriterien zu sehen. Im Gegenteil wird durch die Substitution eine regelmäßige und qualifizierte medizinische Betreuung der internistischen Erkrankung erst möglich, weil mit Hilfe der Substitution die Bereitschaft zur Behandlung beim Patienten erreicht wird.

Es gibt außer Unverträglichkeit gegen die Substanz, Atemdepression und der Intoxikation mit Opiaten oder den gängigen psychotropen Beigebrauchssubstanzen keine absolute Kontraindikation zum Beginn einer Methadonsubstitution.

## Auswahl des Substitutionsmittels

Die Substitution wird in Deutschland i. d. R. mit Methadon oder L-Polamidon® vorgenommen. Eindeutig nachgewiesene Vorteile hat das links drehende L-Polamidon® gegenüber Methadon, das zu gleichem Anteil aus der links drehenden und der nicht wirksamen rechts drehenden Substanz besteht, nicht. Außer bei nachgewiesener Unverträglichkeit sollte das wesentlich preiswertere Methadon verwendet werden, zumal es außerhalb Deutschlands kein L-Polamidon® zur Substitution Opiatabhängiger gibt. Etwaige Umsetzungen von L-Polamidon® auf Methadon müssen etwa im Verhältnis 1:2 erfolgen, d. h. 5 mg L-Polamidon® entsprechen in etwa 10 mg Methadon. Wenn man sich über Mengenangaben unterhält, sollte man immer von „Milligramm" sprechen, da „Milliliter" wegen der verschiedenen Konzentrationen zu Mißverständnissen führen können.

**FALLBEISPIEL**

> So hat man eine hervorragend reintegrierte dreißigjährige Patientin von mir in
> einer gynäkologischen Klinik durch ein solches Dosismißverständnis mit dem
> Vielfachen ihrer gewohnten Dosierung behandelt, was zum Atemstillstand
> führte, den die Patientin nur knapp überlebt hat.

Die Substitutionsbehandlung mittels DHC/Codein, über die in Deutschland umfangreiche Erfahrungen bestehen, ist weiterhin umstritten, was sich auch in entsprechenden gesetzlichen Regelungen niedergeschlagen hat. Für die erst seit kurzem in Deutschland zugelassenen Substanzen Buprenorphin (Subutex®) und LAAM (Orlaam®) bestehen bei uns noch keine breiteren Anwendungserfahrungen, so daß auf einschlägige Studienergebnisse bzw. Beschreibungen aus dem Ausland verwiesen werden muß.

## Einstellung auf das Medikament – Dosisfindung

Initial erfolgt die Gabe von 40 mg Methadon (20 mg L-Polamidon®) in nicht injizierbarer Form, also z. B. mit Orangensaft oder Sirup vermischt, für den ersten Tag. Eine zu hohe Anfangsdosierung kann zu einer Sedierung bis zum Atemstillstand führen und ist deshalb als Kunstfehler anzusehen! Zur besseren Einschätzung der Wirkung des Medikaments und zur Planung des weiteren Vorgehens ist in den ersten Tagen die Aufteilung in Morgen- und Abenddosen anzuraten, was aber in den Praxen der niedergelassenen Ärzte nicht immer möglich ist.

Es folgt eine schrittweise Dosiserhöhung etwa alle 3–4 Tage um etwa 10 mg Methadon (5 mg L-Polamidon®). Ich selbst habe die Erfahrung gemacht, daß man gut in Dreitagesschritten und mit Steigerungen von 10 mg Methadon/Tag arbeiten kann. In dieser Zeit muß man den Patienten so häufig wie möglich sehen.

Gefahren einer hohen Dosierung zu Beginn der Behandlung:
- mögliche vitale Gefährdung durch den häufig fortgesetzten Begleitkonsum illegaler und legaler Drogen,
- mangelnde Opiattoleranz.

Anhaltende Bitten um Dosissteigerungen und der möglicherweise zusätzliche Konsum von Drogen sind oft Folgen einer zu raschen Einstellung oder einer zu hohen Anfangsdosierung.

Erhöhungen der Dosis können durch körperlich anstrengende Tätigkeiten, psychische Streßsituationen oder körperliche Erkrankungen notwendig werden. Es sollte jeweils im Bereich von 5 mg Methadon (2,5 mg L-Polamidon®) pro Tag erhöht werden und mehrtägige Pausen vor einer weiteren Steigerung stattfinden.

Bei der Entscheidung bezüglich der Dauerdosis muß folgende Regel gelten:

**! Es geht nicht darum, eine möglichst niedrige Dosis zu erreichen, sondern eine für den Patienten ausreichende Dosis.**

In den regelmäßigen Gesprächen mit dem Patienten wird dieser von Entzugssymptomen, sonstigen Beschwerden und möglicherweise von Beigebrauch berichten. Auf dieser Grundlage werden in Absprache mit dem Patienten, der seine Entzugssymptomatik wesentlich besser beurteilen kann als der behandelnde Arzt, die nächsten Dosisschritte festgelegt. Also noch einmal:

**Optimal ist ein Patient eingestellt, wenn er keine Entzugssymptomatik und keinen Beigebrauch hat.** ❗

## Hilfen zur Beendigung des Mischkonsums

Das Beenden eines längerfristigen Mischkonsums gestaltet sich oft schwierig, ist aber im Rahmen einer systematischen und vorher gut durchdachten Behandlungsstrategie möglich.

Es ist zu folgendes zu beachten:
- Die Entgiftung von mehreren psychotrop wirkenden Substanzen muß sich nach den spezifischen Notwendigkeiten des Entzugs vom jeweiligen Stoff richten.
- Die Dauer des Entzugs für die jeweilig zu entziehende Droge ist in die Therapieplanung mit einzubeziehen.
- Auf eine mögliche Kreuzreaktion der Drogen untereinander ist zu achten, vor allem, wenn durch vorangegangenen Benzodiazepinabusus etwa eine spezifische Entzugssymptomatik erst nach der Entgiftung von Heroin zu erwarten ist.

Es erweist sich als ratsam, eine Entgiftung von massivem Mischkonsum stationär durchzuführen. So besteht die Möglichkeit, fraktionierte Entgiftungsverfahren zu wählen und einen durchgehenden Überblick über die körperliche und psychische Verfassung des Patienten zu behalten.

In der Substitutionstherapie noch unerfahrene Kollegen sollten in jedem Fall auf einen ambulanten Beigebrauchsentzug in Eigenregie verzichten und den Patienten stationär einweisen. Wo das nicht möglich ist, sollten sie einen erfahrenen Kollegen hinzuziehen.

## Beigebrauch

Beigebrauch ist am Anfang der Behandlung die Regel. Das liegt neben den oben angeführten Problemen, etwa aus der Polytoxikomanie der meisten Patienten resultierend, auch daran, daß anfänglich Methadon meist unterdosiert wird. Der Beigebrauch in diesem Stadium der Behandlung sollte also keinesfalls zum Abbruch der Substitution führen. Der Patient ist vom ersten Tag an intensiv und immer wieder darauf hinzuweisen, daß ein Beigebrauch von Benzodiazepinen gefährlich ist und somit zu unterbleiben hat. Ein plötzliches Absetzen dieser Präparate ist aber auch nicht ungefährlich, ein Ausschleichen über längere Fristen, bis hin zu Monaten, nach einem festen und dokumentierten Therapieschema ist anzuraten.

Nach der Neueinstellung sind aufgrund nicht nur meiner praktischen Erfahrungen in der Regel etwa 33% der Patienten relativ bald beigebrauchsfrei. Ein weiteres Drittel ändert seine Suchtgewohnheiten nicht, was dann irgendwann zum Abbruch der Behandlung führt. Die restlichen 33% stehen quasi dazwischen, haben sich sozusagen noch nicht entschieden, welchen Weg sie gehen wollen. Einen großen Teil dieser Gruppe kann man mit zäher Arbeit und immer wiederholten Gesprächen ebenfalls zur Beigebrauchsfreiheit bringen.

Ein oder mehrere kurzfristige Rückfälle in den ersten Monaten der Behandlung sind die Regel und nicht die Ausnahme. Diese Rückfälle sind jeweils zu erörtern und innerhalb des Gesamtverlaufs zu würdigen, sie sollten aber nicht zum Therapieausschluß führen. Auch bei längerem Beigebrauch wäre es falsch, die Substitutionsbehandlung sofort abzubrechen.

Es muß mit dem Patienten und – sofern erforderlich – in Zusammenarbeit mit dem psychosozialen Betreuer versucht werden, eine Ursache für den Beigebrauch festzustellen, um ihn, wenn möglich, zu beseitigen. Mögliche Ursachen sind:

- *Nicht ausreichende Dosis des Methadon/L-Polamidon:* In diesem Fall muß eine Dosisanpassung erfolgen.
- *Druck aus dem Umfeld, soziale Krisen, Probleme bei der Bewältigung des neuen drogenfreien Lebens.* In diesen Fällen ist der psychosoziale Betreuer gefragt.
- *Psychiatrische Erkrankung,* wie z. B. Depression. In diesen Fällen ist der entsprechende Facharzt hinzuzuziehen.
- Wenige Fälle von sog. *„Schnellverstoffwechslern"* des *Methadon* wurden beschrieben und haben in den jeweiligen Situationen zur täglich mehrmaligen Gabe des Substituts Anlaß gegeben.

Nur bei persistierendem Beigebrauch ist auch ein Therapieabbruch zu diskutieren. Vorher aber sollte man dem Patienten noch anbieten, einen stationären Entzug der Beigebrauchssubstanzen unter Beibehaltung der Methadon/L-Polamidontherapie durchzuführen.

Wenn es trotz allem zum Abbruch der Substitutionsbehandlung kommt, muß dem Patienten ein stationärer Entzug angeboten oder ein ambulanter Entzug mit langsam sinkenden Dosierungen durchgeführt werden. Bei plötzlichem Therapieabbruch aus disziplinarischen Gründen ist ein stationärer Entzug anzubieten.

Beigebrauch von Cannabis ist auch bei langjähriger Substitution bei vielen Patienten die Regel. Man mag darüber denken, wie man will, das ist eine Tatsache, an der man nicht vorbeikommt. Ohne daß man das befürwortet, bleibt dem behandelnden Arzt oft nichts anderes über, als darüber hinwegzusehen. Da ein solcher Beigebrauch in der Regel das Ziel der Substitution entsprechend den gesetzlichen Richtlinien nicht gefährdet, kann die Substitution unverändert weitergeführt werden. Mit zunehmender Reintegration wird der Beigebrauch von Cannabis weniger häufig, aber ganz eingestellt wird er nur in den seltensten Fällen.

## Drogenscreening

Der Beigebrauch ist mit Hilfe von Urinuntersuchungen festzustellen. Untersucht wird auf sonstige Suchtstoffe, i. d. R.:
- Benzodiazepine (z. B. Rohypnol®),
- Amphetamine,
- Barbiturate,
- Opiate,
- Codein,
- *Methadon.*

Die Nachweisdauer der Substanzen variiert. Sie beträgt im allgemeinen aber bis zu drei Tage für Methadon, bis drei Tage für Heroin, zwei bis vier Tage für Kokain, bis zu drei Wochen für Barbiturate, ein bis vier Tage für Tranquilizer und ein bis drei Tage für Amphetamine.

Die Patienten mit Beigebrauch werden immer wieder versuchen, dieses durch Unterschmuggeln von Fremdurin zu verschleiern. Dieses ist in der Vergangenheit beim Dopingscreening sogar Sportlerinnen gelungen, die Knie an Knie mit der untersuchenden Ärztin saßen. Ein Patient, der keinen Urin abgeben will, kann oft Stunden die Toilette besetzen.

Manipulationen des Urins betreffen vor allem Beimengungen von Natriumchlorid, Seife oder Tropfen von illegal erworbenem Methadon. Eine trübe Farbe, fehlende Körpertemperatur, ein pH-Wert über 7 und das spezifische Gewicht über 1030 lassen an eine Manipulation denken. Davor kann man sich letztendlich nicht hundertprozentig schützen. Es gibt aber ein paar kleine Tricks, wie man sich wehren kann:
- *Der abgegebene Urin muß warm sein:* Das hört sich lächerlich an, ist aber de facto die häufigste Art, um festzustellen, daß Fremdurin untergeschoben werden soll.
- *Der Urin muß Methadon enthalten:* Wenn er es nicht enthält, ist es Fremdurin. Man kann den Urin wegschütten, evtl. sogar mehrmals und am nächsten Tag, wenn der Patient nicht damit rechnet, oder der Urinspender, der ja ein beigebrauchsfreier Methadonpatient sein muß, die Lust verliert, als Spender zu fungieren. Für beigebrauchsfreie Urinproben, die Methadon enthalten, wird auf dem Schwarzmarkt über 50 DM bezahlt.
- *Die Abstände der Urinkontrollen müssen stark variiert werden.*

In der Regel fällt der Beigebrauch aber schon durch das Verhalten des Patienten auf. Oft können Arzthelferinnen in der Praxis den Beigebrauch schon daran feststellen, und zwar bevor er im Urin auffällt. Bei einem vernünftigen Vertrauensverhältnis zwischen Patient und Arzt wird der Methadonpatient einen etwaigen Rückfall auch ungefragt mitteilen und um Hilfe bitten, sofern er sie benötigt.

Im Zweifel oder bei problematischem Beigebrauch z. B. von Rohypnol® ist eine Blutuntersuchung beweisend.

## „Take Home"

Bei Beigebrauchsfreiheit über mehr als 6 Monate kann entsprechend der Betäubungsmittel-Verschreibungsverordnung ein Rezept für bis zu 7 Tagesdosen des Substituts mitgegeben werden. Diese an sich begrüßenswerte „Take-home"-Regelung birgt erhebliche Gefahren in sich und sollte nicht zu liberal angewendet werden. Seit Inkrafttreten dieser Möglichkeit lassen sich Beobachtungen machen, die zeigen, daß sich die Menge des verfügbaren Methadons auf dem Schwarzmarkt vervielfacht hat. Insbesondere bei Patienten mit hohen Tagesdosen über 100 mg Methadon besteht das Risiko, daß sich die Patienten ohne Wissen des behandelnden Arztes herunterdosieren und dann das nicht mehr selbst benötigte Methadon verkaufen. Bei den auf dem Schwarzmarkt üblichen Preisen kann man davon recht gut leben. Außerdem ist es sehr einfach, sich auf die Urinkontrollen z. B. durch Ankauf von Fremdurin vorzubereiten, da diese nur noch am Vergabetag, also einmal pro Woche, durchgeführt werden können.

Substituierte mit kleinen Kindern müssen, wie mehrere Todesfälle in den letzten Jahren zeigen, dringend darauf aufmerksam gemacht werden, daß das Substitut absolut kindersicher aufbewahrt werden muß. Die einfache Tagesdosis kann für Kinder tödlich sein und das Gemisch schmeckt wegen des beigefügten Himbeersirups auch Kindern gut. Bei dieser Patientengruppe ist demnach besonders restriktiv bei der Mitgabe des Substituts vorzugehen. Jeder Beigebrauch muß zum sofortigen Entzug der Mitnahmeerlaubnis führen, da bei Beigebrauch das Risiko einer nicht ausreichend gesicherten Lagerung größer wird. Es empfiehlt sich bei diesen Patienten auch, Fläschchen mit kindersicheren Verschlüssen zu benutzen.

Neben dem gesetzlich vorgeschriebenen Kriterium des fehlenden Beigebrauchs von Substanzen, die die eigenverantwortliche Einnahme des Substituts nicht erlauben, sollte man als Kriterium für die Take-home-Vergabe auch soziale Aspekte heranziehen wie z. B. die Aufnahme einer geregelten Arbeit oder einer schulischen Weiterbildung. Außerdem ist es empfehlenswert, das Substitut nicht sofort für 7 Tage mitzugeben, sondern erst einmal für 2 oder 3 Tage und den Erfolg oder Mißerfolg abzuwarten.

Bei der Take-home-Vergabe über 7 Tage ist der Patient darauf aufmerksam zu machen, daß er das Substitut wie ein Lebensmittel behandeln, also besonders im Sommer kühl lagern soll.

## Intoxikationen

Diese können entstehen:
- durch *Kumulation* infolge renaler Insuffizienz oder Funktionsstörungen der Leber,
- nach Einnahme einer *zu hohen Dosis* des Präparates,
- durch *Beigebrauch von anderen zentralwirksamen Medikamenten.* Besonders bei der zentralen Wochenendvergabe ist darauf zu achten, daß nur Patienten das Substitut bekommen, die nicht mit anderen Substanzen intoxikiert sind.

In diesem Zusammenhang muß vor allem auch vor einer mit gleicher Dosis durchgeführten Wiederaufnahme der Vergabe nach längerfristiger Unterbrechung (etwa Haft) gewarnt werden.

Symptome einer Intoxikation sind (Jage 1990):

- Stupor, Koma,
- Lungenödem,
- Atemdepression,
- Bradykardie,
- Hypotonie,
- Hypothermie,
- Miosis.

Bei einer Intoxikation ist ohne Ausnahme wegen der möglichen Atemdepression mit Todesfolge eine sofortige stationäre Einweisung im Rettungswagen mit Begleitung durch einen Arzt erforderlich.

## Dokumentation

Es ist gesetzlich vorgeschrieben, die Substitutionsbehandlung sorgfältig zu dokumentieren. Diese Dokumentation kann von der Behörde, die für die Überwachung des Betäubungsmittelverkehrs zuständig ist, jederzeit eingesehen und geprüft werden. In Nordrhein-Westfalen wird diese Behörde durch den Amtsapotheker repräsentiert.

Da der Apotheker schon aus Gründen der Schweigepflicht nicht mit den umfassenden auch außerhalb der Suchterkrankung bestehenden Diagnosen, der Anamnese, den Gesprächsnotizen und Untersuchungsergebnissen des Patienten in Kontakt kommen soll, empfiehlt es sich, für die Dokumentation der Substitutionsbehandlung einen separaten Dokumentationsbogen[1] anzulegen, auf dem folgende Punkte festgehalten werden sollten:

- das *Therapieziel*, wie z. B. Drogenabstinenz, Verhinderung von Folgekrankheiten oder Verhinderung der Weiterverbreitung von Virusinfekten, berufliche Rehabilitation;
- die *Institution*, von der die psychosoziale Betreuung durchgeführt wird, sofern sie bei dem Patienten für erforderlich gehalten wird;
- die *Tagesdosis*;
- *Datum und Menge der Methadonlieferung* für den Patienten aus der Apotheke;
- *Daten der Arzt-Patienten-Kontakte.* Vorgeschrieben ist mindestens ein Kontakt pro Woche;
- *Daten der Urinscreenings.* Die Ergebnisse dieser Untersuchungen müssen dem Apotheker nicht zugänglich gemacht werden;

---

[1] Im Anhang dieses Kapitels finden Sie ein Beispiel für die Dokumentation der Behandlung eines Patienten aus meiner Praxis für einen Monat. Da in meiner Praxis auch samstags Sprechstunde ist, wird das Substitut am Samstag in der Praxis vergeben.

- *etwaige Besonderheiten* wie Übernahme von vorbehandelden Ärzten, „Take-home-Vergabe" etc.;
- *Dokumentation der täglichen Vergabe* z. B. durch die Unterschrift der vergebenden Arzthelferin hinter dem entsprechendem Datum;
- *Dokumentation von Herausgabe des Substituts an Dritte* z. B. an eine Wochenendvergabestelle;
- *Dokumentation etwaiger Dosisveränderungen und etwaiger verdorbener oder umgeschütteter oder vom Arzt vernichteter Flaschen.*

## Drogenfreiheit

Wie bereits erwähnt, gelingt es auch bisher therapieresistenten Patienten in mehr als 10% der Fälle über die Substitution eine Drogenfreiheit zu erlangen. Das erklärt sich durch die Tatsache, daß der Drogenkranke aus dem ewigen Kreislauf Prostitution und Kriminalität, Beschaffung des Heroins und Spritzen, der bisher seine gesamte Zeit in Anspruch nahm, herauskommt und er erstmalig wieder in der Lage ist, über sich selbst und seine Situation nachzudenken.

Er wird auch mit Hilfe der psychosozialen Betreuung wieder Ziele für sich entwickeln können und damit auch lernen, sein bisheriges Suchtverhalten neu einzuordnen. Etwaige der Drogensucht zugrundeliegenden psychiatrischen Erkrankungen können behandelt und damit die Ursache des Suchtverhaltens beseitigt werden.

Wie ist das Vorgehen beim Entzug mit Methadon?

- Die Methadon/L-Polamidon-Dosis wird sehr langsam, in kleinsten Schritten reduziert.
- Der Patient muß sicher sein, daß er jederzeit auf eigenen Wunsch die Dosis auch selbst wieder erhöhen kann. Es klappt meist problemlos bis zur Dosis von etwa 3 ml pro Tag. Danach sind meistens nur noch Schritte von jeweils einem halben ml möglich.
- Auch bei der Dosis Null ist den Patienten zuzusichern, daß sie jederzeit ihre Entscheidung revidieren können. Anfänglich kommt es dann vor, daß der eine oder andere Patient noch das eine oder andere Mal eine geringe Dosis Methadon/L-Polamidon zu sich nimmt.

## Zusammenfassung

Es ist festzustellen, daß eine qualifizierte Substitutionstherapie mit Methadon eine für einen hohen Prozentsatz der Opiatabhängigen wirksame, gleichberechtigt neben der reinen Abstinenztherapie stehende Behandlungsmethode ist, die helfen kann, die somatischen, psychischen und sozialen Folgen der Opiatsucht zu mindern, und die bei einigen Patienten zum Einstieg in den Ausstieg aus dem Suchtverhalten führen kann.

Ein Teil der Patienten ist weder durch die klassische Abstinenztherapie noch durch die Methadonsubstitutionsbehandlung erreichbar. Es ist inakzeptabel, diese Patienten einfach ihrem Schicksal, d. h. letztendlich dem Drogentod zu überlassen. Man darf an dieses Problem nicht mit Scheuklappen herangehen, die aus dem Behandlungsverständnis von Suchtkrankheiten aus der ersten Hälfte des zwanzigsten Jahrhunderts stammen. Wir müssen offen sein für alle denkbaren therapeutischen Ansätze. Auch die Abgabe der Originalsubstanz Heroin darf kein Tabuthema sein.

Wir dürfen nicht zulassen, daß Argumente aus dem politischen oder medizinhistorischen Bereich medizinisch mögliche und notwendige Vorgehensweisen behindern. Ein gutes Beispiel für eine solche Behinderung durch Vorurteile ist die Geschichte der Methadonsubstitution in Deutschland, die, obwohl medizinisch über Jahre im Ausland erprobt und erfolgreich angewendet, hier erst Ende der achtziger Jahre, also Jahrzehnte später, dem Patienten als Regelversorgung angeboten werden konnte. Erst recht darf das Verlangen für das Vorliegen von vordergründig medizinischen, letztendlich aber nur aus Kostenerwägungen angeführten, sachlich falschen Voraussetzungen, wie das in den sog. NUB-Richtlinien die Regel ist, nicht wie bisher die notwendige und mögliche Behandlung vieler junger drogenkranker Menschen verhindern und damit deren Tod in Kauf nehmen.

---

## Anhang

### Einverständniserklärung des Patienten

Ich möchte in der Praxis von Dr. ....... mit Methadon substituiert werden. Ich bin bereit, mich wie alle anderen Patienten in den Praxisablauf möglichst unauffällig einzufügen. Dazu gehört, daß ich saubere Kleidung trage, täglich zu einer festgesetzten Zeit zum Trinken des Medikaments in die Praxis komme, mich vor und nach der Vergabe nicht in der Praxis oder in einem Umkreis von 100 Metern aufhalte und mich dem Praxispersonal und anderen Patienten gegenüber freundlich verhalte.

Ich weiß, daß ich mindestens einmal pro Woche einen Kontakt zu einem der in der Praxis tätigen Ärzte suchen muß. Ich werde in die Praxis keinerlei Suchtmittel oder Waffen mitbringen.

Ich bin mit Urinkontrollen und Blutuntersuchungen zur Beigebrauchsüberprüfung jederzeit einverstanden.

Ich werde mich um die Aufnahme einer psychosozialen Betreuung bemühen, falls erforderlich, und die psychosoziale Betreuung in der Praxis wahrnehmen. Ich entbinde Herrn Dr. ...... von der Schweigepflicht gegenüber dem psychosozialen Betreuer (Betreuerin) und dem Kostenträger, soweit es Dinge betrifft, die mit der Substitution in direktem Zusammenhang stehen.

Mir ist klar, daß der Amtsapotheker/die Amtsapothekerin im Rahmen der Überwachung des Betäubungsmittelverkehrs, wie von der BtMVV vorgeschrieben, die Unterlagen in der Praxis einsehen kann, die mit der Substitution in direktem Zusammenhang stehen.

Ich bin bereit, auf den Beigebrauch anderer suchtauslösender oder betäubender Substanzen zu verzichten.

Unterschrift

## Dokumentationsbogen für den Pat. .........

**Ziel der Substitution:** Drogenfreiheit, gesundheitliche und soziale Stabilisierung und die Behandlung einer schweren Begleiterkrankung bei chronischer, bisher therapieresistenter Drogensucht.

**psychosoziale Betreuung:** Drops – Krehl; **Tagesdosis:** 60 mg Methadon; **Therapiebeginn:** 12.09.98

| Tag | Unterschrift | Arztkontakt | Urinscreening | Anlieferung | Besonderheiten |
|-----|--------------|-------------|---------------|-------------|----------------|
| 1 | Werner | x | | 7 Fl. à 60 mg | |
| 2 | Werner | | | | |
| 3 | Werner | | | | |
| 4 | Werner | | x | | |
| 5 | Werner | | | | 1 Fl. zur Wochenendvergabe |
| 6 | Werner | | | | |
| 7 | Werner | | | | |
| 8 | Werner | x | | 7 Fl. à 60 mg | |
| 9 | Werner | x | | | |
| 10 | Werner | | | | |
| 11 | Werner | | | | |
| 12 | Werner | | | | 1 Fl. zur Wochenendvergabe |
| 13 | Werner | | | | |
| 14 | Werner | | | | |
| 15 | Werner | x | | 7 Fl. à 60 mg | |
| 16 | Werner | | | | Patient ist alkoholisiert; Vergabe deshalb nachmittags |
| 17 | | | | | Patient ist nicht gekommen |
| 18 | Werner | x | x | | 1 Fl. zurück zur Apotheke |
| 19 | Werner | | | | 1 Fl. zur Wochenendvergabe |
| 20 | Werner | | | | |
| 21 | Werner | | | | |
| 22 | Werner | x | | 7 Fl. à 70 mg höher | Dosis 10 mg höher |
| 23 | Werner | | | | |
| 24 | Werner | | | | |
| 25 | Werner | | | | |
| 26 | Werner | | | | 1 Fl. zur Wochenendvergabe |
| 27 | Werner | | | | |
| 28 | Werner | | | | |

## KAPITEL 13

# HIV-Infektion und AIDS-Erkrankung 13

H. BUSCH, S. CHRISTENSEN, C. WEISHAUPT

## Einleitung

Die enormen Fortschritte in der antibiotischen Therapie führten dazu, daß bis zum Beginn der 80er Jahre, die Infektionskrankheiten nicht mehr als sehr bedrohlich für die Bevölkerung der Industrienationen angesehen wurden. Nicht-infektiöse Krankheiten wie Krebs, Herz- und Kreislaufleiden sowie degenerative Erkrankungen galten als das Hauptproblem in der Gesundheitsversorgung dieser Länder.

Durch das Auftreten von AIDS wurde dieses Vertrauen in das medizinisch Erreichte und Machbare erschüttert. Plötzlich standen die Mediziner vor einer verheerenden Infektionskrankheit, deren Erregerklasse – die Retroviren – erst wenige Jahre zuvor auch bei Menschen im Zusammenhang mit einer Krankheit nachgewiesen worden waren.n.

Innerhalb von 2 Jahren, von Mitte 1982 bis Mitte 1984, wurde der Charakter der Seuche in den Grundzügen geklärt, ein neues Virus, das Humane Immunschwäche-Virus (HIV) als Erreger der erworbenen Immunschwächekrankheit nachgewiesen und die Zielzellen des Virus im menschlichen Körper entdeckt (Gallo u. Montagnier 1989).

Seit diesem zunächst raschen Durchbruch waren die Fortschritte in der Erforschung der Pathogenese und Therapie der HIV-Infektion langsamer aber stetig. Die HIV-Erkrankung wurde zu einer der größten Herausforderungen der Medizin. Heute zählt sie zu den bestens erforschten Erkrankungen. Zwar gibt es bis heute kein Heilmittel und keinen Impfstoff, um der weiteren Ausbreitung der Epidemie effektiv entgegenzutreten, jedoch ist die HIV-Infektion auf dem Weg, in den Industrienationen ihren tödlichen Schrecken zu verlieren und zu einer, wenn auch schweren, chronischen Infektionskrankheit zu werden.

Seit 1994 hat sich das Verständnis der Pathogenese der HIV-1-Infektion, ihre Therapie sowie deren Monitoring revolutioniert. Fest steht heute, daß der virale Turn-over während aller Phasen der HIV-Infektion größer ist als bislang angenommen. Hieraus ergibt sich das seit 1996 favorisierte früh und aggressiv antiretroviral einsetzende Therapiekonzept mit dem Ziel der maximalen Suppression der Virusreplikation zur Verhinderung etwaiger Resistenzbildungen und der Stabilisierung des Immunsystems schon in der asymptomatischen Phase der HIV-Infektion (Havalier 1996). Mit den bereits heute zur Verfügung stehenden Protease-Inhibitoren und den Nichtnukleosid-Analoga scheint es in der Kombination mit den Nukleosidanaloga möglich zu sein, den Plasma-HIV-1-RNA-Level (Virusbeladung) für eine längere Zeit auf nicht nachweisbare Werte von < 40 Kopien/ml Plasma zu senken.

Die Frage nach dem optimalen Zeitpunkt sowie den geeignetsten Bedingungen für den Beginn einer antiretroviralen Therapie, insbesondere aber auch die Frage nach dem bestmöglichen Vorgehen, wenn die begonnene Therapie versagt oder nicht vertragen wird, ist bis heute jedoch nicht abschließend zu beantworten. Sie muß vor dem Hintergrund des therapeutischen Ziels, der neueren Erkenntnisse zur Replikationsdynamik von HIV-1 und der veränderten Möglichkeiten, die sich aus der Entwicklung neuer Medikamente, neueren Studienergebnissen und Untersuchungsmethoden ergeben, diskutiert werden.

## Das Ziel der antiretroviralen Therapie

Das Ziel der antiretroviralen Therapie ist die komplette Hemmung der Virusreplikation im infizierten Patienten. Die im Patienten befindlichen Viren liegen in verschiedenen Körperkompartimenten als eine heterogene Viruspopulation vor, die sich durch Punktmutationen in ihrem genetischen Apparat unterscheiden. Diese Mutationen entstehen kontinuierlich bei der Virusreplikation durch Transkriptionsfehler. Jede im Erbgut des Virus mögliche Mutation wird wahrscheinlich zwischen 10.000- und 100.000mal pro Tag gebildet. Einige dieser Mutanten zeigen eine Resistenz gegenüber bestimmten antiretroviralen Medikamenten. Kreuzresistente Virusmutanten, die gleichzeitig gegen mehrere Medikamente resistent sind, kommen ebenfalls im Viruspool vor.

Unter einer antiretroviralen Therapie wird nur der empfindliche Anteil der Viruspopulation gehemmt. Es kommt somit regelmäßig zu einer Selektion der bereits vorhandenen resistenten Mutanten, die sich der Hemmwirkung der eingesetzten Therapie entziehen und die durch ihre Vermehrung letztendlich zu einem Therapieversagen führen können. Resistenzmutationen können zusätzlich unter dem Selektionsdruck einer Therapie neu entstehen, insbesondere, wenn diese Therapie nur suboptimal wirkt.

Unter diesen Bedingungen ist das therapeutische Ziel einer kompletten Hemmung der Virusreplikation nur durch den Einsatz hochaktiver Substanzen möglich, die in allen Kompartimenten, in denen eine Virusreplikation stattfindet, eine ausreichende Substanzkonzentration erreichen und die in der Lage sind, alle im Viruspool vorkommenden Varianten effektiv zu hemmen. Eine solche Therapie ist z. Zt. nur als Kombinationstherapie vorstellbar, in der die Kombinationspartner hinsichtlich der antiretroviralen Aktivität synergistisch und hinsichtlich der Selektion resistenter Mutationen und pharmakokinetischer Eigenschaften komplementär zueinander wirken. Da die Zahl der im Viruspool eines Patienten vorhandenen resistenten Mutanten von der Anzahl der im Gesamtverlauf seiner HIV-Infektion stattgefundenen viralen Replikationszyklen abhängt, kann die Resistenzentwicklung um so länger hinausgezögert werden, je früher mit der Therapie begonnen wird (Staszewski 1996).

## Die Replikationsdynamik von HIV-1
## und ihre Implikationen für die Therapie

Frühere Vorstellungen über das Vorhandensein einer sog. Latenzphase der HIV-Infektion (asymptomatische Phase), die durch eine spärliche Virusreplikation gekennzeichnet sein sollte und wonach eine Vermehrung von HIV vornehmlich erst im symptomatischen Stadium der HIV-Infektion stattfindet, können heute nicht mehr aufrechterhalten werden. Es gilt als gesichert, daß die Virusvermehrung von Anfang an und während des Gesamtverlaufs der HIV-Infektion, unabhängig von den Krankheitsstadien, auf vollen Touren abläuft. Im Laufe der HIV-Infektion werden täglich, vorwiegend in infizierten CD4-Zellen, ca. 1 Milliarde Viren produziert. Während die infizierten Zellen bei der Virussynthese zugrunde gehen, infizieren die neuentstandenen Viren nach ihrer Ausschleusung aus den absterbenden Zellen neue, funktionsfähige CD4-Zellen, die ebenfalls durch die Virusvermehrung zerstört werden. Als Antwort auf die Virusreplikation findet im infizierten Organismus eine ausgeprägte Immunreaktion statt, in deren Verlauf Viruspartikel zusammen mit infizierten bzw. abgestorbenen Zellen abgeräumt und durch neue funktionsfähige, zum größten Teil CD4-Zellen, ersetzt werden. Die Zahl der täglich abgeräumten Viren entspricht in etwa der Zahl der täglich neu gebildeten Viren. Die Zahl der täglich neu gebildeten CD4-Zellen entspricht in etwa der Zahl der durch die Virusreplikation zugrundegehenden Zellen. Die aktuelle Virusbeladung und die aktuelle CD4-Zellzahl stellen somit ein „steady state" zwischen Neubildung und Abbau dar. Durch bisher nicht völlig geklärte Mechanismen läßt im Verlauf der HIV-Infektion die körpereigene Immunantwort in ihrer Effektivität nach. Das Resultat ist eine Verschiebung des „steady state" zugunsten einer steigenden Virusbeladung, die zu einer sinkenden CD4-Zellzahl und damit zu dem für AIDS charakteristischen Immundefekt führt.

Für die Therapie der HIV-Infektion ergeben sich aus der Replikationsdynamik des Virus mehrere Implikationen. Da die Zerstörung von CD4-Zellen im wesentlichen eine Folge der HIV-Vermehrung darstellt und der Organismus auch unter den Bedingungen der HIV-Infektion in der Lage ist, weiterhin CD4-Zellen zu produzieren, scheint eine gegen die Virusvermehrung gerichtete Therapie in der Lage zu sein, den Verlust von CD4-Zellen zu verhindern und damit den immunologischen Zustand des Patienten zu erhalten oder gar zu verbessern. Die Möglichkeiten der Restauration des Immunsystems scheinen jedoch mit dem Ausmaß des Immundefekts zum Zeitpunkt des Therapiebeginns zu korrelieren. Es wird vermutet, daß ab einer bestimmten Stufe der Zerstörung bestimmte CD4-Zellfraktionen [„memory cells" (To-Zellen, Antigen-naive Zellen?)] nicht wieder neu gebildet werden können. Daraus folgt, daß es günstig ist, mit der antiretroviralen Therapie relativ frühzeitig, noch vor dem Auftreten eines nennenswerten Immundefektes, zu beginnen. Ein früher Therapiebeginn hat zusätzlich den Vorteil, daß die Menge der zu inhibierenden Viren in den Anfangsstadien noch relativ gering ist und daß dadurch das Ziel einer kompletten Hemmung der Virusreplikation realisierbarer ist als in späteren Phasen, in denen meistens eine höhere Virusbelastung vorliegt (Staszewski 1996).

## Therapiebeginn

Hinsichtlich des Therapiebeginns kann keine verbindliche CD4-Zellzahl festgelegt werden.

Harte Indikationen für einen Therapiebeginn sind:
- kontinuierlicher Abfall von CD4-Zellen unabhängig von der absoluten CD4-Zellzahl,
- nachweisbare (?) bzw. kontinuierlich steigende Virusbeladung,
- schwer verlaufende Primärinfektion,
- Vorliegen HIV-assoziierter Symptome.

Grundsätzlich sollte jede begonnene Therapie so lange fortgesetzt werden, wie sie wirksam ist. Ein Therapiewechsel sollte erst dann erfolgen, wenn die begonnene Behandlung aufgrund einer Resistenzentwicklung unwirksam geworden ist oder nicht vertragen wird. Die Überprüfung von Wirksamkeit und Verträglichkeit erfolgt durch regelmäßige klinische, immunologische und virologische Untersuchungen.

## Virologisches Monitoring

Die Besimmung der Virusbeladung im Plasma ist heute die Methode der Wahl zur Überprüfung und Beurteilung der Wirksamkeit von antiretroviralen Therapien. Die Hemmung der Virusreplikation läßt sich innerhalb kurzer Zeit am Abfall der HIV-1-RNA-Konzentration im Plasma ablesen. Zur Verhinderung einer Resistenzentwicklung ist die Reduktion der Virusreplikation unter die Nachweisgrenze anzustreben. Eine geringere Senkung der Virusbeladung im Plasma spricht für eine suboptimale Therapie. Ein Wiederanstieg der Virusbeladung im Plasma nach einer initialen Senkung ist ein Hinweis für das Versagen einer Therapie. Um frühzeitig ein drohendes Versagen der antiretroviralen Therapie erkennen und therapeutische Gegenmaßnahmen einleiten zukönnen, muß die Bestimmung der Virusbeladung regelmäßig, mindestens jedoch in ca. 4wöchentlichen Abständen erfolgen.

## Immunologisches Monitoring

Verschiedene Studien mit neueren antiretroviralen Medikamenten und Kombinationstherapien haben gezeigt, daß eine signifikante Hemmung der Virusreplikation in der Regel mit einem relevanten Anstieg der CD4-Zellzahlen korreliert. Umgekehrt führt ein Anstieg der Virusbeladung zu einem Abfall der CD4-Zellzahlen. Ein Abfall der CD4-Zellzahlen unter einer antiretroviralen Therapie ist ein Hinweis für eine ungenügende Wirkung der Therapie, insbesondere wenn er mit einem Anstieg der Virusbeladung korreliert. Die regelmäßige Überprüfung der CD4-Zellzahl sowie der übrigen Parameter der Lymphozytensubpopulation sind daher entscheidende Bestandteile des immunologischen Monitorings.

## Klinisches Monitoring

Die Virusvermehrung führt zu einer Zerstörung der CD4-Zellen und ist letztendlich die Ursache für den sich entwickelnden Immundefekt. Dieser äußert sich in einer Krankheitsprogredienz und im Auftreten von opportunistischen Infektionen bzw. Neoplasien.

Eine mangelnde Compliance bei der Medikamenteneinnahme gefährdet den Patienten genauso wie die nie auszuschließenden Arzneimittelnebenwirkungen.

Das klinische Monitoring dient daher nicht nur der Früherkennung von Krankheitskomplikationen sondern auch der frühzeitigen Aufdeckung möglicher Arzneimittelnebenwirkungen sowie von Störungen in der Patienten-Compliance. Das Ziel ist somit die frühzeitige Wahrnehmung kleinster Veränderungen in der Befindlichkeit und der Lebensqualität des Patienten.

Hieraus ergibt sich die Notwendigkeit eines standardisierten Vorgehens im Rahmen der Patientenversorgung. Die nachfolgende Checkliste (Tabelle 13.1) gibt ein Beispiel für das klinisches Monitoring bei Patienten in unterschiedlichen Stadien der HIV-Infektion.

## Resistenzuntersuchungen im Rahmen des Therapie-Monitoring

Die Resistenz von HIV gegen antiretrovirale Medikamente läßt sich genotypisch und phänotypisch charakterisieren. Die genotypische Resistenzbestimmung basiert auf dem Nachweis von spezifischen Punktmutationen, die zu einer Resistenz gegenüber spezifischen Substanzen führen können. Der Nachweis von Resistenzmutationen muß jedoch noch nicht das klinische Versagen einer Therapie bedeuten. Ein Rückschluß auf das Ausmaß einer Resistenz und auf das Vorliegen einer Kreuzresistenz ist mit Hilfe genotypischer Verfahren ebenfalls nicht möglich.

Die phänotypische Resistenzbestimmung beruht hingegen auf der Messung von inhibitorischen Konzentrationen (IC50/IC95) antiretroviraler Substanzen gegenüber den patientenspezifischen Viruspopulationen im Vergleich zu einem Wildtyp-Virus. Die phänotypische Resistenzbestimmung erfaßt im Gegensatz zu den genotypischen Resistenzbestimmungen das Ausmaß der Resistenz und das Vorliegen von Kreuzresistenzen. Mit Hilfe phänotypischer Resistenzbestimmungen lassen sich Substanzen identifizieren, gegen die die Viruspopulation des Patienten resistent geworden ist. Gleichzeitig können Substanzen ermittelt werden, gegen die wahrscheinlich noch eine Empfindlichkeit besteht. Eine erste auf Gentechnologie beruhende standardisierte Methode zur phänotypischen Resistenzbestimmung befindet sich bereits im klinischen Einsatz. Nachteilig bei diesen Verfahren sind bis dato der hohe Zeit- und Kostenaufwand.

**Tabelle 13.1.** Checkliste

| | Asymptomatische Frühphase ohne ART (negative HIV-RNA PCR) | HIV-Infektion, laufende ART (CD4 nie <200/µl) | HIV-Infektion, laufende ART (CD4 zuvor <50/µl) |
|---|---|---|---|
| Anamnese | $^1/_4$ jährlich | monatlich | monatlich |
| **Aktuelle Komplikationen** | | | |
| Fieber | x | x | x |
| Nachtschweiß | x | x | x |
| Diarrhö | x | x | x |
| Gewichtsabnahme | x | x | x |
| Sonstige | x | x | x |
| **Komplikationen seit VU** | | | |
| Fieber | x | x | x |
| Nachtschweiß | x | x | x |
| Diarrhö | x | x | x |
| Gewichtsabnahme | x | x | x |
| Sonstige | x | x | x |
| **Medikamentenanamnese** | | | |
| Wann, welche Medikamente | x | x | x |
| Ggf. wie oft verspätete Einnahme oder Auslassen einer Medikamentendosis | x | x | x |
| **Ganzkörper untersuchungen** | $^1/_4$ jährlich | monatlich | monatlich |
| Gewicht | x | x | x |
| AZ | x | x | x |
| EZ | x | x | x |
| LK-Status | x | x | x |
| Lunge | x | x | x |
| Herz | x | x | x |
| RR | x | x | x |
| Abdomen | x | x | x |
| Nervensystem | x | x | x |
| **Labor** | $^1/_4$ jährlich | $^1/_4$ jährlich | $^1/_4$ jährlich |
| BB, Diff.-BB | x | x | x |
| Serumchemie: Leber, Niere, Stoffwechsel, Elektrolyte | x | x | x |
| Lymphozytensubpopulation | x | x | x |
| HIV-RNA PCR | x | x | x |

| Weitere Unter-suchungen | | | |
|---|---|---|---|
| Abdomensonographie | $\frac{1}{2}$ jährlich | $\frac{1}{4}$ jährlich | $\frac{1}{4}$ jährlich |
| Lungenfunktion | bei Bedarf | $\frac{1}{4}$ jährlich | $\frac{1}{4}$ jährlich |
| Rö-Thorax | jährlich | jährlich | jährlich |
| Augenärztliche Kontrollen | bei Bedarf | $\frac{1}{2}$ jährlich | $\frac{1}{2}$ jährlich |
| Nervenärztliche Kontrollen | jährlich | $\frac{1}{2}$ jährlich | $\frac{1}{2}$ jährlich |
| Sonstiges | bei Bedarf | bei Bedarf | bei Bedraf |

## Allgemeine Therapieprinzipien

Die Therapie der HIV-Infektion und ihrer Komplikationen hat sich zu einer Multichemotherapie entwickelt, die höchste Anforderungen an das Wissen des Arztes und an die Compliance des Patienten stellt. Während bis ca. 1995 eher ein abwartendes Zuschauen die ärztliche Betreuung der HIV-infizierten Menschen im asymptomatischen Infektionsstadium kennzeichnete, ist heute eine frühzeitige therapeutische Intervention ein wesentlicher Therapieansatz. Darüber hinaus enthalten moderne „State-of-the-art"-Therapiekonzepte sowohl sekundär- als auch in zunehmendem Ausmaß primärprophylaktische Maßnahmen zur Prävention opportunistischer Infektionen.

Die stadiengerechte Therapie der HIV-Infektion setzt sich zusammen aus der

- antiretroviralen Therapie,
- Primärprophylaxe opportunistischer Infektionen,
- Therapie opportunistischer Infektionen/HIV-assoziierter Komplikationen und
- Sekundärprophylaxe opportunistischer Infektionen.

## Die antiretrovirale Therapie

Neben den Nukleosidanaloga (NRTI) und den seit 1996 breit eingeführten Proteinase-Inhibitoren (PI) gewinnen die Nicht-Nukleosidanaloga (NNRTI) zunehmend an Bedeutung. Die antiretrovirale Kombinationstherapie, eine Monotherapie ist in der Regel als nicht lege artis einzustufen, besteht aus einer Kombination von Substanzen der gleichen oder verschiedener Substanzgruppen. Es werden 2fach-, 3fach- und 4fach-Kombinationen eingesetzt. Die Anzahl der zu kombinierenden Substanzen läßt sich im Prinzip beliebig erhöhen, wobei für einige Kombinationen die klinischen Erfahrungen sehr gering sind.

Ziel der Therapie ist es, die Virusbeladung unter die Nachweisgrenze von z. Zt. 40 Kopien/ml Plasma abzusenken. (Kontrolle der Virusbelastung vor Therapieeinleitung, dann nach 14 Tagen sowie danach in jeweils 4wöchentlichen Abständen.)

Bis heute ist unklar, ob und inwieweit der sofortige Therapiebeginn mit einer 3fach-Kombination einen günstigeren Einfluß auf die Überlebenszeit der Patienten hat, als eine initiale 2fach-Kombination. Dementsprechend gibt es hierzu keine einheitliche Therapieempfehlung, jedoch sollte bei einer unzureichenden Absenkung der Virusbeladung unter einer 2fach-Kombination (Nichterreichen der Nichtnachweisbarkeitsgrenze) sofort auf eine 3fach-Kombination umgestellt werden.

Mögliche initiale 2fach-Kombinationstherapien könnten sein:
1. AZT + 3TC
2. AZT + DDC
3. AZT + DDI
4. D4T + 3TC
5. D4T + DDI
6. AZT + ABC

Bei einer 3fach-Kombination werden die unter 1 bis 5 genannten Kombinationen mit einem NNRTI (Nevirapine, Delavirdine) oder einem PI (Invirase/Saquinavir, Nelfinavir, Indinavir oder Ritonavir) erweitert.

Vierfach-Kombinationen bestehen in der Regel aus 2 NRTI + 2 PI [Ritonavir+Saquinavir, Saquinavir+Nelfinavir, Indinavir+Ritonavir etc. (zum Teil noch experimentell!)] oder aber aus 2 NRTI, 1 NNRTI (Delavirdine, Efavirenz, mit Einschränkungen auch Nevirapine) und 1 PI (z. B. Saquinavir ).

Einige der 4fach-Kombinationen bieten u. a. die Möglichkeit, die Notwendigkeit einer dreimaligen Dosisverabreichung bei der Gabe von HIV-Protease-Inhibitoren zu vermeiden. So erhöht Ritonavir in einer niedrigen, gut verträglichen Dosierung und Delavirdine in der üblichen Dosierung die Plasmaspiegel von Saquinavir derart, daß eine Dosisminderung und eine zweimalige Verabreichung möglich werden. Die zweimalige Dosisverteilung erhöht die Lebensqualität des Patienten und fördert seine Compliance.

Beispiele einer 4fach-Kombination in der Zweimalgabe:
1. AZT $2 \times 250$ mg + 3TC $2 \times 150$ mg + Saquinavir $2 \times 600$ mg + Ritonavir $2 \times 400$ mg*
2. AZT $2 \times 250$ mg + 3 TC $2 \times 150$ mg + Saquinavir $2 \times 600$ mg + DLV $3 \times 400$ mg*
3. AZT $2 \times 250$ mg + 3TC $2 \times 150$ mg + Saquinavir $2 \times 400$ mg + Viracept $2 \times 1250$ mg
4. AZT $2 \times 250$ mg + 3TC $2 \times 150$ mg + Ritonavir $2 \times 400$ mg + Indinavir $2 \times 400$ mg
*geringe Erfahrungen; Cave: Ritonavir bei Drogengebrauchern und Benzo-/Flunitrazepamabusus!

Eine Umstellung des Therapieregimes sollte bei einem ungenügenden Abfall der Viruslast, einem Anstieg der Viruslast unter der Therapie, einem Abfall der CD4-Zellzahl oder einer klinischen Progression erfolgen.

Die geänderte antiretrovirale Therapie sollte in aller Regel zumindest aus einer 3fach-Kombination bestehen, in der mindestens 2 neue Medikamente unter Berücksichtigung der Resistenzmuster enthalten sein sollten.

Das Therapieregime ist individuell auf den Patienten unter der Berücksichtigung seiner antiretroviralen Vorbehandlung und seiner Möglichkeiten z. B. zur regelmäßigen Medikamenteneinnahme abzustimmen!

Ein wesentliches Problem in der antiretroviralen Therapie sind die Resistenzentwicklungen, die zu einer Unwirksamkeit der Therapie führen können.

Bei fortschreitendem Immundefekt erfolgt die Primärprophylaxe gegenüber opportunistischen Infektionen zusätzlich zur antiretroviralen Therapie (Tabelle 13.2).

Durch den gleichzeitigen Einsatz verschiedener Medikamente in der Behandlung der HIV-Erkrankung kommt es immer häufiger zu Interaktionen unterschiedlicher Ausprägungen.

## Der opiatabhängige HIV-infizierte Patient

Gerade die Behandlung HCV- und/oder HIV-infizierter drogenabhängiger Patienten stellt eine besondere Herausforderung an die ärztliche Versorgung als auch an das Team der nichtärztlichen Mitarbeiter im Umgang mit den Patienten dar. Beide Infektionskrankheiten sind mit einem hohen Angstpotential auf Seiten der Patienten verbunden. Ursächlich sind meist die aus der Laienpresse bezogenen Informationen, nur selten wenden sich die Patienten aus eigenem Antrieb an qualifizierte Beratungsstellen oder an ärztlich geleitete Versorgungseinrichtungen.

**Tabelle 13.2.** Primärprophylaxen gegenüber opportunistischen Infektionen (OI)

| OI | ab CD4-Zellen/µl | Substanz | Dosierung | Präparat |
|---|---|---|---|---|
| Pneumocystis-carinii-Pneumonie | <200–250 | Pentamidin | 200 mg alle 2 Wochen oder 300 mg alle 4 Wochen per inhalationem | Pentacarinat® |
| Pneumocystis carinii-Pneumonie | <100 | TMP/SMX, alternativ DADPS | 160/800 mg 3mal/Woche p.o.; 100 mg 2mal/Woche p.o. | Eusaprim forte®, Cotrim forte®, Dapson-Fatol® |
| Zerebrale Toxoplasmose | <100 | TMP/SMX, alternativ, DADPS | 160/800 mg/Tag p.o.; 50 mg/Tag p.o. | Eusaprim forte®, Cotrim forte®, Dapson-Fatol® |
| Atypische Mykobakteriose | <50 | Rifabutin, Clarithromycin, Azithromyzin | 300 mg/Tag p.o 1000 mg/Tag p.o. 1000 mg/3 x wö. p.o. | Mycobutin® Mavid® |
| CMV-Retinitis | noch unklar: ev. <50 bei Risikopatienten (CMV-PCR oder CMV-IgM positiv ohne klinische Symptomatik?) | Fakultativ: CMV-Hyperrimmunglobulin, orales Ganciclovir | 2 ml/kg KG i.v. alle 28 Tage unklar | Cytotect® Cytovene® |

Die Kenntnis des eigenen Infektionsstatus ist – auch nach der Liberalisierung des Zugangs zur Substitutionstherapie – mangelhaft. Von ca. 400 im Jahr 1996 im Centrum für Interdiziplinäre Medizin (C.I.M.) befragten Patienten wußte nur etwa jeder Zweite über einen HIV-Test innerhalb der letzten 12 Monate zu berichten, nur jeder 5. befragte Patient war über seinen Infektionsstatus hinsichtlich durchgemachter Infektionen mit Hepatitis A, B oder C-Viren informiert. In ca. 60% der diagnostizierten HCV-Infektionen wurde die HCV-Infektion im Rahmen der medizinischen Erstuntersuchung vor Einleitung der suchttherapeutischen Maßnahmen erstmals diagnostiziert, in ca. 40% war das Vorliegen der Infektion aus angeforderten Krankenunterlagen zu entnehmen.

Neben der zu fordernden qualifizierten suchtmedizinischen Versorgung sowohl der akut abhängigen als auch der sich in einer Substitutionstherapie befindenden HIV-infizierten Patienten, ist eine qualifizierte allgemeinmedizinische Grundversorgung eine Conditio sine qua non. Eine vollständige Erhebung der Familien-, Eigen- und Suchtanamnese ist hierbei genauso unverzichtbar wie eine vollständige medizinische Untersuchung.

Häufige, fast obligat vorkommende Begleiterkrankungen bei Opiatabhängigkeit sind:
- lokale und generalisierte Infektionen der Haut,
- Atemwegserkrankungen,
- Erkrankungen des Gastrointestinaltraktes,
- Herz-Kreislauf-Erkrankungen,
- Erkrankungen im Bereich der Mundhöhle einschl. der Zähne,
- bakterielle und virale systemische Infektionen,
- nephrologische Erkrankungen.

Zu den häufigsten bakteriellen und viralen Infektionskrankheiten bei den im C.I.M. behandelten opiatabhängigen Patienten zählen:
- Pneumonien,
- Endokarditiden,
- Hepatitis-Virusinfektionen (Hepatitis A, B, C, D, G),
- HI-Virusinfektionen und
- Infektionen mit Mykobakterien.

Das diagnostische und therapeutische Vorgehen bei vorliegender HIV- oder HCV-Infektion einschließlich ihrer Komplikationen unterscheidet sich bei drogenkranken Patienten nicht von jenem bei Nicht-Abhängigerkrankten. Die qualifizierte Substitutionstherapie bietet die Möglichkeit, die notwendige Compliance-Fähigkeit herzustellen und zu sichern. Die psychosoziale Therapie im Rahmen der Substitutionstherapie ist dabei gleichzeitig wesentliches Element der Therapie der Infektionskrankheit, da die besonderen Lebensumstände und wohl auch die bislang gemachten Lebenserfahrungen dieser Patienten das diagnostische und therapeutische Procedere wesentlich erschweren.

In der Phase der akuten Abhängigkeit, also vor der Einleitung einer Abstinenz- oder qualifizierten Substitutionstherapie ist das Bild der Infektion häufig überlagert von Erkrankungen, die insbesondere auf die mindere Qualität der illegalen Drogen (Beimischungen) und auf das häufig desolate Sozialmilieu zurückzuführen sind. Im frühen Stadium der HIV-Infektion stehen diese, der Opiatkrankheit assoziierten Komplikationen vielfach ganz im Vordergrund des klinischen Bildes.

Für den Arzt immer wieder frappierend ist das zu beobachtende hochgradig gestörte Wahrnehmungsvermögen drogenkranker Patienten bezüglich krankhafter Veränderungen des eigenen Körpers. Verleugnung, Spaltung, Projektion, Externalisierung und Isolierung sind vorrangig anzutreffende Abwehrmechanismen. Das gestörte Körperempfinden führt zu einer extremen Akzeptanz körperlicher Funktionsstörungen. Hinzu kommen irrationale Ängste vor dem behandelnden Arzt, den notwendigen Untersuchungen oder eventuellen Krankenhauseinweisungen.

Unter einer qualifizierten Suchttherapie sollten die durch den i.v.-Drogenkonsum begünstigten Erkrankungen in den Hintergrund treten. Therapeutisches Ziel bei der Behandlung opiatkranker HIV-infizierter Patienten ist somit folgerichtig neben einer optimierten Therapie der HIV-Infektion auch und im besonderen eine adäquate Behandlung der Suchtkrankheit.

Die qualifizierte Substitutionstherapie, als eine mögliche Therapieform der Sucht, kann dabei u. U. auch selbst durch die substitutseigenen Nebenwirkungen die Diagnostik etwaiger Komplikationen der HIV-Erkrankung erschweren. Als Beispiele seien hier nur das vermehrte Auftreten von Nachtschweiß oder die Obstipation unter einer Methadonsubstitution und die hieraus resultierenden möglichen Probleme bei der differentialdiagnostischen Abklärung genannt.

Die Substitutionstherapie führt darüber hinaus wie die Abstinenz häufig zur Freilegung der während der akuten Abhängigkeitsphase unterdrückten psychopathologischen Grundstörung des Patienten. Zutage tretende Neurosen, Psychosen oder Persönlichkeitsstörungen bedürfen einer umgehenden fachübergreifenden Behandlung, um das therapeutische Ziel nicht zu gefährden.

## Weitere medikamentöse Interaktionen

Die Gabe von AZT, DDC, DDI, 3TC, D4T, Saquinavir oder Indinavir zeigte bei unseren opiatabhängigen Patienten keine klinisch relevanten Wechselwirkungen mit der D/L-Methadon- oder Levomethadonsubstitutionstherapie. Bei der Verordnung von DDI sollte jedoch gleichzeitig auf eine Alkoholkarenz hingewirkt werden. Gleiches gilt mit Einschränkung auch für den Einsatz von DDC.

Die Gabe von Nevirapine und Ritonavir führte im eigenen Patientenkolletiv zu einem Mehrbedarf an Methadon/L-Polamidon im Rahmen der Substitutionstherapie, wobei Dosiserhöhungen um 10%–20% sich in der Regel als ausreichend erwiesen. Die individuellen Schwankungen können jedoch erheblich sein! Auch ein Mehrbedarf von 100% ist möglich. Cave: Dosisreduktion des Substitutes beim Umsetzten der antiretroviralen Therapie!

Wird zur Behandlung epileptischer Anfälle Phenytoin gegeben, so ist ebenso mit einer höheren Methadondosis zu rechnen. Die Umstellung auf Valproat unter zu berücksichtigenden Kontraindikationen kann in diesen Fällen angeraten sein. Rifampicin kann plötzliche Entzüge provozieren und muß in der Verordnung von einer Erhöhung der Methadondosis begleitet sein. Kontrazeptive Medikamente können den Abbau des Methadons verzögern.

Ammitryptilin sollte nur vorsichtig verwendet werden, da im Zusammenhang mit der Methadoneinnahme von einer Wirkverstärkung des Opiats berichtet wurde. Die zusätzliche Verordnung eines anderen Präparates, des Doxepin, hat für einige wenige Patienten offenbar suchtspezifische Wirkungen, so daß auch hier nur mit viel Vorsicht zu verfahren ist, ansonsten aber insbesondere Schlafstörungen gut therapierbar sind.

## Experimentelle, noch nicht in Studien ausreichend gesicherte Therapien

Gute Erfahrungen konnten wir mit der antiretroviralen Kombinationstherapie bestehend aus den Substanzen DDI, 3TC und Nevirapine bei drogenabhängigen Patienten mit eingeschränkter Compliance-Fähigkeit machen. Die Substanzen erlauben die einmalige Einnahme am Tag.

HIV-infizierten Patienten (n = 35), bei denen ein größerer Alkoholabusus ausgeschlossen werden konnte und die aufgrund ihrer sozialen Situation oder ihrer Persönlichkeitsstruktur eine deutliche Compliance-Schwäche aufweisen, wurde das Angebot der Single-dose-Therapie unterbreitet. Drogengebraucher erhalten im Rahmen der täglichen Substitutsvergabe die antiretrovirale Medikation unter Aufsicht des Pflegeperonals im C.I.M. Die einmal tägliche Einnahme von 400 mg DDI, 300 mg 3TC und 400 mg Nevirapine zeigte bei den Patienten eine gute Verträglichkeit und eine große antiretrovirale Effektivität, die bei antiretroviral unvorbehandelten Patienten (n = 10) auch noch nach 24 Wochen (n = 7) bzw. 48 Wochen (n = 3) zu beobachten ist (HIV PCR unterhalb der Nachweisgrenze von 20 Kopien/ml Plasma). Die mit NRTI langfristig vorbehandelte Patienten (n = 25) scheinen weniger lang von dieser Therapie zu profitieren. Erste Auswertungen sprechen für ein Therapieversagen (Wiederanstieg der HIV PCR) nach ca. 18 Wochen (n = 12). Studien zur Validierung dieser Beobachtung sind notwendig.

## Tabellarischer Anhang

Tabelle 13.3. Antiretrovirale Substanzen

| Substanz | Grp | Dosierung | Hinweise | Name ® |
|---|---|---|---|---|
| Zidovudin (AZT) | NRTI | 2 × 250 mg/d | Unabhängig von Mahlzeiten Anfangs gastrointestinale (GI) Beschwerden, Anämie, Neutropenie, Myopathie | Retrovir |
| Lamivudin (3TC) | NRTI | 2 × 150 mg/d | Unabhängig von Mahlzeiten, ggf. auch als Einmaldosis , 1× 300 mg/d möglich, gute Verträglichkeit | Epivir |
| AZT + 3TC | NRTI | 2 × 1 Tbl. | 300 mg AZT + 150 mg 3TC Kombinationstablette | Combivir |
| Didanosin | NRTI | nach Gewicht: | Mind. 30 min. vor den Mahlzeiten | Videx |

| | | | | |
|---|---|---|---|---|
| (DDI) | | >60 kg: 2 × 125 mg/d; <60 kg: 2 × 200 mg/d | einnehmen. Die Tadesdosis kann als Einmaldosis verabreicht werden Neuropathie, Pankreatitis. Risiko: Alkohol. In entsprechenden Kombinationstherapien müssen Delavirdin und Indinavir mind. 1 Std. vor DDI und Nelfinavir mind. 1 Std. nach DDI eingenommen werden | |
| Stavudin (D4 T) | NRTI | nach Gewicht: >60 kg: 2 × 40 mg/d; <60 kg: 2 × 30 mg/d | Unabhängig von Mahlzeiten, periphere Neuropathie | Zerit |
| Abacavir (ABC) | NRTI | 2 × 200 mg | Überempfindlichkeitsreaktion: Fieber, möglicher Hautausschlag, Übelkeit, GI-Beschwerden. CAVE: Keine Re-Exposition! Patienten sollten einen Ausweis erhalten | Ziagen |
| Delavirdine (DLV) | NNRTI | Initial über 14 Tage 200 mg/d, 3 × 400 mg/d | Vorübergehender Hautausschlag. Hemmt P450 3A4 | Prescriptor |
| Efavirenz (EFV) | NNRTI | 1×600 mg/d am Abend | Zu Beginn Schwindel, Schlaflosig-keit, vorübergehender Haut-ausschlag; induziert P450 3A4; Clarithromycin meiden | Sustiva |
| Saquinavir (SQV-H) (SQV-S) | PI | 3 × 1200 mg/d p.o. mit fett-haltiger Malzeit (>28 g) | Grapefruitsaft verbessert die Resorption; bessere Resorption im Vergleich zu Invirase. 2 × 1600 mg/d vielversprechend. Kühlen; bei Raumtemperatur etwa 30 Tage haltbar | Invirase, Fortovase |
| Indinavir (IDV) | PI | 800 mg alle 8 h auf leeren Magen oder mit kleiner Malzeit (<2 g Fett) | Zusätzlich reichlich Flüssigkeit (1,5–3 l/Tag), Nierensteine in 6–8%; mitunter Übelkeit und GI-Beschwerden. Im Original-behälter aufbewahren, für 3 Tage ohne Trockenmittel stabil | Crixivan |
| Nelfinavir (NFV) | PI | 3 × 750 mg/d oder 2 × 1250 mg/d mit Mahlzeiten | Häufig Durchfall, gelegentlich Übelkeit | Viracept |
| Amprenavir (nicht FDA-zugelassen) | PI | 2 × 1200 mg/d | Hautausschlag, Durchfall | Agenerase |
| Ritonavir (RTV) | PI | Tag 1: 2 × 300 mg; Tag 2/3: 2 × 400 mg/d; Tag 4: 2 × 500 mg. Dann: 2 × 600 mg/d | Einnahme zu den Mahlzeiten, Übelkeit, Erbrechen und taube Lippen bis zu 5 Wochen lang. Vereinzelt Hepatitis. Unverträglichkeit bei 50% der Patienten. Kapseln kühlen; bei | Norvir |

|  |  | in Kombination mit Saqiunavir: 2 × 400 mg (experimentell: 2 × 100 mg/d) | Raumtemperatur etwa 3 Tage haltbar. Lösung bei Raum- temperatur lagern |  |
| Hydroxyurea (nicht FDA- zugelassen) | RRH | 2 × 500 mg/d | Knochenmarkssuppression, aphtöse Ulzeration, Haarausfall, Steigert die Wirkung von NRTIs. Keine direkte antivirale Wirkung | Litalir, Syrea |

*NRTI* = nukleosidale reverse Transkriptasehemmer, *NNRTI* = nicht-nukleosidale reverse Transkriptasehemmer, *PI* = Proteinaseinhibitor, *RRH* = Ribonukleotid-Reduktase-Hemmer

**Tabelle 13.4.** Wechselwirkungen von antiretroviralen Medikamenten

|  | Indinavir (IDV) | Nelfinavir (NFV) | Amprenavir (APV) | Nevirapin (NVP) | Delavirdin n (DLV) | Efavirenz (EFV) |  |
| --- | --- | --- | --- | --- | --- | --- | --- |
| Erheb- licher Anstieg des SQV- Spiegels | Antago- nistisch in vitro; nicht kombi- nieren | SQV-S- Spiegel | Keine wesent- lichen Wechsel- wirkungen | SQV-H- Spiegel; nicht kombi- nieren | SQV- Spiegel | SQV-H- Spiegel | Saquinavir r (SQV) |
|  | IDV- Spiegel | NFV- Spiegel | Keine Daten verfügbar | Keine wesent- lichen Wechsel- wirkungen | RTV- Spiegel | Leichter Anstieg von beiden | Ritonavir (RTV) |
|  |  | IDV- Spiegel | APV- Spiegel; IDV- Spiegel | IDV- Spiegel | IDV- Spiegel | IDV- Spiegel | Indinavir (IDV) |
|  |  |  | Keine wesent- lichen Wechsel- wirkungen | Keine wesent- lichen Wechsel- wirkungen |  | Keine wesent- lichen Wechsel- wirkungen | Nelfinavir (NFV) |
|  |  |  |  | Keine Daten ver- fügbar | Keine Daten ver- fügbar | APV- Spiegel | Amprena- vir (APV) |

Kontraindizierte Kombinationen: *AZT + d4 T*: wirken gegensätzlich; *ddI + ddC*: sind chemisch eng verwandt; *IDV + SQV*: wirken gegensätzlich im Labor und sind in der Praxis schwer zu dosieren. Es liegen keine Daten zu NNRTI Kombination vor, daher sollten sie generell vermieden werden

### Anmerkungen zu verschiedenen Kombinationen

- Ritonavir + Saquinavir:
  In Unabhängigkeit vom Nahrungsmittelkonsum wird der SQV-Spiegel mindestens um das Dreifache durch RTV erhöht, während der RTV-Spiegel gleich bleibt. Wird die RTV-Dosis reduziert, erfolgt trotzdem kein Wirkungsverlust. Gute Ergebnisse wurden mit einer Dosierung 2 × 400 mg/d für beide Medikamente beobachtet.
- Nelfinavir + Saquinavir
  Der SQV-S-Spiegel wird durch NFV um mindestens das Dreifache erhöht. Mögliche Dosierungen:
  1. 3 × 750 mg NFV + 800 mg SQV-S/d
  2. 2 × 1250 mg NFV + 1200 mg SQY-S/d
     (ICAAC 1998)
- Amprenavir + Saquinavir
  Die Therapie führt zu einer Abnahme der APV AUC („area under the curve" – pharmakokinetische Maßeinheit) um –36% und der SQV AUC um –18% (Genfer Kongreß 1998)
- Saquinavir + Nevirapin
  SQV-H: AUC –27%.
  Dieses kann zu Problemen führen, denn SQV-H erreicht schon allein nur begrenzte Serumspiegel. Der NVP-Spiegel ändert sich nicht. Es liegen keine Daten zu SQV-S + NVP vor.
- Saqinavir + Delavirdin
  Während der SQV-Cmax-Spiegel mindestens um das Dreifache erhöht wird, kommt es zu einer geringen Abnahme des DLV-Spiegels. Es ist eine engmaschige Kontrolle, insbesondere bei Patienten mit Hepatitis B oder C notwendig, da eine erhöhte Hepatotoxizität nachzuweisen war.
- Efaviren + Saquinavir:
  SQV-S AUC –62%, Cmax –50%.
  Kombinationen mit SQV als einzigem PI sollten vermieden werden.
  Studien: Eine Dreifachkombination mit EFV, SQV und RTV wird derzeit erprobt (ICAAC 1998)
- Indinavir + Ritonavir
  IDV AUC +480% sowie erhöhte Cmin-Spiegel.
  Nahrungsmittel nehmen auf beide Spiegel keinen Einfluß.
  Studien: Kombinierte Einnahme von beiden Medikamenten (2 × 400 mg/d je) mit einer Zwischenmahlzeit
  Verschiedene Dosierungen IDV/RTV: 2 × 800/100, 800/200, 800/400, 400/400 mg/d
- Nelfinavir + Ritonavir
  Der NFV-Spiegel sowie die Spiegel des NFV-M8-Metaboliten werden erhöht. Die NFV AUC ist auch mit einer Therapie mit RTV 400 mg und NFV 500 mg oder 750 mg ähnlich der Standarddosierung. Je höher die Dosierung ist, desto höher ist der NFV-M8-Spiegel und desto niedriger der RVT-Spiegel.

- Ritonavir + Nevirapin
  RTV AUC: -11%
- Ritonavir + Delavirdin
  RTV AUC: –70%
  Eine Dosisreduktion auf 2 × 400 mg/d ist denkbar, es sind allerdings kaum Daten dazu vorhanden. (5. Retrovirus Konferenz 1998, Pharmacia Upjohn Daten 8/98)
- Efavirenz + Ritonavir
  RTV AUC +18%, Cmax +24%.
  Für EFV ist keine Dosisanpassung notwendig, während für RTV eine Dosisreduktion möglich ist. Die Leberwerte sind zu überwachen (ICAAC 1998).
- Indinavir + Nelfinavir
  IDV AUC: +51%
  Diese Kombination sollte mit fettarmen kleinen Malzeiten auf leeren Magen gegeben werden, um die Resorption zu ermöglichen. Ausreichende Wirkspiegel werden mit 2 × 1250 mg NFV/d und 2 × 1200 mg IDV/d erreicht.
- Amprenavir + Indinavir
  APV AUC: +26%; IDV AUC: –38%
- Indinavir +Nevirapin
  IDV AUC: -30%
  Es ist zu beobachten, daß die Abnahme der IDV-Spiegel am deutlichsten bei Patienten mit hohem IDV-Ausgangsspiegel ist. Eine Erhöhung der IDV-Dosierung auf 1000 mg alle acht Stunden ist möglich.
- Indinavir + Delavirdin
  IDV AUC: +40%
  Eine Dosisreduktion ist ggf. möglich.
- Efavirenz + Indinavir
  IDV AUC: -31%, Cmax: –16%
  Es ist eine Erhöhung der Dosis auf 1000 mg alle acht Stunden zu empfehlen.
- Amprenavir + Nelfinavir
  NFV AUC: +15%
  APF AUC: unverändert
- Nelfinavir + Nevirapin
  Steady-state-Studien haben keine signifikanten Wechselwirkungen zum Vorschein bringen können. (5. Retrovirus-Konferenz 1998)
- Nelfinavir + Delavirdin
  NFV AUC: +113%
  DLV AUC: –40%
- Efavirenz + Nelfinavir
  NFV AUC: +20%
  Der EFV-Spiegel bleibt unverändert. Eine Dosisanpassung ist nicht zu empfehlen.
- Amprenavir + Efavirenz
  APV AUC: –36%
  Es liegen nur wenige Daten vor. Studien dieser Kombination laufen noch.

## Literatur

Gallo RC, Montagnier L (1989) AIDS im Jahre 1988. Spektrum der Wissenschaften, AIDS 1989: 6

Havalir et al. (1996) Viral dynamics of HIV: implications for drug development and therapeutic strategies. Ann Intern Med 124: 984–994

Staszewski S, Miller V (1996) Grundlagen und neue Rezepte der antiretroviralen Therapie. In: Lxage-Stehr J, Helm EB (Hrsg) AIDS und die Vorstadien. Springer Verlag, Berlin Heidelberg

## KAPITEL 14

# Frauen und Sucht: Illegale Drogen 14

H. ZURHOLD

Zu den unterschiedlichen Konsumgewohnheiten von illegalen Drogen sowie zu den Beeinträchtigungen oder gar Folgeschäden, die mit den moderaten bis exzessiven Konsumgewohnheiten zusammenhängen, liegt in der Bundesrepublik Deutschland eine Vielzahl an Studien vor. Allerdings mangelt es bis heute an einer konsequent geschlechtsspezifischen Auswertung der erhobenen Daten, und frauenspezifische Studien haben nach wie vor Seltenheitswert. Insgesamt vermitteln die vorhandenen empirischen Ergebnisse somit noch ein eher lückenhaftes Wissen über die Lebensgeschichte und Lebenslage drogengebrauchender Frauen.

Drogenkonsum ist ein geschlechtsspezifisches Phänomen; Schätzungen zufolge beträgt das Geschlechterverhältnis medikamentenabhängiger Frauen und Männer 3:1. Bei dem Konsum von Alkohol und illegalen Drogen kehrt sich der Anteil abhängiger Frauen und Männer zu 1:3 um. Ausgehend von der jeweiligen Geschlechterverteilung und den Prävalenzschätzungen werden hierzulande etwa 750.000 medikamentenabhängige Frauen, 1.000.000 Alkoholikerinnen und 40.000 von illegalen Drogen abhängige Frauen gezählt (vgl. MfJFG 1998).

Es lassen sich jedoch nicht nur quantitative Unterschiede in den Konsumgewohnheiten feststellen. Vielmehr weisen die wenigen vorhandenen geschlechtsspezifischen Untersuchungen auf eine Fülle qualitativer Unterschiede hin, die den gesamten Drogenentwicklungsverlauf vom Einstieg bis zum Ausstieg umfassen. In diesem Beitrag sollen wesentliche biographische Charakteristika in den Lebensgeschichten und Lebenslagen von Konsumentinnen illegaler Drogen zusammengestellt werden. Dabei wird ein Einblick in die Einstiegsmotive, Konsummuster und Integration in die Drogenszene von drogengebrauchenden Frauen gegeben. Darüber hinaus werden frauentypische Beschaffungsstrategien aufgezeigt und unter gesundheitlicher Perspektive die Haft- und HIV-Prävalenz bei Drogenkonsumentinnen dargelegt. Zum Abschluß werden die Ausstiegswege drogengebrauchender Frauen unter besonderer Berücksichtigung ihrer institutionellen Erfahrungen mit Drogenhilfe und Substitutionsbehandlungen beschrieben. Der Beitrag endet mit der Thematisierung grundlegender Hilfeprämissen, die in jeder Beratung und Behandlung zu beachten sind, um drogengebrauchenden Frauen eine bedürfnisgerechte Unterstützung zu bieten.

## Ausgewählte Aspekte der Lebensumstände drogengebrauchender Frauen

Konsumentinnen illegaler Drogen sind keineswegs eine homogene Gruppe, sondern entwickeln in Abhängigkeit von ihrem sozialen Lebenskontext eine Vielfalt an Konsummustern und Lebensstilen. Ändert sich der Lebenskontext, ändert sich oftmals auch das Drogengebrauchsverhalten, so daß viele Drogengebraucherinnen dynamische Wechsel zwischen konsumintensiven, konsumreduzierten und drogenfreien Lebensphasen aufweisen. Im folgenden werden prägnante Bedingungskonstellationen in der Lebensstilentwicklung drogengebrauchender Frauen kursorisch zusammengefaßt.

### Einstiegsmotive in den Drogengebrauch

Auf der Grundlage der Literatur lassen sich drei Motivlagen differenzieren, die bei Frauen den Einstieg in den Drogenkonsum kennzeichnen:
- Bei der *1. Motivlage* begründen „normale" alltägliche Verhaltensweisen wie etwa Neugierde den Einstieg.
- Die *2. Motivlage* steht im Zusammenhang mit kritischen Lebensereignissen wie z. B. Trennungen, Beziehungskonflikte oder traumatischen Erlebnissen wie sexuellen Gewalterfahrungen. Bei diesem „problemmotivierten" Einstieg übernimmt der Drogenkonsum die Funktion der „Selbstmedikation" bzw. im Kontext von Gewalterlebnissen die Funktion einer „Überlebensstrategie".
- Die *3. Motivlage* umfaßt „subkulturelle" Orientierungen, bei der illegale Drogen Bedürfnisse nach Grenzüberschreitungen, Handlungsfreiräumen und Abgrenzung von konventionellen Werten erfüllen.

Im Gegensatz zu Männern berichten Frauen häufig über Befindlichkeitsstörungen und Rollenkonflikte, so daß sich die genannten Motivlagen beim Einstieg überschneiden können und sich im Verlaufe der Drogenkarriere oftmals wandeln (Zurhold 1993).

### Konsummuster von Frauen

Frauen ziehen Substanzen mit beruhigender, schmerzlindernder Wirkung dem Konsum von Halluzinogenen und Stimulantien vor. Obgleich männliche wie weibliche Konsumenten überwiegend politoxikomane Konsummuster entwickeln, werden Frauen primär von Opiaten sowie verstärkt von Benzodiazepinen und Barbituraten abhängig. Auch Alkohol ist nicht selten ein Bestandteil des abhängigen Mischkonsums.

Studien deuten darauf hin, daß Frauen im Vergleich zu Männern tendenziell erst zu einem späteren Zeitpunkt nach dem Einstieg abhängige Gebrauchsformen ausprägen. Zugleich scheinen Frauen kürzere Phasen des exzessiven Konsums, mehr kontrollierte Gebrauchsphasen und ausgedehntere Clean-Phasen zu durchlaufen. Insgesamt lassen Frauen schnellere Wechsel im Gebrauchsverhalten erkennen, die durch ihre jeweiligen Lebensumstände ausgelöst werden. Phasen ansteigenden Konsums stehen oftmals in Verbindung mit einem abhängigen Partner, emotionalen Belastungen oder kritischen Lebensereignissen. Phasen verminderten Konsums werden durch gesundheitliche Probleme, Kriminalisierungserfahrungen, die Inhaftierung des Partners, eine Schwangerschaft oder dem Wunsch nach Handlungskontrolle eingeleitet (Zurhold 1993).

## Überleben in der Drogenszene

Drogengebraucherinnen, die in der offenen Drogenszene leben und deren Alltag auf die Drogenbeschaffung ausgerichtet ist, werden überwiegend durch ihren Partner in die Drogenszene eingeführt. Frauen erhalten durch ihren Partner Schutz und sind in stärkerem Maße darauf angewiesen, von dem Partner mit Drogen versorgt zu werden. In der offenen Drogenszene leben sie mit der Erwartung ständiger sexueller Verfügbarkeit als Gegenleistung für Drogen, einen Schlafplatz etc. Mit der zunehmenden Integration in die Drogenszene geht für Frauen die Intensivierung der psychosozialen Verelendung sowie die Kumulation von Gewalt- und Diskriminierungserfahrungen einher (Lind-Krämer u. Timper-Nittel 1991).

Drogenabhängige Frauen verfügen in der Regel nur über ein sehr spärliches soziales Netzwerk und sind somit auf Kontakte in der Drogenszene angewiesen. Aufgrund von Konkurrenz und gegenseitiger Geringschätzung lehnt die Mehrzahl drogengebrauchender Frauen jedoch Freundschaften zu anderen Frauen ab. Es mag daher kaum verwundern, daß Drogengebraucherinnen unter dem Gefühl der Isolation leiden und ihre Alltagsbewältigung als Einzelgängerin beschreiben. Feste Partner, die etwa die Hälfte der Drogengebraucherinnen haben, nehmen zwangsläufig einen enormen Stellenwert als Bezugs- und Vertrauensperson ein. Sehr häufig sind diese Partner ebenfalls drogenabhängig (MfJFG 1998).

In der Literatur gibt es Hinweise darauf, daß Frauen in der offenen Drogenszene mehrheitlich kein festes Einkommen haben und mindestens die Hälfte von ihnen ohne festen Wohnsitz ist. Diese Lebensumstände führen nicht nur zu schweren gesundheitlichen und psychischen Beeinträchtigungen, sondern forcieren zudem, daß Drogengebraucherinnen Opfer von Gewalt, Vergewaltigungen und Raub werden (MfJFG 1998).

## Beschaffungsstrategien drogengebrauchender Frauen

Die Frage nach dem ursächlichen Zusammenhang zwischen dem Konsum illegaler Drogen und der Kriminalität von Drogenkonsumierenden wird in der wissenschaftlichen Auseinandersetzung kontrovers diskutiert. In der empirischen Untersuchung zur Drogendelinquenz von Kreuzer et al. (1991) hat sich das Geschlecht als ein wesentlicher Faktor herausgestellt, der das unterschiedliche Delinquenzverhalten von Drogenkonsumierenden erklärt. Erstens wurde bei Frauen eine signifikante Wechselwirkung zwischen Prohibition, Drogenkonsum und Delinquenzentwicklung vorgefunden. Zweitens konnte bei Frauen ein deutlicher Einfluß von Dauer und Intensität des Drogenkonsums auf die Art und Häufigkeit der Beschaffungsdelikte nachgewiesen werden.

Bis heute ist die spezifische Drogen- und Beschaffungsdelinquenz von Frauen so gut wie nicht erforscht. Eine Zusammenfassung der vorhandenen Ergebnisse internationaler Studien legt jedoch nahe, daß Drogengebraucherinnen selten ein bevorzugtes Beschaffungsmuster, sondern vielmals „shifting patterns" in den Aktivitäten zur Drogenbeschaffung und -finanzierung erkennen lassen. Je nach sozialem Kontext und legalen wie illegalen Erwerbsgelegenheiten decken Frauen demnach ihren Drogenbedarf – und z. T. ihren Lebensunterhalt – durch Prostitution, Drogenhandel oder indirekte Beschaffungsdelikte. Außerdem wurden zeitweise Mischformen und Änderungen in den Beschaffungsstrategien der Frauen beobachtet (Zurhold 1998).

Die einzelnen Beschaffungsaktivitäten von Drogengebraucherinnen weisen ebenfalls frauenspezifische Merkmale auf: In städtischen offenen Drogenszenen kann die *Beschaffungsprostitution* als eine typisch weibliche Form der Drogenfinanzierung bezeichnet werden. Aufgrund einer fortgeschrittenen Drogenabhängigkeit, dem Zusammenbrechen alternativer Versorgungsquellen und dem hohen Finanzbedarf sehen Frauen in der Prostitution eine Möglichkeit, auf schnelle, unkomplizierte und scheinbar nicht kriminalisierte Weise Geld zu beschaffen. Der Umfang von Beschaffungsprostitution läßt sich bislang nicht genau beziffern, da entsprechende Untersuchungsbefunde je nach Stichprobe enorm (von 25–80%) variieren. Bekannt ist lediglich, daß sich eine nicht näher bestimmte Teilgruppe drogenabhängiger Frauen im Verlaufe der Drogenkarriere über einen längeren Zeitraum oder zumindest sporadisch prostituiert (MfJFG, 1998).

Die Formen der Beschaffungsprostitution können durchaus unterschiedlich sein. Üblich ist aber der Erwerb von Drogen aus dem Szeneumfeld im Tausch gegen sexuelle Dienstleistungen. Bei drogenabhängigen Paaren ist eine arbeitsteilige Drogenfinanzierung verbreitet, wobei Männer ihren Anteil durch Beschaffungsdelikte, Frauen ihren Anteil durch Prostitution beisteuern. Obgleich einige drogenabhängige Frauen in Bars, Clubs oder als Callgirls Sexarbeit leisten, prostituieren sich die weitaus meisten Drogengebraucherinnen auf dem Straßenstrich.

Für Prostituierte ist der Straßenstrich der gefährlichste Arbeitsplatz. In der Regel fehlen Hygieneeinrichtungen, und gegenseitige Schutzvorkehrungen sind selten, da Konkurrenz und Vereinzelung auf dem Drogenstrich die Entwicklung von Vorsichtsmaßnahmen verhindern. Zudem wirken drogenabhängige Frauen bedingt durch Entzugserscheinungen oder durch die dämpfende Wirkung von Drogen wehrlos, so daß Freier diese Situation oftmals gezielt ausnutzen. Nachweislich suchen Männer bewußt den Drogenstrich auf, um den Preis zu drücken, den vereinbarten Lohn nicht zu zahlen oder um extreme wie infektionsriskante Sexualpraktiken durchzusetzen. Die Situation für die Frauen wird zusätzlich dadurch verschärft, daß sich der Drogenstrich häufig innerhalb von Sperrbezirken befindet. Drogenabhängige Prostituierte gehen somit in beständiger Angst vor einer ordnungs- und strafrechtlichen Verfolgung anschaffen. Hinzu kommt, daß Frauen aufgrund diskriminierender Reaktionen der Strafverfolgungsbehörden Gewalt- und Sexualdelikte höchst selten anzeigen.

Frauen auf dem Drogenstrich sind folglich in vielfältiger Weise erpreßbar und die Androhung oder Anwendung von Gewalt stellen für die meisten Drogenprostituierten alltägliche Erfahrungen dar. Insgesamt sind die Lebensumstände von Beschaffungsprostituierten durch eine starke Verelendung, einen schlechten Gesundheitszustand sowie massive Gewalterfahrungen zu typisieren (MfJFG 1998; Vogt u. Winkler 1996).

Entgegen den stereotypen Vorstellungen von der Drogenfinanzierung durch Prostitution belegen neuere amerikanische Studien, daß Frauen zunehmend im *Drogenhandel* und *Drogenverkauf* tätig sind. In der noch immer vorrangigen Männerdomäne des Drogenhandels finden sich vor allem diejenigen Drogenkonsumentinnen, die den „sozialen Abstieg" in die Prostitution vermeiden wollen und konnten. Ausmaß und Art der Aktivitäten von Frauen im Drogengeschäft variieren zwar stark, weisen aber zugleich wesentliche Gemeinsamkeiten auf. Im Gegensatz zu männlichen Dealern dient der Drogenhandel bei Frauen vorwiegend der Finanzierung des eigenen Konsums und nicht dem Profitstreben. Aus gleichem Grund handeln Frauen gewöhnlich nur mit den Drogen, die sie auch selbst konsumieren. Obgleich das BtMG den Drogenhandel mit unverhältnismäßig hohen Strafen sanktioniert, bietet der Drogenhandel Frauen signifikante Vorteile. So wird bislang die infektionsprophylaktische Bedeutung ignoriert, denn Frauen müssen sich durch die Tätigkeit im Drogengeschäft weder der sexuellen Ausbeutung, noch den HIV-Risiken einer Prostituierten aussetzen. Allerdings sind unter Dealerinnen Gewalterfahrungen ebenfalls weit verbreitet (Zurhold 1998).

Einen Teil der prohibitionsbedingt teuren Drogen bestreiten drogenabhängige Frauen durch *indirekte Beschaffungsdelikte*. Hierbei handelt es sich ganz überwiegend um geringfügigere Delikte wie Betrug, Scheckfälschungen oder Ladendiebstahl, wobei sich der Ladendiebstahl oftmals auf Waren zum alltäglichen Bedarf richtet. Ernsthaftere, schwere Delikte wie Einbruchsdiebstahl, Raub, Erpressung und Körperverletzung sind eher typisch für männliche Drogendelinquenz. Dagegen ist die Delinquenz von Frauen eher als „opferlos" zu bezeichnen und besteht primär in „low status crimes" (Kreuzer et al. 1991; Lind-Krämer u. Timper-Nittel 1991; Zurhold 1998).

Aus den Forschungsergebnissen zur Drogendelinquenz läßt sich schlußfolgern: Die Delinquenz von Frauen ist zwar alltagsprägend, besteht jedoch vorwiegend in geringfügigen und gewaltlosen Delikten. Da geringfügige Delikte wenig profitabel sind und deshalb zahlreicher begangen werden müssen, sind Drogengebraucherinnen einem hohen Kriminalisierungsrisiko ausgesetzt.

## Haftprävalenz und gesundheitliche Haftrisiken

Forschungsergebnisse dokumentieren eine generell geringere Haftbelastung sowie eine kürzere Haftzeit für drogengebrauchende Frauen als für drogengebrauchende Männer (vgl. etwa Lind-Krämer u. Timper-Nittel 1991). Wenn Frauen inhaftiert werden, dann offenbar zumeist wegen geringfügig sozialschädlicher, jedoch wiederholter Delikte. Laut Schätzungen befinden sich in Deutschland etwa 10–20.000 Drogenkonsumierende in Haft, wobei der Anteil drogenabhängiger

Frauen im Frauenvollzug oftmals über 50% ausmacht. Haftaufenthalte werden teilweise zu einer dominanten Lebensphase in der Drogenbiographie, zumal die meisten Drogenabhängigen längere Haft- als Therapiezeiten vorweisen (Jacob et al. 1997).

Eine Inhaftierung erleben viele Frauen als Mehrfachbestrafung, auf die sie nicht selten mit psychosomatischen Symptomen wie Depressionen und Suizidversuchen reagieren. Schätzungen zufolge behalten etwa 50% der inhaftierten Drogenkonsumierenden auch unter den repressiven Bedingungen des Strafvollzugs den Drogenkonsum in Haft bei. Die Fortsetzung des Konsums scheint dabei als ein Mittel zur Bewältigung des Haftalltags zu fungieren.

Drogenkonsum und die damit verbundenen Infektionsgefahren stellen gegenwärtig die zentralen Probleme in den Haftanstalten dar und beherrschen den Vollzugsalltag. Unter drogengebrauchenden Gefangenen hat die Verbreitung von Infektionen mit Hepatitis und HIV insgesamt ein besorgniserregendes Ausmaß angenommen. Aktuelle Studien konnten nachweisen, daß die Rate der HIV- und Hepatitiserkrankungen bei weiblichen im Vergleich zu den männlichen inhaftierten Drogenabhängigen deutlich höher ist. Da in den Haftanstalten bis auf wenige Ausnahmen (wie z. B. in einigen Vollzugsanstalten Hamburgs und Niedersachsens) keine sterilen Spritzbestecke zur Verfügung stehen, findet der Drogenkonsum im Gefängnis unter gesundheitlich höchst riskanten Bedingungen statt. Wissenschaftliche Untersuchungen haben Korrelationen zwischen Haftaufenthalten und Virusinfektionen festgestellt, wobei „drug-and-needle-sharing" als Hauptrisiko für virale Erkrankungen identifiziert wurden.

Die bestehenden Behandlungsangebote in Vollzugsanstalten ändern die Situation nur unwesentlich, denn die Behandlungsangebote sind zum einen überwiegend abstinenzorientiert und zeichnen sich zum anderen durch eine medizinische Unterversorgung aus. Mit zweifelhaften Begründungen werden gefangenen Drogenabhängigen nach wie vor erprobte wie etablierte medizinische Versorgungsleistungen vorenthalten. So kommt es beispielsweise durch Inhaftierungen zum Abbruch einer Substitutionsbehandlung, da eine Dauersubstitution während der Haftzeit abgelehnt wird. Unter einem gesundheitlichen Blickwinkel muß die Haftsituation für drogenabhängige Frauen folglich als alarmierend bewertet werden (vgl. zu dem gesamten Abschnitt Jacob et al. 1997).

## HIV-Prävalenz

Die wohl umfangreichste sozialepidemiologische Studie zur Analyse der HIV-Prävalenz unter i.v. Drogenkonsumierenden stammt von Kleiber u. Pant (1996). Auf der Grundlage ihrer Befragung von nahezu 2500 aktiven Drogenkonsumierenden kommen die Autoren zu dem Ergebnis, daß die Faktoren Konsumdauer und Hafterfahrung signifikant mit einer HIV-Infektion zu assoziieren sind. Im Zusammenhang mit diesen beiden Faktoren wurde festgestellt, daß die HIV-Prävalenz bei den weiblichen Befragten jeweils am deutlichsten ausgeprägt war. So stieg sowohl mit zunehmender Konsumdauer, als auch mit zunehmenden Haftaufenthalten die HIV-Infektionsrate bei Frauen erheblich steiler als bei Männern. In der Untersuchung von Kleiber u. Pant waren Frauen mit mehr als drei Haftepisoden zu über 40% HIV-infiziert. Neben den Faktoren Konsumdauer und Haftaufenthalte hat sich bei Drogenkonsumentinnen auch die Prostitutionserfahrung als wesentlicher Indikator für eine HIV-Seroprävalenz herausgestellt. Von den befragten Frauen mit einer Prostitutionsgeschichte waren 25% HIV-positiv. Prostitution an sich wird zwar nicht als unmittelbarer Risikofaktor bewertet, jedoch als Indikator für massive Abhängigkeit, hohe Alltagsbelastungen und starke soziale Deprivation, die eine HIV-Infektion begünstigen. Ein ebenso bedeutsamer Kofaktor für ein hohes Infektionsrisiko ist das Vorliegen von STDs („sexual transmitted diseases"), die unter drogenabhängigen Frauen weit verbreitet sind.

Für die Hilfepraxis sind vor allem zwei Forschungsergebnisse von Relevanz: Erstens leben offenbar mehr Frauen als Männer in Unkenntnis einer vorliegenden HIV-Infektion. Zweitens scheinen HIV-Risiko-Betroffene professionelle Helfer als Ansprech- und Vertrauensperson den Freunden, Partnern und Angehörigen vorzuziehen.

## Erfahrungen mit Drogenhilfeinstitutionen

Erfahrungen aus Wissenschaft und Praxis bestätigen übereinstimmend, daß drogengebrauchende Frauen professionelle Hilfe oftmals erst dann aufsuchen, wenn belastende Lebenslagen wie Prostitution, Obdachlosigkeit, Verelendung oder Kontrollverluste kumulieren und sie keinen anderen Ausweg mehr sehen. Für die Mehrheit aller Drogenkonsumentinnen stellt die Annahme professioneller Hilfe das letzte Mittel der Wahl dar. Ein nicht unerheblicher Anteil unter den Frauen hat sogar noch niemals eine Drogenberatung aufgesucht oder ein Entzugsbehandlung oder stationäre Abstinenztherapie durchlaufen (Zurhold 1993).

Warum Frauen professionelle Hilfeangebote auffallend ungern nutzen, liegt an verschiedenen Gründen. Drogenabhängige Frauen sind äußerst mißtrauisch gegenüber professioneller Hilfe und reagieren auf diskriminierende Erfahrungen in Hilfeeinrichtungen oder auf wohlmeinende Vorschriften über den „richtigen Ausstiegsweg" häufig mit der Vermeidung weiterer Beratungskontakte. Zudem ist das Suchtkrankenhilfesystem primär an Hilfebedürfnisse und Hilfeerwartungen männlicher Drogenabhängiger angepaßt, so daß frauenspezifische Belange kaum Berücksichtigung finden.

Stationäre Einrichtungen verzeichnen seit Jahren eine Zunahme an straffälligen Drogenkonsumenten, die gemäß §35 BtMG „Therapie statt Strafe" eine Abstinenztherapie aufnehmen. Gleichzeitig geht der Anteil drogenabhängiger Frauen in diesen Einrichtungen kontinuierlich zurück. Die männliche Übermacht in therapeutischen Gemeinschaften, hierarchische Strukturen, Sanktionen, Entmündigungen sowie der Zwang, in Gruppensitzungen intimste Erfahrungen thematisieren zu müssen, begründen, daß Frauen die Angebote von vornherein ablehnen oder die Behandlung abbrechen (MfJFG 1998). Insbesondere bei Frauen haben sich die Erwartungen an eine Behandlungsaufnahme nach §35 BtMG nicht erfüllt, da Frauen aus Angst davor, mit der Therapie zu scheitern und erneut den Strafverfolgungsbehörden ausgesetzt zu sein, die Haftstrafe einer

Therapie oftmals vorziehen (Zurhold 1998). Abgesehen davon äußern Drogengebraucherinnen vielfach eher das Bedürfnis nach ambulanten Maßnahmen und
Einzelgesprächen (Lind-Krämer u. Timper-Nittel 1991).

## Erfahrungen mit Substitutionsbehandlungen

Die vielfältigen Positivauswirkungen von Substitutionsbehandlungen als „Public-
Health"-Strategie sind ausführlich wissenschaftlich belegt und an anderer Stelle
in diesem Buch hinreichend dokumentiert. Dennoch möchte ich im Zusammenhang mit drogengebrauchenden Frauen zwei Aspekte hervorheben:
1. Die Aufnahme einer Substitution kann einerseits die Sozialprognose straffälli-
   ger Drogengebraucherinnen verbessern und andererseits als „ambulante Substitutionstherapie" nach §35 BtMG gerichtlich anerkannt werden. Substitutionsbehandlungen können insofern haftverkürzend bzw. haftvermeidend
   wirken.
2. Drogengebrauchende Frauen nehmen oftmals erst im Rahmen kontinuierlicher Behandlungskontakte eine medizinische Versorgung und psychosoziale
   Unterstützung wahr.

Welche geschlechtsspezifischen Unterschiede im Substitutionsverlauf bestehen,
vermittelt die neuere Studie von Zenker u. Lang (1995). Die Ergebnisse aus der
Befragung von Substituierten und substituierenden Ärzten in Bremen zeigen,
daß die gesundheitliche und psychische Stabilisierung durch eine Methadonbehandlung bei Frauen im Vergleich zu Männern stärker ausgeprägt war. Beispielsweise zeigte sich bei Frauen im Substitutionsverlauf eine drastische Reduzierung der Suizidgefährdung von 82% auf 45%. Weiterhin bewirkte die Langzeitbehandlung bei Frauen eine deutliche Verringerung des Heroinkonsums.
Allerdings behalten substituierte Frauen häufiger als substituierte Männer den
Konsum von Barbituraten bei. Im Verlaufe der Behandlung haben zwar beide
Geschlechter ihre Beschaffungsdelinquenz erheblich eingeschränkt, bei Frauen
war der Unterschied jedoch entschieden deutlicher. Die Finanzierung des
Lebensunterhaltes durch illegale Quellen ist bei ihnen von 80% auf 10% zurück-
gegangen.
  Obgleich Frauen mehr Reintegrationshindernisse (geringe Berufschancen,
geringe Nutzung von begleitenden Hilfeangeboten) zu überwinden haben, hielten
die befragten Ärzte die Substitutionsziele „Drogenabstinenz" und „seelische Stabilität" bei 75% der behandelten Frauen für erreichbar. Auch Praxiserfahrungen
bestätigen, daß Substitutionsbehandlungen die Ausstiegsbereitschaft von Frauen
wirksam unterstützen. So streben substituierte Frauen nicht selten von sich aus
eine Dosisreduktion oder die Beendigung der Behandlung an, um gänzlich drogenfrei zu leben.

## Ausstiegsbedingungen

Ausstiegswillige Frauen können selten auf funktionierende soziale Beziehungen und eine ihren Bedürfnissen entsprechende Hilfe zurückgreifen. Während drogenabhängige Männer bedeutend häufiger von Drogenhilfeangeboten und der Unterstützung durch eine drogenfreie Partnerin profitieren, sind die Ausstiegsbedingungen von Frauen eher von hemmenden Faktoren gekennzeichnet. Mangelnde soziale Unterstützung, der fortgesetzte Drogenkonsum des Partners, Sorgen um die eigenen Kinder sowie schlechte Berufsaussichten behindern Frauen oftmals in ihren Ausstiegsbemühungen. Auffallend mehr Frauen als Männer sind auf ihre eigenen Handlungskompetenzen angewiesen, so daß mehr Frauen die Abhängigkeit ohne professionelle Hilfe aus eigener Kraft überwinden (Vogt u. Winkler 1996; Zurhold 1993).

Die Ausstiegsbereitschaft ist bei Frauen überwiegend durch den Verlust an Selbstkontrolle, dem Wunsch nach Situationsveränderung oder durch spezifische Lebensereignisse wie Schwangerschaft oder der drohende Verlust des Sorgerechts für eigene Kinder motiviert. Gelungene Ausstiegsentwicklungen von Drogengebraucherinnen werden in der Literatur darauf zurückgeführt, daß sie oftmals aus eigenem Antrieb Abstinenzphasen und Ausstiegsversuche einleiten. Weiterhin wirkt es sich positiv aus, daß Frauen aufgrund ihrer geringeren Kriminalisierung eher die Chance haben, den Ausstiegszeitpunkt oder Behandlungsbeginn selbstbestimmt wählen zu können. Insgesamt haben sich die Ausstiegsverläufe von Frauen im Vergleich zu Männern als erfolgreicher erwiesen, da Frauen häufiger drogenfrei und außerhalb von Institutionen leben (Lind-Krämer u. Timper-Nittel 1991).

## Frauen und Kinder

Die mit einer Schwangerschaft verbundene Mutterrolle und der Wunsch, die eigenen Kinder zu versorgen, nimmt im Leben von Drogengebraucherinnen einen hohen Stellenwert ein. Eigene Kinder beinhalten für Frauen einen enormen Anreiz zur Veränderung der Lebenssituation und zur Beendigung des Drogenkonsums. Oftmals haben Drogengebraucherinnen bereits vielfältige Verluste – der Wohnung, Arbeit, Freunde – erfahren, so daß ein Kind einen neuen Lebenssinn darstellt, für das sich ein drogenfreies Leben „lohnt". Auf der anderen Seite verlieren Frauen nicht selten diesen Lebenssinn, wenn ihnen das Sorgerecht entzogen wird oder die Kinder in einer Pflegefamilie untergebracht werden.

Laut Untersuchungsbefunden ist davon auszugehen, daß etwa 30% aller Drogengebraucherinnen Kinder haben (MfJFG 1998). Bei denjenigen Müttern, die ihre Kinder selbst versorgen, handelt es sich in der Mehrzahl um alleinerziehende Mütter. Zum Teil ersetzen feste Partner den fehlenden Vater. Wie sich die Drogenabhängigkeit der Mutter/Eltern auf die Entwicklung des Kindes auswirkt, ist bislang nur unzureichend erforscht. Die bisherigen Erkenntnisse lassen jedoch darauf schließen, daß Kinder von Elternteilen, die ihren Drogenkonsum bewußt kontrollieren oder die in Substitutionsbehandlung sind, gute Entwicklungschancen haben. Angesichts der Lebenssituation drogengebrauchender Frauen mit Kindern weist das vorhandene Drogenhilfesystem erstaunlich große Lücken auf, denn bis heute sind gezielte Hilfen für drogengebrauchende Mütter kaum vorhanden (Vogt u. Winkler 1996).

## Prämissen in der Beratung drogenabhängiger Frauen

Wie bereits erwähnt fehlt es nach wie vor an frauenspezifischen Hilfeangeboten, die konzeptionell auf die Bedürfnisse und Unterstützungswünsche drogengebrauchender Frauen ausgerichtet sind. Doch auch in gemischtgeschlechtlichen Einrichtungen *können* und *sollten* Berater, Psychologen und Ärzte den Hilfebedürfnissen von Frauen angemessen Rechnung tragen. Dazu ist die Einhaltung bestimmter Prämissen erforderlich, die abschließend beschrieben werden.

Zunächst einmal sind differenzierte Kenntnisse der Lebenslagen und Lebensperspektiven von Frauen eine notwendige Voraussetzung, um bedarfsgerechte Maßnahmen zur Gesundheitsförderung und sozialen Integration einzuleiten. Eine wesentliche Grundlage, damit Frauen professionelle Hilfe überhaupt annehmen, besteht in der Berücksichtigung des Selbstbestimmungsrechtes und einer akzeptierenden Werthaltung.

Auch heute noch reagiert die Umwelt unterschiedlich auf den Drogenkonsum von Männern und Frauen. Drogengebrauchende Frauen müssen nicht nur eher mit Zurechtweisungen und moralischen Verurteilungen rechnen, sondern sind zudem viel schneller Zuschreibungen von Krankheit und Defiziten ausgesetzt. Solche Stigmata haben nachweislich einen erheblichen Einfluß auf die Entwicklungsverläufe von Frauen, da sie ihr Selbstvertrauen schwächen. Gerade aber das Vertrauen in die eigenen Fähigkeiten hat sich bei Frauen als wichtigste Ressource zur Umsetzung alternativer Lebensperspektiven herausgestellt. Jegliche Form professioneller Intervention sollte daher auf die Stärkung der Handlungskompetenz und des Selbstbewußtseins von Frauen abzielen.

In der Beratung selbst ist der Aufbau einer vertrauensvollen Beziehung sowie eine transparente Kommunikation maßgeblich, in der hilfebedürftige Frauen an Entscheidungen über das weitere Vorgehen beteiligt werden. Eine zugehende Arbeit und ein regelmäßiger kontinuierlicher Kontakt erleichtern dabei den Beratungs- und Behandlungsprozeß für alle Beteiligten. Generell zeigen Praxiserfahrungen, daß Frauen mehr Ermutigungen und aktive Hilfe benötigen. Wenn drogengebrauchende Frauen kleine Schritte erreicht haben, sollte das auch anerkennend geäußert werden. Wie bei jedem anderen Menschen auch stärkt positiver Zuspruch die Erfolgserlebnisse.

## Literatur

Jacob J, Keppler K, Stöver H (1997) Drogengebrauch und Infektionsgeschehen (HIV/AIDS und Hepatitis) im Strafvollzug. AIDS-Forum DAH. Band XXVIII. Berlin
Kleiber D, Pant A (1996) HIV – Needle-Sharing – Sex. Eine sozialepidemiologische Studie zur Analyse der HIV-Prävalenz und riskanter Verhaltensweisen bei i.v.-Drogenkonsumenten.

(Schriftenreihe des Bundesministeriums für Gesundheit, Bd. 69a). Nomos Verlagsgesellschaft, Baden-Baden

Kreuzer A, Römer-Klees R, Schneider H (1991) Beschaffungskriminalität Drogenabhängiger. BKA-Forschungsreihe. Band 24. Wiesbaden

Lind-Krämer R, Timper-Nittel A (1991) Geschlechtsspezifische Analyse von Drogenabhängigkeit. In: Projektgruppe Rauschmittelfragen (Hrsg) Forschungsprojekt „Amsel". Abschlußbericht Band 2. Frankfurt

MfJFG (Ministerium für Frauen, Jugend, Familie und Gesundheit des Landes NRW) (Hrsg) (1998) Frauen und Sucht. Konzeptentwicklung Trägerberatung zur Umsetzung frauenspezifischer Angebote im Drogen- und Suchthilfe-System des Trägers. Düsseldorf

Vogt I, Winkler K (Hrsg) (1996) Beratung süchtiger Frauen. Konzepte und Methoden. Lambertus Verlag, Freiburg i. Br.

Zenker Ch, Lang P (1995) Methadon-Substitution in Bremen. Abschlußbericht der sozialmedizinischen Begleitforschung 1991–1994. Bremer Institut für Präventionsforschung und Sozialmedizin, Bremen

Zurhold H (1993) Drogenkarrieren von Frauen im Spiegel ihrer Lebensgeschichten. Eine qualitative Vergleichsstudie differenter Entwicklungsverläufe opiatgebrauchender Frauen. VWB-Verlag, Berlin

Zurhold H (1998) Kriminalität und Kriminalisierung drogengebrauchender Frauen. Band 18. VWB-Verlag, Berlin

# Hepatitis C unter Drogenabhängigen Epidemiologie, Klinik, Diagnostik und Therapie in der Praxis

**15**

S. CHRISTENSEN

## Einleitung

Befragt man drogenabhängige Patienten bei ihrer Erstvorstellung, meist im Zusammenhang mit einer gewünschten Substitutionsbehandlung, nach abgelaufenen oder chronischen Hepatitiden, so ist leider festzustellen, daß fast jeder Patient etwas von „Hepatitis" gehört hat, der eigene Infektionsstatus /eine eigene Hepatitiserkrankung den Patienten aber häufig unbekannt ist. Nicht selten können Fragen nach möglichen Infektionswegen, Folgen einer chronischen Verlaufsform oder gar Therapiemöglichkeiten nicht beantwortet werden. 50–80% der i.v.-Drogenabhängigen hatten Kontakt mit dem Hepatitis-C-Virus, sind also Anti-HCV-positiv. 80% der HCV-Infizierten entwickeln eine chronische Hepatitis. Es ist gut vorstellbar, daß Informationsdefizite den besten Boden zur Aufrechterhaltung eines Teufelskreises aus illegalen Konsumformen, schlechten hygienischen Bedingungen und hieraus resultierenden, in der Patientengruppe zirkulierenden zahlreichen Folgeerkrankungen darstellen.

## Hepatitis-C-Virus

Die Erstisolierung des Genoms des Hepatitis-C-Virus (HCV), die 1988 gelang, hat zunächst kaum Aufmerksamkeit erregt. Gerade die Prävention, Verhaltensmaßregeln und Information über klinische Verläufe und Therapiemöglichkeiten wurden lange Zeit vernachlässigt.

Bereits seit den siebziger Jahren bestand epidemiologisch und klinisch der Verdacht, daß es neben dem Hepatitis-A- und dem Hepatitis-B-Virus weitere Hepatitis-Viren geben müsse. Damals konnten diese Erreger der sog. Non-A-/Non-B-Hepatitiden allerdings noch nicht identifiziert werden. Aufgrund der vorliegenden Daten wurde bei diesem Virus ein parenteraler Übertragungsweg angenommen. Davon abzugrenzen ist der Erreger der Hepatitis E, der über die Fäzes übertragbar ist und keinen chronischen Verlauf bedingt.

Die Isolierung des viralen Genoms des Hepatitis-C-Virus gelang 1988 aus dem Serum eines artefiziell infizierten, chronisch an einer Non-A-/Non-B-Hepatitis erkrankten Schimpansen. Es handelt sich bei dem Hepatitis-C-Virus um ein (+)-strängiges RNA-Virus mit insgesamt ca. 9500 (9400) Nukleotiden.

Das Hepatitis-C-Virus zählt zur Familie der Flaviviridae. Der Durchmesser des HCV beträgt etwa 55 Nanometer. Seine Replikation erfolgt über die Transkription genomischer (+)-Strang-RNA in (-)-Strang-RNA. Virusreplikation findet nicht nur in Hepatozyten, sondern auch in Zellen des hämatopoetischen Systems, z. B. in den T- und B- Lymphozyten, statt.

Bisher sind 9 verwandte HCV-Genotypen mit zahlreichen Subtypen bekannt (Dusheiko et al. 1994). In dieser Tatsache ist auch u. U. der Grund für den unterschiedlichen klinischen Verlauf und die Ansprechraten auf eine Therapie zu sehen (Dusheiko et al. 1994).

In Deutschland liegt die Prävalenz des HCV 1A bei 23%, HCV 1B bei 51%, HCV 2A bei 6%, HCV 2B bei 5% und HCV 3A bei 15% (Zeuzem et al. 1995). Hinweise darauf, daß unter i.v.-Drogenabhängigen eine höhere Prävalenz von HCV-3A-Isolaten zu finden ist, werden kontrovers diskutiert (Zeuzem et al. 1995). Wegen der hohen Variabilität des Hepatitis-C-Virus, hier insbesondere im Bereich des Aminoterminus E2 mit 40 bis 60 Aminosäuren, ist die Entwicklung einer protektiven Immunität sehr schwierig und es kommt zur Chronifizierung der Infektion. Eine weitere Ursache für die häufige Chronizität gerade im Klientel der Drogenabhängigen wird auf die verminderte Abwehrlage und eine immunsuppressive Wirkung des Heroins zurückgeführt.

Morphin hemmt an verschiedenen Stellen die Funktion des Abwehrsystems und vermindert u.a. die Phagozytosetätigkeit von Neutrophilen und Makrophagen sowie die Proliferationsfähigkeit von Lymphozyten. Es wurden u.a. bereits Opiatrezeptoren auf Monozyten, Lymphozyten und Neutrophilen nachgewiesen. Ein zusätzlicher Alkoholmißbrauch und der polyvalente Konsum verschiedener Substanzen scheinen zusätzlich immunsuppressiv zu wirken (Novick et al. 1986).

## Epidemiologie und Transmission

Die Prävalenz der Hepatitis C in Deutschland liegt in der Normalbevölkerung zwischen 0,9 und 1,4%. Man geht von etwa 800.000 Hepatitis-C-Infizierten aus. Unter i.v.-Drogenabhängigen sind zwischen 50 bis 85% anti-HCV positiv. Dialysepatienten sind zu 5 bis 30% und Hämophiliepatienten zwischen 70 und 90% mit dem Hepatitis-C-Virus infiziert (Zeuzem et al. 1995).

Ca. 50 bis 80% der Infektionen verlaufen chronisch und die Spontanheilungsrate liegt mit 0,3% pro Jahr extrem niedrig (Manns u. Schüler 1995). Etwa 30–40% der Patienten erleiden eine Leberzirrhose mit typischen Komplikationen (Eyster et al. 1993). Patienten mit chronischer Hepatitis C und vor allem mit einer Leberzirrhose haben ein erhöhtes Risiko zur Ausbildung eines Leberzellkarzinoms (Simonetti et al. 1992). Koinfektionen mit HI-Viren führen häufig zu schwereren Krankheitsverläufen (Rockstroh et al. 1995).

Die Übertragung des HCV erfolgt parenteral. Sie kann beispielsweise durch Transfusionen und Blutprodukte (Gerinnungsfaktoren, Immunglobuline), intravenösen Drogenkonsum (Spritzentausch), Organtransplantation, Operationen, Hämodialyse, Tätowieren und ähnlichem erfolgen (Zeuzem et al. 1995; Manns u. Schüler 1995).

In 40% der Fälle ist der Übertragungsweg ungeklärt. Solche Fälle werden als „community-acquired" bezeichnet (Alter et al. 1991).

Die Inkubationszeit für das Hepatitis-C-Virus liegt zwischen 6 und 12 Wochen. In dieser Zeit besteht bereits Infektiosität, u. U. läßt sich auch schon ein direkter Virusnachweis führen. Antikörper können etwa nach der sechsten Woche gebildet und damit nachgewiesen werden.

Eine sexuelle Transmission von HCV tritt offenbar seltener auf als im Fall von HBV oder HIV (Rockstroh et al. 1995). Papaevangelou et al. (1991) konnten eine erhöhte Prävalenz von Anti-HCV-Antikörpern bei homosexuellen Männern nachweisen.

Unter heterosexuellen Partnern liegt das Risiko einer sexuellen Transmission in westlichen Ländern zwischen 0 und 5% (Rice et al. 1993).

In Sperma und anderen Körperflüssigkeiten konnte bisher nur in Einzelfällen HCV-RNA nachgewiesen werden (Zeuzem et al. 1995).

Derselbe Autor kritisiert verschiedene, methodisch invalide Untersuchungen, bei denen vor der RNA-Extraktion zelluläre Bestandteile der untersuchten Körperflüssigkeiten entfernt wurden. Da das HCV in Leukozyten nachweisbar ist und dort replizieren kann, ist eine weitergehend vorsichtige Interpretation bezüglich sexueller Kontakte notwendig.

Die Übertragung des HCV von der Mutter auf das Kind ist möglich und wird aufgrund bisheriger Studien mit unter 10% beziffert (Ohto et al. 1994). Offenbar läßt eine niedrige Viruskonzentration ($<10^6$ Kopien/ml Blut) Infektionen bei Neugeborenen seltener auftreten als dies bei hoher Virusbelastung der Mutter ($\geq 10^6$ Kopien/ml) geschieht. Liegt gleichzeitig eine HIV-Infektion vor, so ist das Risiko einer perinatalen Infektion während der Geburt deutlich erhöht. Ob durch die Muttermilch die Gefahr einer vertikalen Transmission besteht, ist bisher nicht eindeutig belegt. Allerdings ist vom Stillen abzuraten!

Bei Neugeborenen HCV-positiver Mütter muß der Nachweis von Virus-RNA mittels PCR-Technik erfolgen, da Anti-HCV-Antikörper vom Typ IgG plazentagängig sind und unabhängig von einer möglichen Infektion beim Neugeborenen in den ersten 12–18 Lebensmonaten nachweisbar sein können (Zeuzem et al. 1995).

## Klinik und Diagnostik

Nur etwa 25% der Infizierten erkranken an einer ikterischen akuten Hepatitis (Zeuzem et al. 1995). Fulminante Verläufe sind in Europa selten und treten bei etwa 2% der HCV-Infizierten auf.

Die akute Hepatitis C ist in ihrer Ausprägung meist milder als eine akute Hepatitis B, wobei sie im akuten Stadium zu Appetitlosigkeit, Fieber, Schwindel oder allgemeiner Abgeschlagenheit mit Kopf- und Gliederschmerzen sowie grippeartige Beschwerden führen kann. Der chronische Verlauf ist häufig uncharakteristisch, wobei oft Müdigkeit, rechtsseitige Oberbauchbeschwerden, gastrointestinale Beschwerden, Arthralgien und Pruritus intermittierend zu beobachten sind, Symptome, die intravenös drogenabhängige Patienten in meistens schlechter körperlicher Verfassung täglich begleiten und häufig nicht einer chronischen Hepatitis C zuzuordnen sind.

Das Hepatitis-C-Virus selbst kann auch an anderen Organen zu Veränderungen führen, die dann als „extrahepatische Manifestationen" der Hepatitis C bezeichnet werden, wie etwa Porphyria cutanea tarda, Lichen (ruber) planus, Sialadenitis, essentielle gemischte Kryoglobulinämie, membranoproliferative Glomerulonephritis, Polyarteriitis nodosa und Sjögren-Syndrom können klinisch im Vordergrund stehen. Einfluß auf den klinischen Verlauf haben unterschiedliche Faktoren wie Alter, Rasse, Geschlecht und Immunstatus sowie sog. Kofaktoren wie z. B. Infektion mit weiteren hepatotropen Erregern, fortgeführter Alkoholkonsum oder die Einnahme hepatotoxischer Medikamente (Zeuzem et al. 1995).

Wechselnd hohe Transaminasen und grippeähnliche Symptome wie Abgeschlagenheit, rechtsseitige Oberbauchbeschwerden und Appetitverlust bei Drogenkonsumenten nötigen zur Abklärung einer möglichen HCV-Infektion. Es empfiehlt sich der folgende Ablauf einer Labor-Untersuchung: Bestimmung der Anti-HCV-IgG-Antikörper mittels Enzymimmunoassay (EIA) und Bestätigung mittles Immunoblot-Technik (z. B. RIBA), einem Test, der Antikörper gegen spezifische membrangebundene HCV-Proteine nachweist. Ein positiver Test belegt lediglich einen Kontakt mit dem Virus und noch keine Viruspersistenz. Nicht alle Patienten mit einer akuten Hepatitis C entwickeln Antikörper vom Typ IgM (Zeuzem et al. 1995), IgG-Antikörper persistieren in der Regel nach HCV-Infektion. Ausnahmen sind hier z. B. bei HIV-positiven Patienten mit chronischer Hepatitis C beschrieben.

Die aktive Virusreplikation, die eine Aussage über die Infektiösität erlaubt, kann mit Hilfe der Polymerase-Kettenreaktion (PCR), die die HCV-RNA je nach Testverfahren qualitativ oder quantitativ nachweist, bestimmt werden (Manns u. Schüler 1995). Die Vorteile des qualitativen Tests liegen in einer höheren Sensitivität, die des quantitativen in der Möglichkeit einer besseren Abschätzung der Therapieprognose (hohe Replikation bedeutet evtl. eine schlechtere Therapieprognose) und Therapieüberwachung. Im Langzeitverlauf läßt sich die HCV-RNA bei annähernd 90% aller Anti-HCV-positiven Patienten nachweisen.

Auch die Bestimmung der Hepatitis-C-Subtypen (Genotypen), die z. Zt. nur an speziellen Zentren möglich ist, könnte künftig an Bedeutung zur Beurteilung der Therapieprognose innerhalb der antiviralen Therapie gewinnen (Simmonds et al. 1994) oder gar zukünftig für die Wahl der Primärtherapie mitentscheidend sein.

Die Leberbiospie ist in der Regel diagnostisch zu empfehlen, da die entzündliche Aktivität im Lebergewebe oft nicht über die Höhe der GPT-Aktivität wiedergegeben wird. So kann selbst bei normalen Leberwerten entzündliche Aktivität bestehen. Zudem ermöglicht ein Punktat eine differentialdiagnostische Abgrenzung zu anderen Hepatitisformen. Allerdings werden die histopathologischen Methoden in der Beurteilung einer akuten Hepatitis C bzw. deren chronischen Verlauf bezüglich ihrer Aussagekraft kontrovers diskutiert.

Nach Zeuzem et al. (1995) existiert eine ausgeprägte lokale Heterogenität des entzündlichen Prozesses, so daß es durchaus möglich ist, zu unterschiedlichen klassischen Diagnosen innerhalb einer Leber zu kommen. Die Abgrenzung gegenüber der chronischen Hepatitis B führt über die Beobachtung, daß es bei der Hepatitis C zu geringeren Leberparenchymverfettungen ohne nennenswerte Entzündungsaktivität oder sogar morphologischem Normalbefund bei sicherem Nachweis des Hepatitis-C-Virus kommen kann.

Als morphologische Befunde der HCV-Infektion treten klein- und großvakuoläre Verfettungen zahlreicher Hepatozyten auf und es finden sich dominierende lymphozytäre und plasmazelluläre Infiltrate in Portalfeldern und Leberparenchym. Gallengangsdestruktionen, hyaline Einzelzellnekrosen, Mallory-Bodies und Leberzellballonierung komplettieren das Bild (Lefkowitch et al. 1993). Ein semiquantitativer Score (HAI, „histologic activity index") erlaubt eine Gradierung der portalen Entzündung und der lobulären nekroinflammatorischen Veränderungen („grading") sowie das Festhalten verschiedener Stadien der Fibrose („staging"). Die klassische Einteilung in chronisch persistierende und chronisch aktive Hepatitis sollte nicht mehr benutzt werden. Leider finden sich in der Praxis nur selten Pathologen, die dieser internationalen Einteilung folgen.

Nach histologischen Untersuchungen an Patienten mit persistierend normwertigen Transaminasen bei positivem Virusnachweis konnte in fast allen Fällen eine entzündliche Veränderung in den Portalfeldern gesehen werden. (Yuki et al. 1993).

## Therapie

Therapiestandard weltweit bei chronischer Hepatitis C war lange Zeit die Monotherapie mit Interferon-α. Doch führte diese Therapie bei nur 15–20% der Patienten zu einer virologischen Langzeitresponse, d. h. Verlust der nachweisbaren HCV-RNA im Serum sechs Monate nach Therapieende. Nach initialem Ansprechen bei ca. 40% der Patienten auf Interferon-α erlitten viele Patienten einen Relapse, das bedeutet, die HCV-RNA wird wieder im Blut nachweisbar. Eine deutliche Verbesserung der Therapiechancen zeigte sich in Studien zur Kombination mit Interferon α-2b und Ribavirin (Poynard et al. 1998). Die Überlegenheit der Kombination im Vergleich zur Monotherapie zeigte sich sowohl bei naiven (= unvorbehandelten Patienten) mit 43% dauerhafter Ansprechrate als auch bei Relapse-Patienten in anderen Studien. Zudem zeigte sich eine Besserung des histologischen Befundes mit Rückgang von Entzündung und Fibrose. Bestehen keine Kontraindikationen sollte eine Kombinationstherapie mit Ribavirin erfolgen.

Eventuell kann auch eine tägliche Interferongabe als eine Art Induktionstherapie die primäre Ansprechrate erhöhen. Hintergrund ist hier die relativ kurze Halbwertszeit des Interferons bei einer hohen „Replikationsdynamik" des Hepatitis-C-Virus. In klinischen Studien befindet sich z. Zt. das PEG-Interferon, das durch verzögertes Freisetzen konstantere Blutspiegel erreichen kann. Weitere experimentelle Therapieansätze wie Antisense-Olignukleotide, Helikase- oder Proteinasehemmer beschäftigen z. Zt. die Forschung. Wegen der hohen Genomvariabilität ist die Entwicklung eines protektiven Impfstoffes als schwierig zu bezeichnen und in den nächsten Jahren nicht zu erwarten.

Die Indikation zur medikamentösen Behandlung wird bei einer (intermittierenden) Erhöhung der Serumtransaminasen, einem positiven Nachweis von Anti-HCV-Antikörpern, positiver HCV-RNA mittels HCV-PCR und histologischen Zeichen einer entzündlichen Aktivität gestellt. Aus der Überlegung heraus, daß ca. 80% der Patienten, die eine Hepatitis-C-Infektion erleiden, chronifizierte Verläufe aufweisen, wird der Einsatz von Interferon-α in der akuten Phase diskutiert

(Zeuzem et al. 1995). Erste Studien zeigten hier eine Normalisierung der Transaminasen bei mehr als 70% der Betroffenen nach Gabe des Interferon-α im akuten Stadium.

Bei drei substitutierten Patienten mit akuter Hepatitis C im eigenen Kollektiv konnte im Rahmen einer Studie bei allen eine dauerhafte Normalisierung der Transaminasen und Negativierung der HCV-RNA erreicht werden.

Kontraindikationen für eine Interferon-α-Behandlung sind die fortgeschrittene Leberzirrhose, eine ausgeprägte Thrombozyto- oder Leukozytopenie, bekannte schwere Depressionen, Schwangerschaft sowie eine T-Helferzellzahl unter 300/µl oder akute opportunistische Infektionen bei gleichzeitig bestehender HIV-Infektion. Bereits bestehende Autoimmunerkrankungen, insbesondere Schilddrüsenerkrankungen, können unter der Gabe von Interferon-α exazerbieren (Zeuzem et al. 1995) und sollten vor dem Behandlungsbeginn abgeklärt sein.

Eine schwere Leberverfettung, bedingt durch Alkoholkonsum oder Übergewicht sowie hepatische Eiseneinlagerungen, lassen eine niedrige Ansprechrate der Interferon-α-Therapie erwarten. Somit ist es sinnvoll, diese Störungen vorher zu beseitigen, etwa durch Abstinenz, Diät oder Aderlaßtherapie zur Ausschwemmung hepatozellulärer Eiseneinlagerungen (Manns u. Schüler 1995).

Als Kontraindikationen für eine Therapie mit Ribavirin gelten fortgeschrittene Niereninsuffizienz, schwere Herzerkrankungen, Schwangerschaft, mangelnde Kontrazeption, labile Hypertonie und hohes Lebensalter.

Das Behandlungskonzept für naive Patienten richtet sich nach Viruslast und Virustyp. Patienten mit dem Virustyp 2 oder 3 sollten mit Interferon-α2b und Ribavirin über 6 Monate behandelt werden, unabhängig von der Viruslast. Bei Nachweis des Virusgenotyps 1 sollte in Abhängigkeit von der Viruslast eine Kombinationsbehandlung 12 Monate dauern. Bestehen Kontraindikationen für Ribavirin, so bleiben die Interferonmonotherapie oder experimentelle Therapieansätze. Bei mit Interferon-α vorbehandelten Patienten sollte ebenfalls eine Kombinationstherapie mit Ribavirin erfolgen, bestehen Kontraindikationen für Ribavirin bleiben ebenfalls nur experimentelle Therapieansätze. Für diese Patienten und bei Versagen der Therapie mit Interferon-α2b und Ribavirin bieten wir z. Zt. eine Dreifach-Kombination mit Amantadin im Rahmen einer klinischen Studie an.

Glücklicherweise gibt es im Bereich der Behandlung der chronischen Hepatitis C häufig Innovationen. Gerade für Patienten mit Kontraindikationen für Interferon sind sinnvolle Therapieoptionen rar. Über aktuelle Entwicklungen gibt das Centrum für interdisziplinäre Medizin (C.I.M.) Münster, Auskunft.

Unerwünschte Wirkungen des Interferon-α sind grippeähnliche Symptome, Kopf- und Gliederschmerzen, erhöhte Temperatur (durch die Gabe von Paracetamol zu mildern), Abfall der Leuko-und Thrombozyten, Haarausfall, Appetitlosigkeit, Tinnitus, Hörverlust und gastrointestinale Beschwerden. Gehäuft treten depressive Symptome auf, die bis zu suizidalen Impulsen führen können. Im eigenen Kollektiv substituierter Patienten, die im Rahmen einer chronischen Hepatitis C mit Interferon-α behandelt wurden (n = 60), führten schwere depressive Syndrome bei 2 Patienten zum Therapieabbruch. Eine Dosisreduktion oder der rechtzeitige Einsatz antidepressiver Medikamente lassen meist eine Fortführung der Therapie zu. Häufigste Nebenwirkung des Ribavirins ist eine

Anämie, regelmäßige Blutbildkontrollen sind hier notwendig. Eventuell kann in diesem Fall mit einer Dosisreduktion des Ribavirins die Kombinationstherapie fortgesetzt werden.

Eine enge Überwachung mit regelmäßiger Kontrolle der Laborwerte, der körperlichen und emotionalen Befindlichkeit sind insbesondere bei drogenabhängigen Patienten notwendig.

Im beschriebenen eigenen Kollektiv drogenabhängiger Patienten mit Abstinenz oder stabiler Substitutionsbehandlung erhalten viele Patienten bereits eine Kombinationstherapie mit Interferon-α und Ribavirin oder im Rahmen einer Studie eine Dreifachkombination mit zusätzlich Amantadin, ohne daß sich Ansprechrate oder Therapieabbruchraten von denen nichtdrogenabhängiger Patienten unterscheiden. Eine interdisziplinäre Therapieentscheidung und intensive Betreuung der Patienten sind hier ursächlich beteiligt.

## Zusätzliche Maßnahmen

Zahlreiche Studien haben gezeigt, daß eine Interferontherapie auch bei intravenös drogenabhängigen Patienten in stabiler Situation möglich ist (Guadagnino et al. 1994) und sich in Compliance und Therapieerfolg dann nicht von anderen Patienten mit chronischer Hepatitis C unterscheiden. Einige Grundsätze sollten jedoch beachtet werden.

Der wichtigste ist der der „Stabilität" der Patienten, wie sie häufig durch eine qualifizierte Substitutionsbehandlung und psychosoziale Behandlung zu erreichen ist und die Compliance bei einem bis zu 12monatigen Therapieregime sichert. Nebenwirkungen des Interferons können an einen Opiatentzug erinnern, die den Patienten verunsichern und zu einem Abbruch der Therapie führen. Eine gute Aufklärung ist im Vorfeld unabdingbar. Eine Erhöhung der Methadondosis ist während der Kombinationstherapie in der Regel nicht erforderlich (eigene Erfahrungen). Dem drogenabhängigen Patienten ist zu verdeutlichen, daß er durch einen fortgesetzten Alkoholkonsum die Leber hochgradig schädigen kann. Kokain, Ecstasy oder Amphetamine sind zwar weniger hepatotoxisch, aber gerade die polyvalent konsumierten illegalen Drogen und der dazugehörige streßreiche Lebensstil beeinträchtigen Compliance, aber auch Rekonvaleszenz. Marihuana oder Methadon selbst sind nicht lebertoxisch. Eine spezielle Diät ist den Patienten nicht zu empfehlen, allerdings berichten viele von ihnen, daß nach dem Genuß von Süßigkeiten oder Kaffee die Krankheitssymptome zunehmen. Es hat sich als günstig erwiesen, die Nahrungszufuhr auf mehrere kleine Mahlzeiten täglich zu verteilen. Depressionen während einer Interferontherapie sind häufig, bedürfen einer engmaschige Kontrolle und benötigen gelegentlich u. U. den Einsatz antidepressiver Medikamente.

Besondere Beachtung verdient die Prävention und der Impfschutz gegenüber Hepatitis B sowie die Szeneentfremdung der Patienten durch geeignete Maßnahmen, wie etwa eine Substitutionsbehandlung z. B. mit Methadon und eine begleitende psychosoziale Behandlung.

## Drogenkonsum und andere infektiöse Hepatitiden

Während des Konsums illegaler Drogen besteht ein erhöhtes Risiko für eine Infektion mit Hepatitis A durch Verwendung kontaminierter Spritzen und Nadeln. Infektionen über ungeschützten Geschlechtsverkehr sind möglich. Unter mangelnden hygienischen Voraussetzungen wird sie ansonsten auch peroral übertragen. Vom Center for Disease Control (CDC) ist eine Erhöhung der Hepatitis-A-Fälle unter intravenösen Drogenkonsumenten von 4% 1983 auf 20% 1986 beschrieben worden.

Das Hepatitis-B-Virus wird vornehmlich parenteral oder sexuell übertragen. Eine erhöhte Inzidenz der Infektionen besteht bei intravenös Drogenabhängigen, Empfängern von Blutprodukten und homosexuellen Männern. Unter den HIV-Infizierten weisen bis zu 90% aller Personen serologische Marker einer stattgehabten Infektion mit Hepatitis B auf. Trotz der vermehrten Hepatitis-B-Impfungen war unter Drogenabhängigen bisher eine stetige Zunahme der Hepatitis-B-Infektionen zu beobachten. Die Seroprävalenz von HBV-Markern bei Drogenabhängigen liegt insgesamt zwischen 60 und 80% (Manns u. Schüler 1995). Bei der Hepatitis B chronifiziert die Infektion in ca. 5–10%, dagegen bei der bereits oben besprochenen Hepatitis C in ca. 70% der Fälle (Zeuzem et al. 1995).

Marker für die Delta-Hepatitis werden bei 20–60% der Drogenabhängigen nachgewiesen.

Die Hepatitis E ähnelt der Hepatitis A, sie wird peroral übertragen, hauptsächlich in südlichen Ländern angetroffen und heilt nach 4–6 Wochen in der Regel spontan aus. Nur selten kommt es zu schweren oder tödlichen Krankheitsverläufen. Nach überstandener Infektion bleibt eine lebenslange Immunität bestehen.

1995 wurde erstmals das Hepatitis-G-Virus (HGV, auch GBV-C) nachgewiesen. Prävalenzuntersuchungen in den USA zeigten, daß etwa 1,5% der freiwilligen und etwa 12% der kommerziellen Blutspender Träger viraler RNA waren. Man geht davon aus, daß ca. 25% der i.v.-drogenabhängigen Patienten mit dem Hepatitis-G-Virus durchseucht sind (Manns u. Heringlake 1996). In der Regel verläuft die Infektion mit HGV klinisch inapperent, bei wenigen Fällen wurde ein fulminanter Verlauf beschrieben. Die Übertragung erfolgt über das Blut, wobei Mischinfektionen mit Hepatitis-B-, -C- und -G-Viren nicht selten sind. Eine vertikale Transmission scheint möglich (Feucht et al. 1996). Im Rahmen einer chronischen Hepatitis C scheint die HGV-Koinfektion keinen Einfluß auf den Krankheitsverlauf zu nehmen.

## Zusammenfassung

Unter drogenabhängigen Patienten ist das Hepatitis-C-Virus mit meist chronischem Verlauf einer Leberentzündung weit verbreitet. Nach der Isolierung und Sequenzierung des Genoms des Hepatitis-C-Virus im Jahre 1988 und der Möglichkeit des Nachweises aus dem Blut zu Beginn der 90er Jahre wurde deutlich, daß dieses RNA-Virus außer in der Leber auch außerhalb dieses Organs z. B. in Lymphozyten zu replizieren vermag. Als Komplikationen des chronischen Verlaufes treten Leberzirrhose und Leberzell-Karzinom auf. Die progrediente chronische Hepatitis C und dekompensierte Leberzirrhose können eine Lebertransplantation notwendig machen. Danach kommt es allerdings regelmäßig zu einer Reinfektion des Organs.

Gerade die Behandlung Drogenabhängiger ist wegen der bei ihnen postulierten mangelnden Compliance in den letzten Jahren vernachlässigt worden. Während einer Drogensubstitution mit Methadon oder anderen Substituten ist diese Ausgangssituation allerdings nachhaltig verändert, so daß eine Behandlung dieser Patienten mit Interferon-α2b und Ribavirin möglich ist. Die Erfolgsaussichten unterscheiden sich bei engmaschiger Betreuung nicht von denen anderer Patienten mit einer behandlungsbedürftigen chronischen Hepatitis C.

Klinische Studien belegen, daß die Kombinationsbehandlung mit Interferon-α2b und Ribavirin bei mindestens 40% der Fälle zu einem dauerhaften Erfolg führen. Ob eine tägliche Interferongabe als Induktionstherapie, PEG-Interferone oder andere Kombinationstherapien z. B. mit Interferon-α, Ribavirin und Amantadin die Therapiechancen weiter verbessern, müssen weitere klinische Studien zeigen.

Experimentelle Therapieansätze wie Antisense-Oligonukleotide, Helikase- oder Proteinasehemmer beschäftigen z. Zt. die Forschung. Wegen der hohen Genomvariabilität ist die Entwicklung eines protektiven Impfstoffes in naher Zukunft nicht zu erwarten.

## Literatur

Alter MJ (1991) Epidemiology of community-acquired hepatitis C. In: Hollinger FB, Lemon SM, Margolis H (ed) Viral hepatitis and liver disease. Williams and Wilkins, Baltimore, pp 410–413

Dusheiko G, Schmilovitz-Weiss H, Brown D et al. (1994) Hepatitis C virus genotypes: an investigation of type specific differences in geographic origin and disease. Hepatology 19: 13–18

Eyster ME, Diamondstone LS, Lien JM, Ehrmann WC, Quan S, Goedert JJ for the Multicenter Hemophilia Cohort Study (1993) Natural history of hepatitis C virus infection in multitransfused hemophiliacs: effect of coinfection with human immunodeficiency virus. J Acquired Immune Deficiency syndromes 6: 602–610

Feucht HH, Zöllner B, Polywka S, Laufs R (1996) Vertical transmission of hepatitis G. Lancet 347: 615.

Guadagnino V, Izzi A, Caroleo B et al. (1994) Recombinant α-2b interferon in the treatment of chronic C hepatitis in intravenous drug addicts participating in residential rehabilitation programmes. Mediterranean Journal of infectious and Parasitic Diseases 9(3): 141–143

Knodell RG, Ishak KG, Black WC et al. (1981) Formulation and application of a numerical scoring system for assessing histological activity in asymtomatic chronic active hepatitis. Hepatology 1: 372–374

Lefkowitch JH, Schiff ER, Davis GL et al. (1993) Pathological diagnosis of chronic hepatitis C: a multicenter comperative study with chronic hepatitis B. The Hepatitis Interventional Therapy Group. Gastroenterology 104: 595–603

Manns MP, Heringlake S (1996) Neue Hepatitis-Viren und deren Relevanz bei Drogenkranken. Beitrag zum suchtmedizinischen Kongreß der Deutschen Gesellschaft für Drogen- und Suchtmedizin am 27.10.1996 in Karlsruhe

Manns MP, Schüler A (1995) Diagnostik und Therapie der Hepatiden bei Drogenkranken. Manuskript für den Kongreßband anläßlich der Tagung der Deutschen Gesellschaft für Drogen- und Suchtmedizin e.V. am 25.11.1995

Novick DM, Stenger RJ, Gelb AM et al. (1986) Chronic liver disease in abusers of alcohol and parenteral drugs: a report of 204 consecutive biopsy-proven cases. Alcoholism (NY) 10: 500–505

Ohto H, Terazawa S, Sasaki N et al. and the Vertical Transmission of Hepatitis C Study Group (1994) Transmission of hepatitis C virus from mothers to infants. N Engl J Med 330: 744–750

Ohto H, Okamoto H, Mishiro S (1994) Vertical transmission of hepatitis C virus. N Engl J Med 331: 400

Papaevangelou G, Roumeliotou A, Kotsianopoulou M, Kallinikos G, Papoutsakis G (1991) Sexual transmission of HCV. In: Hollinger FB, Lemon SM, Margolis H (ed) Viral hepatitis and liver disease. Williams & Wilkins, Baltimore, pp 420–421

Poynard T, Marcellin P, Lee S et al. for the International Hepatitis Interventional Therapy Group (IHIT) (1998) Randomised trial of interferon α-2b plus ribavirin for 48 weeks or for 24 weeks versus interferon α-2b plus placebo for 48 weeks for treatment of chronic infection with hepatitis C virus. Lancet 352: 1426–1432

Rice PS, Smith DB, Simmonds P, Holmes E (1993) Heterosexual transmission of hepatitis C virus. Lancet 342: 1052–1053

Rockstroh J, Spengler U, Sauerbruch T (1995) Therapie der Virushepatitis bei HIV-Infizierten. Deutsch Med Wochenschr. 120: 1705–1708

Simmonds P, Alberti A, Alter HJ et al. (1994) A proposed system for the nomenclature of hepatitis C viral genotypes. Hepatology 19(5): 1321–1324

Simonetti RG, Gamma C, Fiorello F et al. (1992) Hepatitis C virus infection as a risk factor for hepatocellular carcinoma in patients with cirrhosis: a case-control study. Ann Intern Med 116: 97–102

Yuki N, Hayashi N, Kamada T (1993) HCV viraemia and liver injury in symptom-free blood donors. Lancet 342: 444

Zeuzem S, Roth WK, Hermann G (1995) Virushepatitis C. Z Gastroenterol 33: 117–132

## KAPITEL 16

# Drogen und Schwangerschaft 16

F. LOUWEN

Sucht ist „ein Zustand periodischer oder chronischer Vergiftung, hervorgerufen durch den wiederholten Gebrauch einer natürlichen oder synthetischen Droge und gekennzeichnet durch 4 Kriterien:

1. ein unbezwingbares Verlangen zur Einnahme und Beschaffung des Mittels,
2. eine Tendenz zur Dosissteigerung (Toleranzerhöhung),
3. die psychische und meist auch physische Abhängigkeit von der Wirkung der Droge,
4. die Schädlichkeit für den Einzelnen und/oder die Gesellschaft" (WHO 1957).

In der anhaltenden Diskussion um die nachweisbare Zunahme von Drogenabhängigkeit sind unter dem Gesichtspunkt „Drogen und Schwangerschaft" jedoch nicht die Zahlen für Neueinsteiger oder der an den Folgen des Drogenabusus Verstorbenen relevant, sondern die tatsächliche Häufigkeit von behandlungsbedürftigen Kranken. Dabei muß bezüglich der Schwangerschaft zwischen den Stoffklassen unterschieden werden. Nach Schätzungen der Deutschen Hauptstelle gegen die Suchtgefahren e.V. (DHS) auf der Basis von Behandlungsstatistiken und Bevölkerungsumfragen wird 1999 von den in der folgenden Übersicht dargestellten Daten ausgegangen, seriöse Schätzungen sehen dabei $1/3$ der behandlungsbedürftig Kranken in der Gruppe gebärfähiger Frauen:

- 2.500.000 Alkoholkranke
- 1.400.000 Medikamentenabhängige
- 150.000 Abhängige von „harten Drogen"
- 300.000 Konsumenten von Amphetaminen
- 2.000.000 Konsumenten von Cannabis
- 6.000.000 Nikotinabhängige

Polyvalent konsumierende Frauen steigern die Schwierigkeit einer realistischen Behandlungsmöglichkeit der Suchtkrankheit während der Schwangerschaft und einer fetalen und neonatalen Risikominderung, sie stellen allerdings gleichzeitig den Regelfall dar. Insbesondere für Konsumentinnen von Alkohol und Nikotin gilt andererseits, daß gerade diese Drogen in der Schwangerenvorsorge aus falscher Scham oder Verdrängung durch den behandelnden Arzt nicht erkannt werden, obwohl das Risikopotential für das ungeborene Kind ausreichend untersucht ist. Die fortwährende Diskussion um vermeintlich gefahrlosen Genuß geringer Alkoholmengen während der Schwangerschaft muß ebenfalls unter diesem Mechanismus der Verdrängung verstanden werden, da sicher nachweisbar keine Schwellenwerte für den Alkohol existieren und einerseits bereits die fortdauernde geringe Aufnahme von Alkohol geeignet ist, nicht reversible fetale Schäden zu verursachen, andererseits die Einleitung einer Therapie noch während der Schwangerschaft geeignet ist, zu jedem Zeitpunkt eine Komplikationsreduktion zu erreichen. Nicht aber eine persönlich empfundene oder gesellschaftlich implizierte Vorwurfshaltung diesen drogenkranken Patientinnen gegenüber, die während der Schwangerschaft auch ihr Kind durch fortdauernden Drogenkonsum schädigen, ist der Schlüssel zur optimierten Behandlung der behandlungsbedürftigen Patientin in der Schwangerschaft, sondern die Einsicht des Erfahrenen in den Krankheitsverlauf und die spezifischen und realistischen Therapiemöglichkeiten. Drogenkranke Schwangere sind daher noch am wenigsten geeignet, erste eigene therapeutische Erfahrungen zu sammeln, eine Kooperation zwischen erfahrenen Therapeuten aller beteiligten Fächer sind eher geeignet, für die betroffene Patientin und ihr Kind eine Risikominimierung herbeizuführen. Diese Erkenntnisse bedingen eine erhebliche Ausweitung der unmittelbaren Behandlungsnotwendigkeit und begleitenden Nachsorge.

Innerhalb der Diskussion um Originalstoffvergabe an Schwerstabhängige oder die Durchführung von Drogensubstitution mit Methadon wird dem Thema „Schwangerschaft und Abhängigkeit" ein nur begrenzter Raum gewährt. Der Arzt dieser Frauen und ihrer Partner muß diese Aspekte berücksichtigen und eigene Übertragungen beachten, um eine konstruktive und bestmögliche Behandlung zu gewährleisten. Beachtet werden muß aber selbst bei erfolgreichem Einsatz der Substitutionsbehandlung, daß nicht nur Beikonsum ein häufig wiederum unkalkulierbares Risiko für den Schwangerschaftsverlauf beinhaltet, sondern auch die Fortführung des Abusus anderer Substanzgruppen. So zeigt eine Untersuchung in Indianapolis eine identisch hohe Komplikationsrate bezüglich fetaler Fehlbildungen zwischen Patientinnen in einer Methadongruppe und Kokain-Konsumentinnen. Ursache ist der hohe Beikonsum von Kokain in der Methadongruppe (Brown et al. 1998).

Um die speziellen Belange dieser Frauen im medizinischen, sozialen und gesellschaftlichen Bereich zu berücksichtigen, ist eine *interdisziplinäre* und *multiprofessionelle* Tätigkeit notwendig. Die *Beratung der Frau* muß humangenetische, internistische, gynäkologische, psychiatrische und perinatologische Fragen berücksichtigen. Unterstützung erfährt dieses multidisziplinäre Prinzip auch durch den Hinweis, daß die Einbeziehung speziell geschulter Hebammen in die Schwangerenvorsorge geeignet ist, eine Reduktion der konsumierten Drogen – insbesondere von Alkohol – zu erreichen (Frank et al. 1988).

Signifikante Unterschiede lassen sich mit dem Konzept einer multidisziplinären kompetenten Betreuung dabei nicht nur für die Rate der „Aussteiger" oder Substitutionsbereiten erkennen, sondern auch für den Schwangerschaftsverlauf und die assoziierten Komplikationsraten (Rommelspacher 1991). Als Grundlage jeder Beratung dient das Wissen um die Pharmakologie und Toxikologie der konsumierten Stoffe und ihrer gemeinsamen Interaktionen sowie spezifische gynäkologische und infektiologische Fragen. Wenn auch die Abstinenz der werdenden

Mutter das Ziel darstellt, so ist der Weg dorthin nur unter Berücksichtigung individueller Möglichkeiten zu erreichen. Oft beinhaltet die ärztliche Begleitung der drogenkonsumierenden Schwangeren zunächst die Schadensbegrenzung für das Ungeborene, ohne eine unmittelbare Änderung der Situation herbeiführen zu können. Motivation ergibt sich insbesondere auch bezüglich der neuen Rolle als werdende Mutter. Eine Wende im Leben und die Begrenzung oder Beendigung des Drogenkonsums kann gerade durch die Schwangerschaft und Geburt eines Kindes herbeigeführt werden, wenn nicht neue Schuld betont wird. Gerade jetzt läßt sich das als insuffizient erlebte Leben und die damit verbundene mangelnde Zukunftsperspektive unter dem Aspekt eines Neubeginns nach der Entbindung ändern.

Dabei wird die therapeutische Intervention dadurch unterstützt, daß sich in der Zeit der Schwangerschaft eine Labilisierung des inneren Gleichgewichts und eine Neustrukturierung des Selbstbilds aufbaut. Nach Biebering kann die Neustrukturierung des Selbstkonzepts der Frau in der Schwangerschaft in 3 Phasen eingeteilt werden (Biebering 1959):

- Neueinstellung zum eigenen Selbst,
- Entwicklung zum Objekt,
- Akzeptanz des Kindes als eigenes Objekt.

Betroffene Frauen verspüren immer wieder starke Unlust und Leeregefühle, machen innere Krisen mit dem Gefühl der Enttäuschung durch, erleben Depression, Wut oder Ohnmacht und durchleben Phasen des Alleingelassenwerdens. Durch den Konsum der Droge wird versucht, einen Ausgleich für den massiv erlebten inneren Leidensdruck zu finden. Neben der Nutzung der Droge als Substanz gegen eine innere psychische Gefahr erleben sie gleichzeitig den zusätzlichen Lustgewinn durch die Drogenwirkung, so daß die Motivation zum Entzug gemindert ist (Stauber 1989).

Schwangerschaft und Mutterschaft ist für den größten Teil der Frauen die Chance, den geschilderten inneren Gefahrenzustand zu entschärfen und über die Sorge um ein Kind eine Nachreifung zu vollziehen. Die Schwangerschaft kann in diesem Sinne als „integrative Krise" beschrieben werden. Neben der Drogenabhängigkeit werden dabei Schwangerschaft, Geburt und Sorge um das Kind als Phasen weiblicher Entwicklung angesehen, in denen alle bisherigen psychischen Entwicklungsstufen, die Persönlichkeitsstruktur und das daraus resultierende Verhalten neu gesehen und in Frage gestellt werden können. Es besteht sowohl die Gefahr einer Destabilisierung der Persönlichkeit mit psychischer und funktioneller Symptomatik (Erbrechen, Angstsymptome, vorzeitige Wehen, Geburtskomplikationen, Wochenbettdepression, Stillprobleme) als auch die Chance einer Neubearbeitung alter unerledigter Konflikte, wie z. B. die Auseinandersetzung mit der Sucht.

Die Mehrzahl der Frauen hat ihre Schwangerschaft nicht geplant. Häufig liegen opiatbedingte endokrine Zyklusstörungen vor, so daß die Übersicht über die Menstruation verlorengeht oder wegen einer Amenorrhö keine Kontrazeption betrieben wurde. Trotz der vielfachen ungewollten Schwangerschaften ist die Zahl der Inanspruchnahme einer Notlagenindikation für einen Schwangerschaftsabbruch relativ gering. Die Mehrzahl der Frauen möchte ihr Kind austragen und damit auch nach außen hin deutlich machen, daß zumindest in diesem Bereich eine Eigenverantwortung übernommen wird.

Nicht übersehen werden darf, daß Schwangerschaftsverläufe drogenkonsumierender Frauen nicht ausschließlich durch chaotische Lebenswelten und nicht zu kontrollierenden Konsum gekennzeichnet sind. Die eigenbestimmte und absprachefähige Patientin, die mit ihrem Partner tragende Strukturen für die spätere Kindererziehung aufbaut und auch umsetzt, ist durchaus keine Ausnahme. Andererseits prägt gerade die Erwartungshaltung auf Seiten der Behandler die Art der Kommunikation und Beurteilung des vermeintlichen Schadens. Während sich etwa die Alkoholabhängigkeit während einer Schwangerschaft nur mühsam oder gar nicht verheimlichen läßt, sind drogenkonsumierende Schwangere überaus häufig in der Lage, ihre Abhängigkeit, die ansonsten ja auch kaschiert wurde, zu tarnen. Oftmals werden dann die Neugeborenen als Kinder von Raucherinnen beurteilt, die sich wegen der Untergewichtigkeit oder der passageren Unruhe zunächst erholen müssen. Äußert sich eine Schwangere allerdings zu ihrem Konsum gesetzlich nicht erlaubter Drogen, dann ist auf Seiten der Behandler bereits eine Erwartungshaltung hinsichtlich Verlauf und Komplikationen entstanden, die u. U. wenig Platz für eine professionelle und souveräne Haltung läßt. Wie in allen anderen Bereichen in der Behandlung Abhängiger ist der Aufbau einer tragfähigen therapeutischen Beziehung notwendig, um gemeinsame Entscheidungen treffen zu können.

## Alkohol

Die akute Wirkung des Alkohols hängt bekanntermaßen von der konsumierten Menge ab. Die Langzeitfolgen wie auch die fetalen Risiken sind seit langem durch gesicherte Studien bekannt. 80% aller Leberschädigungen in westlichen Ländern sind Folge exzessiven Alkoholkonsums. Die Leberzirrhose wie auch Ösophagusvarizen stellen ein hohes mütterliches Risiko in der Schwangerschaft dar und bedürfen einer besonderen Versorgung. Jedes 250. Kind wird mit Schädigungen aufgrund des Alkoholkonsums der Mutter während der Schwangerschaft geboren (Alkoholembryopathie). Alkohol wird in den Industrienationen als häufigste Ursache für frühkindliche mentale Retardierung angesehen. Insgesamt werden die durch Alkoholkonsum verursachten Schäden in den verschiedenen europäischen Ländern nach Angaben der WHO auf die astronomisch anmutende Zahl von 5–6% des Bruttosozialproduktes veranschlagt.

Ein Alkoholentzug ist umgehend einzuleiten unter besonderer Berücksichtigung des maternalen somatischen und psychischen Krankheitszustandes. Im Gegensatz zu vielen anderen Drogen und Medikamenten ist ein Benefit des Ungeborenen mit dem vollständigen Entzug direkt verknüpft. Aufgrund der möglichen Alkoholembryopathie ist eine spezielle Fehlbildungsdiagnostik mittels Ultraschall indiziert wie auch eine postpartale umgehende pädiatrische Versorgung.

## Heroin (Diacetylmorphin)

Heroin ist ein halbsynthetisches Opiat und in seiner Wirkung dem Morphin ähnlich. Es erreicht etwa 30 Minuten nach einer Injektion sein Konzentrationsmaximum und muß bei einer Halbwertzeit von etwa 3–4 Stunden mehrfach pro Tag injiziert werden, um Entzugssymptome zu vermeiden. Das im Straßenverkauf erhältliche Heroin liegt bei einem Reinheitsgrad zwischen 0 und 15%. Eine Unterbrechung der Zufuhr bewirkt die typischen Entzugssymptome wie Tachykardie, Tremor, Übelkeit und starker innerer Unruhe (Rosen u. Johnson 1982). Gefahren für Mutter und Kind entstehen vor allem durch das gestreckt und verschnitten konsumierte Heroin. Es kommt dabei häufig zu akzidentellen Fehldosierungen und anaphylaktischen Reaktionen. Unsterile intravenöse Applikationen können Abszeßbildungen, Phlebitiden und Infektionserkrankungen wie Hepatitis C und HIV zur Folge haben. Häufige begleitende körperliche Beeinträchtigungen bestehen in Anämien, Bakteriämien, Endokarditiden und venerischen Erkrankungen. Der Schwangerschaftsverlauf wird durch Spontanaborte, Abruptio plancentae, Amnionitiden, Plazentainsuffizienz, vorzeitige Wehen, Steißlagen und gehäufte Schnittentbindungen kompliziert (Rosen u. Johnson 1982).

In der Spätschwangerschaft kann ein abrupter Entzug des Heroins beim Fetus ein Entzugssyndrom mit starken Kindsbewegungen auslösen. Zudem kann es zu Hypoxie und Mekoniumabgang kommen, was zum Tode führen kann. Deshalb sollten Opiodantagonisten Schwangeren nur in lebensbedrohlichen Situationen, wie etwa Opiodintoxikation gegeben werden. Nicht der Entzug, sondern die Substitution ist die Therapie der Wahl. Ist ein vornehmlicher oder ausschließlicher Heroinkonsum zu diagnostizieren, so ist die Substitution mit Methadon/L-Polamidon umgehend einzuleiten. Innerhalb dieses Vorgehens sind dann jeweils individuell zu entscheidende Maßnahmen umsetzbar.

Die Exposition des Fetus mit Heroin führt zu einem niedrigeren Geburtsgewicht als bei nichtexponierten Neugeborenen (Kandall et al. 1976). Die Inzidenz von 16,5% für „small for date babies" wurde ebenfalls vermehrt unter Kindern abhängiger Mütter gefunden (Ostrea u. Chavez 1979). Der Heroinkonsum selbst bewirkt wahrscheinlich keine teratogenen Schäden. Komplizierend wirkt allerdings der häufig betriebene polytoxikomane Konsum mit *Kokain, Benzodiazepinen* und *Alkohol*. Ungeklärt ist noch, ob Opioide selbst eine Wachstumsretadierung bewirken oder ob die Heroinbelastung des fetalen Organismus über zerebralen Sauerstoffmangel und erhebliche Kreislaufschwankungen für den häufigen Small-for-date-Status dieser Kinder verantwortlich sind.

Etwa 5- bis 10mal höher liegt die Inzidenz für das *Sudden-infant-death-Syndrom* (Chavez et al. 1979). Prophylaktisch wird in diesem Bereich die Gabe von 1,5 mg/kg Theophyllin alle 6 Stunden vorgeschlagen (Hunt et al. 1985).

Bei annähernd 20% der Neugeborenen wurde ein Apgar-Wert unter 7 nach 1 Minute gefunden, mit ähnlichem Trend nach 5 Minuten. Die Zahl der vorzeitigen Entbindungen wurde anhand einer Gruppe von 384 Kindern heroinabhängiger Frauen festgestellt. Die Entzugssymptome nach der Gabe von Heroin zeigen sich in einem Tremor und Hypertonus der Muskulatur. Außerdem sind hochfrequente Schreie, Unruhe und Kaubewegungen beschrieben. Krämpfe können zwischen dem 2. und 34. Tag auftreten. Heroinexponierte Kinder im Alter von 3-6 Jahren zeigten ein Defizit ihrer kognitiven Fähigkeiten sowie auch der optischen, akustischen und taktilen Wahrnehmung. Soziale Anpassungsstörungen sind in Form von Gefühlsausbrüchen, impulsiven Reaktionen, geringem Selbstbewußtsein, Aggressivität und Schwierigkeiten, Freunde zu gewinnen, feststellbar (Wilson et al. 1979). Es gibt keine typischen Hinweise auf teratogene Wirkungen von Opioiden. Etwaige Mißbildungen lagen bei Untersuchungen im Bereich der Allgemeinbevölkerung, also zwischen 1 und 3% (Kandall et al. 1976). Lediglich der Strabismus wurde bei 21% der opiodexponierten Kinder nachgewiesen, bei einer Inzidenz von 2,8-5,3% in der Allgemeinbevölkerung (Stauber 1989).

Eine Drogensubstitution steht in der Schwangerschaft eindeutig im Vordergrund, wobei gesetzliche Beschränkungen die Auswahl der eingesetzten Therapeutika beeinflussen. Vermieden werden muß als oberstes Therapieprinzip sowohl der Beikonsum aufgrund erneuter Risikokonstellationen (Entzugssymptomatik, Infektionen, unklare zusätzliche Noxen) als auch die Entzugssymptomatik wegen erheblicher Folgen für das Ungeborene. Die Substitution mit *Methadon* hat sehr spezifische Auswirkungen für Schwangere, Ungeborenes und Neugeborenes. Hinsichtlich der Überlegung, welche Behandlung für eine abhängige Schwangere geeignet ist, muß angesichts der vorliegenden Erfahrungen einer Behandlung mit Methadon immer ein deutlicher Vorteil eingeräumt werden. Kritisch ist dabei allerdings die Auswirkung auf das Neugeborene zu sehen, das über keine Bluttransformation und Exkretionsmöglichkeiten von Opioiden verfügt. Deshalb treten Entzugssymptome mit zeitlicher Verzögerung auf. Sie sind nach der Methadonsubstitution der Mutter stärker als nach deren Heroinabusus.

Symptome sind Tremor, schrilles Schreien, verstärkter Muskeltonus, Hyperaktivität, Schlaflosigkeit, Appetitlosigkeit und starkes Schwitzen. Zusätzlich können generalisierte epileptische Anfälle, Fieber und hyperaktiver Moro-Reflex auftreten. Ebenso können wäßrige Stühle und Erbrechen dieses „newborn-abstinence"-Syndrom prägen (Finnegan 1985).

Die Behandlung der Entzugssymptome des Kindes kann mit Phenobarbital und Diazepam über einen Zeitraum bis zu 6 Wochen notwendig sein. Die Entzugssymptomatik ist nicht eindeutig dosisbezogen, allerdings sind komplikationsreiche Verläufe ausnahmslos bei Kindern von Müttern zu beobachten, die über 50 mg Methadonracemat (25 mg Levomethadon) erhielten. Das Stillen der Kinder ist möglich, da nur ein geringfügiges Übertreten von Methadonracemat in die Muttermilch zu sehen ist (Bschor u. Bornemann 1991; Finnegan 1986). Während der Schwangerschaft müssen die allgemein gültigen Kriterien zur Kontrolle der Substitutionstherapie angelegt werden. Die Dosierung soll idealerweise etwa 30 mg/Tag Methadonracemat (15 mg Levomethadon) betragen. Höhere Tagesgaben, vor allem wenn sie über 100 mg Methadonracemat liegen, können den intrauterinen Fruchttod bewirken. Trotzdem muß im Einzelfall die niedrigste mögliche Dosis gefunden werden, nicht die niedrigste.

## Kokain

Die Zahl der Kokain-Konsumenten steigt fortlaufend sowohl in den europäischen Ländern wie auch in den USA. US-amerikanische Untersuchungen legen nahe, daß 10% der Schwangeren Kokain zumindest einmal in der Schwangerschaft nehmen (Little et al. 1988). Eine Studie von Frank u. Mitarb. (1988) konnte dies sogar für 17% der Frauen nachweisen. Wenigen aber ist bekannt, daß gerade Kokain für den Feten ein hohes teratogenes Potential prinzipiell beinhaltet. Erschwerend kommt hinzu, daß viele der Konsumentinnen Kokain mit Alkohol und Amphetaminen, Opiaten, Barbituraten, LSD usw. einnahmen. Selbstverständlich sind Frequenz und Menge des Konsums entscheidende Variablen einer Beurteilung hinsichtlich der Schädigung nach Kokainzufuhr. Metaanalysen zeigen subtile Effekte der intrauterinen Kokain-Applikation auf die kognitive und sprachliche Entwicklung. Die resultierenden hohen Kosten (352.000.000 Dollar/Jahr) zur Frühförderung werden aber aufgrund der positiven Ergebnisse eingefordert (Lester et al. 1998).

Kokain ist eines von 14 Alkaloiden der Blätter des südamerikanischen Kokastrauches. Zunächst wird ein Extrakt der Blätter zu einer Paste, entspricht etwa 80% Kokain, verarbeitet. Das Kokain wird überwiegend als Hydrochlorid umgesetzt mit Zucker, Talkum, Arsen oder Lidocain auf etwa 40% gestreckt. Um das Hochgefühl zu verlängern und den sog. „Kokaincrash" zu verhindern, wird Kokain mit Heroin kombiniert bzw. werden große Mengen an Sedativa oder Alkohol genommen. Der chronische Kokainkonsum kann zu paranoiden Psychosen mit auditorischen, visuellen und haptischen Halluzinationen führen.

Der Anteil von *Kokainhydrochlorid* liegt bei den Proben, die auf dem illegalen Markt angeboten werden, zwischen 20 und 80%. Dies birgt für den Anwender ein erhebliches Risiko. Die Zusätze können zu einer Granulomatose der Lunge sowie zur Polytoxikomanie und zu Krämpfen führen. Kokain wird über die Schleimhäute schnell absorbiert, nach dem Rauchen tritt der größte Teil der Dosis bereits nach 4 Atemzügen in die Blutbahn ein. Eine Tachykardie und eine starke euphorische Gefühlsaufwallung treten nach 5–11 s auf. Bei der Absorbtion über die Nasenschleimhäute wird die maximale Plasmakonzentration erst nach 50–60 Minuten aufgrund der Vasokonstriktion erreicht (Wilkinson et al. 1989). Nach oraler Einname ist die maximale Serumkonzentration nach 45–90 Minuten meßbar. Die Bioverfügbarkeit beträgt bei oraler und nasaler Applikation etwa 60%. Da Kokain sehr lipophil ist, durchdringt es leicht biologische Membranen. Es reichert sich im Gehirn an, wobei die Hirnkonzentration die maximale Blutplasmakonzentration etwa um das 4fache übersteigt. Im Blut und in der Leber wird das Kokain durch Cholinesterase rasch zu den inaktiven Metaboliten Benzoylecgonin und Ecgoninmethylester abgebaut. Die Ausscheidung erfolgt renal. Die Hauptmetaboliten werden noch bis zu 6 Tage im Urin gefunden und sind deshalb zum Nachweis der Kokaineinnahme gut geeignet. Die erheblichen individuellen Unterschiede der Abbaurate machen eine Vorhersage zur toxischen Dosis schwierig, wobei noch die große Schwankungsbreite der Kokainmenge bei illegalen Proben hinzukommt. Somit ist jede Einnahme von illegalem Kokain potentiell lebensbedrohlich (Rosen u. Johnson. 1982). Zudem korrelieren die Blutplasmakonzentrationen oft nicht mit denen im Gehirn, weswegen jene nicht als zuverlässiger Anhalt für das klinische Vorgehen dienen können (Ellenhorn u. Barceloux 1988). Kokain kann für die Schwangere und den Fetus besonders wegen kardiovaskulärer und zentralnervöser Effekte lebensbedrohlich sein (Isner et al. 1986). Dabei treten als spezifische Risiken nach dem Kokainkonsum ein verminderter uteroplazentarer Blutfluß auf, es kommt zu akuten und chronischen Plazentainsuffizienzen, es finden sich ein erhöhtes Arrhythmierisiko, Bluthochdruck, Auslösen von Uteruskontraktionen und eine Vasokonstriktion beim Fetus.

Das Risiko einer *hämorrhagischen* oder *plazentaren Abruptio* ist bei Kokainkonsumentinnen 10mal größer als in der Vergleichsgruppe (Chavez et al. 1979). Da Kokain wasser- und fettlöslich ist, defundiert es durch die Plazenta. Nach der Kokaineinnahme sind die Katecholaminspiegel erhöht, was zu Vasokonstriktion, Blutdruckerhöhung sowie Tachykardie und Arrhythmie führt. Die plötzliche Blutdruckerhöhung wird für die Abruptio placentae verantwortlich gemacht. Die Vasokonstriktion der uterinen Gefäße führt zur Mangelversorgung des Feten und somit zur beobachteten Wachstumsverzögerung. Die Blutdruckerhöhung konnte im Tierversuch bei trächtigen Schafen, sowohl beim Muttertier als auch beim Fetus nachgewiesen werden. In zahlreichen weiteren Studien wurde belegt, daß der Kokainmißbrauch der Mütter ein erhöhtes Risiko für Fehl-, Tot- und Frühgeburten beinhaltet. Die perinatale Mortalität ist erhöht (Rommelspacher 1991). Während zerebrale Infarkte bei jungen erwachsenen Kokainbenutzern häufiger beschrieben wurden, sind solche bei Neugeborenen nur selten beobachtet worden.

Nach dem Konsum von *Kokain* durch die Mutter kommt es in $1/3$ der Fälle zu spontanen Aborten und einer erhöhten Rate von vorzeitigen Wehen, Sturzgeburten, fetalem Distreß und Mekoniumabgang. Diese Kinder zeigen häufiger intrauterine Wachstumsretadierungen mit verhältnismäßig kleinem Kopf. Ursache der vermehrten Rate an urogenitalen, kardialen und zentralnervenösen Anomalien kann der durch Kokain verursachte Vasospasmus sein. Die gleiche Ursache wird auch für die perinatalen Hirninfarkte, Darmatresien und nekrotierenden Enterokolitiden bei voll ausgetragenem kokainexponierten Kindern beschrieben (Dixon u. Bejar 1989). Die Hirnanomalien bei Ultraschall- und CT-Untersuchungen wie intraventrikuläre Blutungen, für eine Nekrose typische Echodensitäten, Kavernen hauptsächlich in den Basalganglien und dem Frontallappen wurden 1989 von Dixon berichtet (Dixon u. Bejar 1989).

Kokainexponierte Neugeborene können verschiedene neurologische Verhaltensstörungen aufweisen. Dabei treten erhöhter Muskeltonus, Tremor, lebhafte Reflexe, Schreckhaftigkeit, Defizit im Bewegungsmuster, schlechte Haltungskontrolle, unregelmäßiger Schlafrhythmus, verminderter Appetit und Störungen der visuellen Verarbeitung auf (Dixon u. Bejar 1989). Die vielfältigen neurologischen Beeinträchtigungen dieser Kinder werden als „jittery baby syndrome" bezeichnet. Oft tritt nach etwa 2 bis 6 Wochen ein Zustand ein, der als spätes Entzugssyndrom bezeichnet wird. Die Kinder werden reizbar, entwickeln einen Hypertonus und leichtes Fieber, schlafen schlecht und tolerieren keine Veränderungen (Dixon u. Bejar 1989).

Während der ersten Lebensjahre zeigen 3/4 der Kinder, die im Uterus entweder Kokain oder Metamphetamin ausgesetzt waren, Entwicklungsdefzite. Eine extreme Hyperaktivität wird ebenso beschrieben wie neurologische Defizite mit Hemiparesen oder Parkinson-ähnlichen Dystonien (Dixon u. Bejar 1989). Die Kinder zeigen während der ersten Lebensjahre einen abnormen Muskeltonus, Intentions- und Ruhetremor. Viele behalten auch später eine erhöhte Reizbarkeit, einen asymmetrischen Muskeltonus, einen erhöhten Extensorentonus, Schwierigkeiten, die Arme in die Mittellinie zu bringen, das Gleichgewicht im Sitzen zu erhalten und die eingeschränkte Fähigkeit, auf Menschen und Gegenstände zu reagieren. Unter Umständen kann die Schädigung durch Kokain im Bereich des Frontallappens und der Basalganglien Ursache der geschilderten Beschwerden sein. Es treten auch athetoide Blicklähmungen auf, die auf lakunäre Infarkte in den Basalganglien zurückgeführt werden können. Gründe für die besondere Vulnerabilität der Basalganglien und Frontallappen können darin liegen, daß beim Fetus die A. cerebri media und die von ihr ausgehenden Arterien relativ früh muskularisiert sind. Bei einer noch wenig entwickelten zerebralen Autoregulation könnte dies ein Angriffspunkt für die vasokonstriktiven Effekte von Kokain sein. Die pädiatrische Verlaufsbeobachtung von Kindern mit Exposition in utero ist indiziert, da nach jüngsten Studien motorische Entwicklungsdefizite erst ab einem Lebensalter von 2 Jahren signifikant erhöht sind (Arendt et al. 1999).

Ähnlich dem Alkoholentzug ist eine zur vollständigen Abstinenz führende multidisziplinäre Behandlung geeignet, die Komplikationsraten während der Schwangerschaft zu beeinflussen. Eigene Erfahrungen legen die Vermutung nahe, daß gerade für diese Substanzklasse ein Ausstieg während bzw. für den Zeitraum der Schwangerschaft vergleichsweise leichter erreichbar ist.

## Amphetamin

Zusätzlich zu dem Konsum von Heroin, Kokain oder Methadon wird besonders unter jüngeren Frauen immer wieder ein Abusus von Amphetaminen betrieben. Metamphetamin ist eine häufig mißbrauchte Substanz. Die pharmakodynamischen Effekte sind denen des Kokains ähnlich, die perinatale Exposition löst vorzeitige Wehen, Blutungen, eine vorzeitige Lösung der Plazenta, aber auch interuterine Wachstumsretadierungen mit disproportionaler Abnahme des Kopfumfangs aus. Die Entzugssyndrome ähneln denen nach der Einnahme von Opioiden. Die Neugeborenen haben ein ausgeprägtes Schlafbedürfnis, schreien selten und leiden unter Trinkfaulheit. Hirnblutungen treten bei ihnen im Zusammenhang mit Kavernen und Infarkten häufiger auf (Dixon u. Bejar 1989). Nach Amphetaminexposition gibt es Störungen der Sprachentwicklung.

## Ecstasy

Unter dem Begriff Ecstasy werden die sog. ringsubstituierenden Amphetamine MDEA, MDBD und MDMA subsummiert. In den 90er Jahren ist ein außergewöhnlich starker Anstieg des Abusus dieser antriebsteigernden Substanzen zu verzeichnen. Die Kombination mit anderen Substanzen – häufig mit halluzinogenem Potential – hat bezüglich der Schwangerschaft in ersten Sammelstatistiken und Einzelfallbeschreibungen vor allem deshalb extrem ungünstige Verläufe für Mutter und Kind, weil das Risikopotential unkalkulierbar ist und differente Noxen kontinuierlich je nach Zusammensetzung der eingenommenen Präparate differente Komplikationen verursachen.

## Cannabis

Weit häufiger noch als der Konsum von Amphetaminen und sog. *Designer-Drogen* ist der regelmäßige Mißbrauch von Cannabis. Das psychoaktivste Cannabinoid ist das THC. Zwischen 10 und 50% einer inhalierten Dosis werden davon systemisch aufgenommen. Die Bioverfügbarkeit nach oraler Einnahme ist wesentlich geringer. Das Maximum wird nach etwa 45 Minuten im Blut nachgewiesen. Die Konzentration bleibt 4–6 Stunden ziemlich konstant, nach dem Rauchen von Marihuana wird das Maximun nach 7–8 Minuten erreicht. Die Konzentration im mütterlichen Blut ist 2,5- bis 6mal höher als im fetalen Blut. Bei starken Konsumenten kann eine bis zu 8fache Konzentration in der Muttermilch eintreten, dies kann für eine nennenswerte Absorption beim Säugling ausreichen. Cannabinoide wirken sich während der Schwangerschaft auf die Hypophyse, Ovarien, Prolaktinsekretion und Uterusaktivität aus. Der Marihuanagebrauch korreliert nicht mit der Dauer der Schwangerschaft, der Geburtsdauer oder dem Geburtsgewicht. Perinatale Risiken werden als insgesamt sehr selten eingestuft.

Es ist immer noch nicht geklärt, ob geringe körperliche Defekte auf einen Konsum von Cannabis zurückzuführen sind. Bisherige Untersuchungen leiden darunter, daß die Mütter, die Cannabis konsumierten, auch Alkohol zu sich nahmen. Neurologische Veränderungen wurden im visuellen, nicht jedoch im akustischen Bereich gefunden (Fried 1982). Hatten die späteren Mütter stark Marihuana konsumiert, so tritt ein deutlicher Tremor, meist am 9. Tag postpartum auf. Im EEG werden geringgradige langsamere Reaktionen beobachtet, die sich auf eine verzögerte Reifung des visuellen Systems zurückführen lassen. Diese Symptome treten ebenfalls bei Kindern alkohol- und nikotinmißbrauchender Mütter auf. Andererseits tritt gehäuft eine Myopie, Strabismus, Epikanthusverhalten und Hypertelorismus auf. Marihuana hatte offensichtlich keine Effekte auf die Fehlgeburtsrate, den Mekoniumabgang und die Geburtskomplikationen. Im Alter bis zu etwa 2 Jahren wachsen sich die beschriebenen Störungen aus.

## Nikotin

Im Zigarettenrauch sind zahlreiche mehr oder minder schädliche Substanzen enthalten, wie etwa Nikotin, Kohlenmonoxyd, Teerprodukte, Phenole, Stickoxide und Cyanit sowie Ammoniak und andere. Neben einer chronischen Bronchitis kommt es zu gehäuften Herzinfarkten, peripheren Gefäßverschlüssen und Lungenkarzinomen.

Am besten sind bisher die Wirkungen von Nikotin, Kohlenmonoxid und Cyanit auf die Nachkommen untersucht. CO hat eine erheblich größere Affinität zum Hämoglobin als Sauerstoff, so daß es zu einer kompetitiven Hemmung der $O_2$-

Abgase an das Hämoglobin kommt. Je mehr Zigaretten die Mutter raucht, um so höher ist der CO-Gehalt bei Mutter und Kind. Der erhöhte CO-Gehalt führt dann zu einer $O_2$-Mangelversorgung des Fetus. Das Nikotin bedingt eine Vasokonstriktion, eine Tachykardie und einen Blutdruckanstieg, zusätzlich führt es zu einer Kontraktion der Uterusmuskulatur. Diese verursacht eine Mangeldurchblutung der Plazenta und da das Nikotin plazentagängig ist, auch des Fetus. Tierversuche konnten zeigen, daß eine Dosis Nikotin beim Fetus zur Bradykardie, Azidose und Hypoxie führt. Cyanit wird entgiftet zu Thiocyanit. Der Thiocyanitgehalt im Blut korreliert mit der Anzahl der täglich gerauchten Zigaretten. Der Thiocyanitgehalt ist im Nabelschnurblut etwa gleich hoch wie im mütterlichen Blut. Somit kann das Rauchen zu einer chronischen Cyanitintoxikation des Fetus führen. Die an der Entgiftung des Cyanits beteiligten Enzyme verbrauchen Vitamin $B_{12}$, so daß der Vitamin-$B_{12}$-Spiegel bei Rauchern erniedrigt ist. In Untersuchungen konnten retrospektiv geringgradige Erhöhungen der Raten an ZNS-Fehlbildungen bei Kindern von Raucherinnen im Unterschied zu Kindern von Nichtraucherinnen gefunden werden. Dies war jedoch statistisch nicht signifikant. Rauchten die Mütter mehr als 10 Zigaretten täglich, so fand sich eine geringfügige Erhöhung der Abortrate um den Faktor 1,3–1,7. In größeren Studien konnte nachgewiesen werden, daß Kinder von Raucherinnen niedrigere Geburtsgewichte haben als Kinder von Nichtraucherinnen. Je mehr die Mutter während der Schwangerschaft rauchte, um so geringer waren die Geburtsgewichte. Meist lag die mittlere Gewichtsreduktion um ca. 200 g. Die Inzidenz an Frühgeburten ist 4fach erhöht. Die Verminderung des Geburtsgewichts, die erhöhte Rate an Frühgeburtlichkeit in Verbindung mit plazentaren Störungen und kindlichen Bradykardien sind wahrscheinliche Ursachen für die erhöhte perinatale Mortalität.

## Literatur

Arendt R et al. (1999) Motor development of cocaine-exposed children at age two years. Pediatrics 103(1): 86–92

Bays J (1990) Substance abuse and child abuse. Pediat Clin Amer 37: 881

Biebering G (1959) Some considerations of the psychological processes in pregnancy. Psychoana Study Schild 5: 113

Brown HL et al. (1998) Methadone maintenance in pregnancy: a reappraisal. Am J Obstet Gynecol 179(2): 459–463

Bschor F, Bornemann R (1991) Arztrechtliche Aspekte von Drogensubstitution und Entzug in der Schwangerschaft. Gynäkologe 24: 327–333

Chavez CI, Stryker CJ, Ostrea EM et al. (1979) Sudden infant death syndrome among infants of drug dependent mothers. Pediat 95: 407

Dixon SD, Bejar R (1989) Echoencephalographic findings in neonates associates with maternal cocaine and methamphetamine use: incidence and clinical correlates. Pediat 115: 770

Ellenhorn M, Barceloux D (1988) Medical toxicology: diagnosis and treatment of human poisoning. Elsevier Science, New York, p 644

Finnegan LP (1985/86) Neonatal abstinence. In: Nelson NM (ed) Current therapy in neonatal-perinatal medicine. Mosby, St. Louis, pp 262–270

Frank DA, Zuckermann BS, Amaro H, Aboagye K, Bauchner H, Cabral H et al. (1988) Cocaine use during pregnancy: prevalence and correlates. Pediatrics 82: 888

Fried PA (1982) Marijuana use by pregnant women and effects on offspring: an update. Neurobehav Toxicol Teratol 4: 4511

Hunt CE, Brouilette RT, Hanson D, David RJ, Stein IM, Weissbluth M (1985) Home pneumograms in normal infants. Pediat. 106: 551

Isner JM, Estes NA III, Thompson PD, Costanzo-Nordin MR, Subramanian R, Miller G et al. (1986) Acute cardiovascular events temporally related to cocaine abuse. New Engl J Med 315: 1438

Kandall SR, Albin S, Lowinson J et al. (1976) Differential effects of maternal heroin and methadone use birthweight. Pediatrics 58: 681

Lester BM et al. (1998) Cocaine exposure and children: the meaning of subtle effects. Science 282(5389): 633–634

Little B, Snell L, Palmore M, Gilstrap L (1988) Cocaine use in pregnant women in a large public hospital. Amer J Perinatol 5: 206–207

Ostrea EM Jr, Chavez CJ (1979) Perinatal problems (excluding neonantal withdrawal) in maternal drug addiction: a study of 830 cases. Pediatr 94: 292

Roland EH, Volpe JJ (1989) Effect of maternal cocaine use on the fetus and newborn: review of the literature. Neuroscience 15: 88–94

Rommelspacher H (1991) Pharmakologie der Drogen (Heroin, L-Methadon, Kokain, Haschisch) und deren Auswirkungen auf Schwangere, Fetus und Neugeborenes. Gynäkologoe 24: 315–321

Rosen TS, Johnson HL (1982) Children of methadone-maintained mother: follow-up to 19 month of age. Pediat 101: 192

Stauber M (1989) Heroinabhängigkeit in Schwangerschaft und Wochenbett. Vortrag ÄKBV, München

Van Dyke C, Jatlow P, Ungerer J, Barash PG, Byck R (1978) Oral cocaine: plasma concentrations and central effects. Science 200: 211

Wilkinson P, Van Dyke C, Jatlow P, Barash P, Byck R (1989) Intranasal and oral cocaine kinetics. Clin Pharmacol Ther 27: 386

Wilson GS, McCreary R, Kean J et al. (1979) The development of preschool children of heroin addicted mothers: a controlled study. Pediatrics 63: 135

## KAPITEL 17

# Der psychosoziale Aspekt 17

J. MÜHL

Der Begriff psychosoziale Betreuung wird häufig verwendet, um ein spezifisches Versorgungsangebot von Beratungsstellen zu benennen. Er wird überwiegend im Kontext der Methadonsubstitution als ein stabilisierendes Begleitangebot für Drogenabhängige genannt. Eine definitorische Beschreibung bezüglich der Inhalte und differenzierten Zielsetzung fehlt in der Praxis. Gleichzeitig bleibt unklar, weshalb psychosoziale Betreuung überwiegend nicht als ein Angebot für alle Zielgruppen einer Beratungsstelle verstanden und benannt wird.

Die Kenntnisse von Grundlagen, Inhalten und Zielsetzungen psychosozialer Betreuung sind Voraussetzung, um dieses Angebot angemessen beurteilen, gestalten und nutzen zu können.

In der Folge wird daher versucht, die Begrifflichkeit zu erklären und die praktische Umsetzung zu referieren.

Zygowski beschreibt psychosoziale Beratung als eine „!in der Sozialpädagogik ... anzusiedelnde Form der Einzelfallhilfe ..., die eine Bewältigung psychischer Störungen über den Erwerb von psychosozialer Reflexivität und Handlungsfertigkeit initiieren will."(Zygowski 1989). Gleichzeitig soll sie Orientierungs-, Planungs- und Entscheidungshilfen geben (Bäuerle in Zygowski 1989).

In der Praxis setzt sich statt der bisherigen Begrifflichkeit „Betreuung" die Formulierung „Beratung" oder „Begleitung" durch und beschreibt m. E. den Charakter dieses Hilfeangebots treffender.

Ein solches Angebot wird in aller Regel dann in den Beratungsstellen nachgefragt, wenn entstandene Probleme vom Drogenabhängigen selbst nicht mehr eigenständig und dauerhaft gelöst werden können.

Psychosoziale Probleme können Ursache und Folge von Drogenkonsum sein. Die Folgen sind für uns sichtbar, die Ursachen bleiben (vorerst) verborgen. Unser Verständnis von Ursachen süchtigen Verhaltens beeinflußt allerdings unser Agieren in der Beziehung zum Patienten/Klienten sowie die Gestaltung der Hilfsangebote.

Dieses Verständnis wird geprägt durch professions- und fachspezifische Erklärungsansätze der Suchtgenese sowie durch Praxiserfahrungen.

Wir machen die Erfahrung, daß das erste Probieren eines Rauschmittels in aller Regel aus Neugier erfolgt. Schon beim zweiten Konsum rückt die Neugier in den Hintergrund, die Funktion des Konsums oder die Wirkung der Droge in den Vordergrund. Rauschmittel werden nicht konsumiert, weil sie Körper und Geist schädigen können. Sie werden konsumiert, weil sie eine subjektiv empfundene angenehme Wirkung entfalten Darüber hinaus spielt auch der Konsum im Zusammenhang mit Gruppendruck und Statusgewinn eine Rolle.

Wir betrachten Heroinabhängigkeit als Krankheit, aber gleichzeitig auch als Symptom. Eine möglichst genaue Anamnese ist daher notwendig zur Erstellung einer exakten Diagnose, die wiederum Grundlage angemessener Interventionen ist.

Unsere Klienten haben seit geraumer Zeit Probleme damit, den Heroinkonsum einzustellen oder zu regulieren. Wir sind somit häufig zuerst konfrontiert mit den psychosozialen und medizinischen Folgen der Abhängigkeit:

- Beziehungsverluste,
- Selbstentwertung,
- Sinnverlust,
- mangelhafte Streßregulation,
- geringe Frustrationstoleranz,
- Arbeitsplatzverlust,
- Abbruch der Ausbildung,
- Wohnungsverlust,
- Schulden.

Wir sehen in der Regel diese psychosozialen Probleme überwiegend als Folgen der Prohibition an: Überhöhte Preise fördern Beschaffungskriminalität, unsauberes Heroin führt zu Begleiterkrankungen, die Heroinabhängigen werden kriminalisiert und stigmatisiert. Es liegt daher nahe zu vermuten, daß allein die Verringerung des Beschaffungsdruckes sowie eine gleichbleibende Qualität des Stoffes eine Verbesserung der Lebenssituation und des Gesundheitszustandes von Heroinabhängigen zur Folge hat. Eine kontrollierte Abgabe von Heroin wäre demnach angezeigt.

Sie würde m. E. die negativen psychosozialen Folgen der Abhängigkeit erheblich reduzieren, allerdings nicht ganz auflösen. Wenn Heroinabhängigkeit auch als Symptomatik verstanden wird, erscheint die Behandlung der zugrunde liegenden Störung ggf. als notwendig, auch um eine Verlagerung in andere Problembereiche (z. B. Alkoholismus) zu vermeiden.

Erfahrungsgemäß gibt es nicht *den* typischen Heroinabhängigen. Auch bei allen Gemeinsamkeiten verlaufen Rehabilitationsprozesse sehr unterschiedlich.

Persönliche Entwicklungsdefizite, Konsumdauer, Konsumform und die Einbindung in ein soziales Gefüge sind daher wesentliche Bestandteile einer zu erstellenden Anamnese. Diese dient als Grundlage zur Entwicklung individueller Behandlungspläne.

Dies bedeutet auch, daß die Voraussetzungen und die Erfolgschancen für eine psychosoziale Begleitung überprüft werden. Grundlage ist eine Vereinbarung zwischen Klient und Berater über Regeln und Zielsetzung.

Psychosoziale Begleitung setzt sich zusammen aus:

- Information,
- Beratung,
- Vermittlung,
- Krisenintervention.

Sie besteht somit aus vier verschiedenen eigenständigen Interventionsformen. Im Vordergrund stehen dabei sozialarbeiterische Inhalte. Es handelt sich um einen mittel- bis längerfristigen Prozeß, der sich im wesentlichen an den Zielsetzungen, Möglichkeiten und Ressourcen der Klienten orientiert. (LWL 1998).

Bestandteile und Teilziele der psychosozialen Begleitung sind:
- Entwicklung von Zielen und Perspektiven,
- Klärung offener Strafverfahren,
- Schuldenregulierung,
- Unterstützung bei der Wohnungssuche,
- Unterstützung bei der Sicherung finanzieller Basisversorgung,
- Erlernen alternativer Tagesstrukturen,
- Freizeitgestaltung,
- Erlernen von Regeln zur Beziehungsgestaltung,
- Unterstützung bei Berufsfindung und Arbeitsplatzsuche.

### Entwicklung von Zielen und Perspektiven

Eine zentrale Frage stellt sich zu Beginn der psychosozialen Begleitung: Welche Ziele sollen erreicht werden? Drogenfreiheit und Lösung aus der Drogenszene sind hier häufig genannte Ziele. Die Praxiserfahrungen zeigen jedoch, daß es effektiver ist, differenziertere Zielformulierungen vorzunehmen und gleichzeitig Teilziele zu benennen.

Einerseits stellt sich hier die Frage, wofür ein Heroinabhängiger seinen Konsum aufgeben soll. Die gewünschten Ziele müssen daher eine gewisse Zugkraft haben.

Andererseits: Wer Veränderungen anstrebt, sollte wissen, in welche Richtung er sich bewegen muß. Es reicht m. E. nicht aus, wenn Abhängige sich vorrangig weg von der Droge bewegen. Eine Entwicklung hin zu einem Ziel wirkt motivierender. Gleichzeitig können die Entwicklungsschritte bei der Formulierung von Teilzielen überprüft werden. Sie wirken zusätzlich motivierend für die Klienten und dienen der Überprüfung der Behandlungsplanung für die Berater.

### Klärung offener Strafverfahren, Schuldenregulierung, Unterstützung bei der Wohnungssuche und der Sicherung finanzieller Basisversorgung

Häufig in Folge ihrer Abhängigkeit ist die existenznotwendige Grundversorgung Drogenabhängiger gefährdet oder nicht mehr gegeben. Gleichzeitig drohen Prozesse oder Inhaftierung. Wir machen die Erfahrung, daß unsere Klienten häufig den Überblick über ihre Schulden bzw. ihre juristischen Probleme verloren haben.

Zur Schaffung einer tragfähigen Arbeitsgrundlage und zur Motivation für einen Veränderungsprozeß sollte in der Anfangsphase geklärt werden,
- ob Prozesse anstehen und/oder eine Inhaftierung droht,
- in welcher Form Vereinbarungen über eine realisierbare Schuldentilgung getroffen werden können,

- daß bei (drohender) Obdachlosigkeit eine sichere Unterkunft gefunden werden kann,
- daß Ansprüche gegenüber Arbeits- und Sozialämtern geprüft und ggf. geltend gemacht werden können.

### Erlernen alternativer Tagesstrukturen/Freizeitgestaltung

Die Tagesstruktur eines Heroinabhängigen wird in der Regel durch das Heroin bestimmt. Hierbei stehen die Beschaffung des Geldes und der Droge im Vordergrund.

Durch die Substitution entfällt der Beschaffungsdruck. Gleichzeitig sollen Szenekontakte vermieden werden, um Rückfällen vorzubeugen.

Dies hat zur Folge, daß die bisher gelebte Tagesstruktur der Abhängigen sich verändert. Sind keine Strukturen von außen vorgegeben (z. B. durch Berufstätigkeit), stehen Heroinabhängige vor dem Problem, sich den Tag selbst strukturieren zu müssen. Zur Aufgabe der psychosozialen Begleitung gehört es hier, gemeinsam mit dem Abhängigen den Tag mit Aktivitäten zu füllen; d. h. welche Aktivitäten sind wann am sinnvollsten zu erledigen, welche Art der Freizeitgestaltung ist sinnvoll, wie geht der Klient mit Phasen der Langeweile um, welche Beziehungen können genutzt werden usw.

### Beziehungsgestaltung

In der beraterischen Praxis stelle ich regelmäßig fest, daß Heroinabhängige einerseits szenetypische Verhaltens- und Beziehungsmuster übernommen haben. Diese Muster sind außerhalb der Szene häufig unangemessen, ein Umlernen wird notwendig.

Andererseits besitzen Heroinabhängige oft die Fähigkeit, soziale Kontakte so zu gestalten, daß sie ihre Ziele erreichen (Ersatzstoffe vom Arzt, Geld von Angehörigen).

Im Rahmen psychosozialer Begleitung soll vermittelt werden, wie diese an sich positive Fähigkeit zum Aufbau und zur Gestaltung drogenfreier Beziehungen genutzt werden kann.

Darüber hinaus sollte geklärt werden, inwieweit Entwicklungs- und Sozialisationsdefizite die Beziehungsgestaltung beeinträchtigen und daher ausgeglichen werden müssen.

### Unterstützung bei Berufsfindung und Arbeitsplatzsuche

Es ist unstrittig, daß die berufliche (Re-) Integration von Abhängigen wesentlichen Anteil an einer erfolgreichen Behandlung Drogenabhängiger hat.

Die Vermittlung in geeignete Maßnahmen vor Ort und die Begleitung der Abhängigen in der ersten Phase der Berufstätigkeit sollte daher auch den entsprechenden Stellenwert innerhalb der psychosozialen Begleitung haben.

## Rückfallprophylaxe

In der Praxis unterscheiden wir zwischen Rückfall und der Fortsetzung des Konsumverhaltens. Der Rückfall wird als Bestandteil des Rehabilitationsprozesses verstanden. Der Anlaß zum Rückfall wird thematisiert. Prinzipiell sollten Anlässe für einen möglichen Rückfall gemeinsam mit dem Abhängigen identifiziert werden, um geeignete Strategien zur Vermeidung von Rückfällen zu entwickeln.

Abhängige sollten darauf hingewiesen werden, welche Konsequenzen Rückfälle im Einzelfall für die Substitutionsbehandlung haben.

## Zusammenfassung

Die psychosoziale Begleitung Heroinabhängiger im Rahmen einer Substitutionsbehandlung ist wesentlicher Bestandteil der Hilfsangebote der Beratungsstellen. Dauer, Umfang und Inhalt dieses Angebotes sollten individuell geplant und vereinbart werden. Klare Absprachen über Regeln und Ziele der Begleitung sind Grundlage dieses Angebotes. Die Einhaltung dieser Vereinbarungen sollte beachtet werden, in der Regel sind hier auch Kooperationsabsprachen der beteiligten Institutionen notwendig. Die Dauer dieses Prozesses ist individuell unterschiedlich und kann mehrere Jahre dauern.

## Literatur

Landschaftsverband Westfalen-Lippe, Koordinationsstelle für Drogenfragen (1998) Qualitätsmanagement in der ambulanten Suchtkrankenhilfe. Abschlußbericht des Modellprojektes, Münster
Zygowski H (1989) Grundlagen psychosozialer Beratung. Opladen

## Phasen psychosozialer Begleitung

- Behandlung akuter körperlicher Erkrankungen
- Anamnese
- Entwicklung von Zielen/Perspektiven für die psychosoziale Begleitung
- Klärung offener Strafverfahren
- Schuldenregulierung
- Finanzielle Basisversorgung

- Neustrukturierung der Tagesabläufe
- Konfrontation mit Entwicklungs-/Sozialisationsdefiziten
- Rückfallprophylaxe

- Aktive Freizeitgestaltung/Umgang mit Langeweile
- Regeln zur Beziehungsgestaltung
- Erlernen alternativer Konfliktlösungsstrategien
- Rückfallprophylaxe

- ggf. gezielte psychotherapeutische Maßnahmen
- Bewältigung von Partnerschaftsproblemen
- Rückfallprophylaxe

- Zunehmende Stabilität der Persönlichkeit
- Rückfallprophylaxe

Der zeitliche Verlauf sowie Schwerpunkte innerhalb der Entwicklungsphasen werden bestimmt durch die physische, psychische und soziale Ausgangssituation des/der jeweiligen Klienten/-in.

## KAPITEL 18

# Praxistips zur Kooperation zwischen Beratungsstellen und Arztpraxen am Beispiel der Methadonsubstitution

**18**

C. ANDERS

Die ambulante Behandlung Abhängigkeitserkrankter stellt hohe Anforderungen an das Praxispersonal und den behandelnden Arzt. Die in diesem Artikel formulierten Praxistips sind für die niedergelassene Praxis geschrieben und können nicht mehr als ein Leitfaden für die Behandlung substituierter Patienten sein, da die regionalen und individuelle Voraussetzungen der Praxen stark divergieren.

## Das Methadon und seine Wirkung

Die Entstehung einer Suchtmittelabhängigkeit kann wissenschaftlich analysiert und begründet werden. Der Gesundungsprozeß hingegen ist von vielen äußeren und inneren Faktoren abhängig. Nicht immer führt die Gabe des Medikamentes Methadon zum gewünschten Erfolg.

Methadon allein besetzt die Opiatrezeptoren, verhindert Entzugssymptomatiken und läßt den Patienten die Realitäten besser erkennen. Realitäten, an denen er vorher oftmals gescheitert ist.

Dieses Dilemma des Patienten prägt die Substitutionsbehandlung. Erst wenn der Patient erkennt, daß er seine Lebensrealität eigenständig ändern kann und auf diesem Wege Hilfe akzeptiert, kann Methadon seine Eigenschaften entfalten, der Patient Sozialkompetenz entwickeln und beginnen, sozial integriert zu leben. Das Behandlungssetting und die Kooperationen bilden die Basis für diesen Weg, der nie einfach ist, weder für den Patienten, noch für die beteiligten Behandler und Berater.

## Das Prinzip der Triade in der Substitutionsbehandlung

Das Modell der Trias der Sucht ist Basis dieses Artikels. Entwicklungspsychologisch und psychodynamisch gedacht, ergibt sich hieraus die These, daß die psychosoziale Begleitung dazu verhilft, die Abhängigkeit zwischen dem Medikament Methadon und Patient nicht zu einem Abhängigkeitsverhältnis oder gar zu einem symbiotischen Verhältnis zwischen Arzt und Patient werden zu lassen, sondern daß Möglichkeiten geschaffen werden, diese Beziehung anders und den Entwicklungs- und Behandlungsprozeß effektiver zu gestalten. Die Kooperation mit einer Beratungsstelle als integrativer und gleichwertiger Bestandteil des

Behandlungsplanes erscheint therapeutisch für den Patienten als notwendige Intervention, um aus dem täglichen Dilemma seiner Abhängigkeit und der abhängigen Beziehung zum Arzt herauswachsen zu können.

Anders als der Arzt befindet sich der Mitarbeiter einer Beratungsstelle in keinem expliziten Abhängigkeitsverhältnis durch die Vergabe eines abhängigmachenden Medikamentes zum Patienten, sondern fördert den Kontakt zur Umwelt, in der sich der Patient während und nach der Behandlung selbständig bewegen wird.

## Die Ziele

Der Patient verfolgt für sich das Ziel, daß es ihm besser gehen soll. Erst im Verlauf der Behandlung klären sich seine eigentlichen gesundheitlichen und psychosozialen Ziele. Seine Kompetenzen und Defizite in der Erarbeitung dieser Ziele werden erst im Verlauf der Behandlung sichtbar.

Der Arzt verfolgt das Ziel der medizinischen Versorgung und Gesunderhaltung des Patienten. Der Mitarbeiter der Beratungsstelle wird im ersten Schritt die Existenz des Patienten absichern (z. B. Probleme mit der Justiz, Verhinderung der weiteren Obdachlosigkeit) und im weiteren Verlauf durch begleitende Gespräche den Reintegrationsprozeß fördern.

Die Ziele Wohlergehen, gesundheitliche Versorgung und Reintegration stehen nicht im Widerspruch, sondern können bei einer funktionierenden Kooperation aufeinander abgestimmt werden. Je stabiler der Patient wird, desto mehr werden seine psychosozialen Bedürfnisse in den Vordergrund treten und er sich vom medizinischen Versorgungsystem entfernen.

## Die psychosoziale Begleitung in Kooperation mit der Arztpraxis

Die psychosoziale Begleitung ist nach den NUB-Richtlinien und den Vorgaben des BtMG ein fester Bestandteil jeder Substitutionsbehandlung. Sie wird durchgeführt von der Berufsgruppe der Diplom-Sozialarbeiter und Sozialpädagogen, die in der örtlichen Beratungseinrichtung beschäftigt sind. Die Ausgestaltung und Verbindlichkeit der psychosozialen Begleitung ist abhängig von der Fachausrichtung der Beratungsstelle und den individuellen Voraussetzungen der Patienten.

Als primäre Aufgaben Beratungsstellen gelten:

- Aufbau einer tragfähigen Beziehung zum Klienten und Begleitung des Entwicklungsprozesses,
- problemlösungsorientierte Sozialarbeit (z. B. Kriseninterventionen),
- therapeutische Behandlung bei entsprechender Zusatzqualifikation (d. h. Aufarbeitung inter- und intrapsychischer Probleme im psychotherapeutischen Sinne),
- Vorbereitung und Vermittlung in stationäre Entgiftungs-/ Entwöhnungseinrichtungen mit dem Ziel der Wiederherstellung der Arbeitsfähigkeit, inklusive des Kostenübernahmeverfahren,

- Vermittlung von stabilen Wohnraum,
- Reintegration in Beschäftigungsprozesse,
- Kooperation mit Arzt, Justiz, Jugend- und Sozialamt etc.

Insgesamt gilt, daß diese Interventionen auf der Basis der Freiwilligkeit beruhen.

## Praxistip

- Informieren Sie sich, welche Beratungsstelle für die psychosoziale Begleitung substituierter Patienten zuständig ist.
- Informieren Sie sich über die Fachausrichtung der jeweiligen Beratungsstelle und in welchem verbindlichen Rahmen die psychosoziale Begleitung Ihres Patienten durchgeführt wird.
- Informieren Sie sich über die Möglichkeiten zur Kooperation.
- Bei einer hohen Frequenz von substituierten Patienten in Ihrer Praxis, könnten Sie regelmäßige Sprechzeiten in Ihrer Praxis vereinbaren oder einen Sozialarbeiter in Ihrer Praxis beschäftigen.
- Bauen Sie ein vertrauensvolles Verhältnis zu der Beratungsstelle auf.

## Umsetzung der Kooperationen
## Arzt – Patient – Beratungsstelle

Jede Kooperation erfordert mindestens zwei Personen, die im Dialog stehen und ein gemeinsames „Werk" vollbringen. Eine wichtige Voraussetzung ist, daß das zu vollendende „Werk" von den Kompetenzen und den individuellen Voraussetzungen seiner Mitarbeiter abhängig ist.

Im Falle der Substitutionsbehandlung sind drei Personen zu Gunsten des Behandlungserfolges tätig. Das triadisch gestaltete Kooperationsmodell setzt voraus, daß die drei Beziehungspartner einen Behandlungsvertrag abschließen. Das „Werk" ist der Behandlungsprozeß und beinhaltet die vereinbarten Behandlungsziele.

Der Patient ist Protagonist seiner Behandlung. Dennoch sollten die Strukturen und Regeln klar und deutlich formuliert werden, damit bereits der Behandlungsrahmen als Schutz für den Patienten und Behandler genutzt werden kann. Je sicherer der Patient sich in der Beziehung zum Arzt und zur Beratungsstelle fühlt, je mehr er selbst mitgestaltet, desto größer sind die Möglichkeiten der effizienten Behandlung.

### Praxistip

- Besprechen Sie mit Ihrem Patienten die Möglichkeit der psychosozialen Begleitung.
- Vereinbaren Sie mit dem zuständigen Mitarbeiter und Ihrem Patienten einen Behandlungsplan, der zunächst nur die möglichen, erreichbaren Ziele beinhaltet. Hierfür ist in jedem Falle eine Schweigepflichtsentbindung zwischen Ihnen und dem Mitarbeiter der Beratungsstelle notwendig.
- Vereinbaren Sie zusätzlich einen Zeitplan. Die Methadonsubstitution ist der Weg der „kleinen Schritte". Je erreichbarer die vereinbarten Ziele sind, desto größer ist die Stärkung des Selbst des Patienten.
- Nutzen Sie die Erfahrung und Kenntnisse des zuständigen Mitarbeiters in Kriseninterventionen und bei Vermittlungen in die stationäre Entgiftungs- und Entwöhnungsbehandlung.
- Bei komplizierten Behandlungsverläufen, z. B. im Falle des sog. „Beikonsums", ist die Kooperation mit dem Mitarbeiter der Beratungsstelle sinnvoll, um nach alternativen Behandlungsmöglichkeiten zu suchen.
- Bleiben Sie mit dem zuständigen Mitarbeiter im Dialog und erarbeiten Sie zusammen mit ihm eine Anamnese und mögliche weitere Behandlungsziele. Viele Mitarbeiter von Beratungseinrichtungen verfügen über eine notwendige Zusatzausbildung im suchttherapeutischen Bereich und sind darüber hinaus diagnostisch geschult.
- Klären Sie zusammen mit dem zuständigen Mitarbeiter der Beratungsstelle mögliche Probleme in der Kostenübernahme der Methadonsubstitution.
- Bei längerfristig durchgeführten Behandlungen sind ein regelmäßiger Austausch oder Kurzberichte sinnvolle Maßnahmen zur Qualitätskontrolle.

### Die phasengerechte Substitutionsbehandlung

Die längerfristig durchgeführte Methadonbehandlung gehört zum heutigen Standard in der ambulanten Versorgung. Dieses Phasenmodell verdeutlicht den Weg von der Abhängigkeit in die autonome Lebensführung und ist somit idealtypischer Leitfaden der Behandlung. Dennoch sei an dieser Stelle darauf verwiesen, daß jeder Behandlungsweg aufgrund der Kompetenzen und Defizite der Patienten und seiner Behandler seinen individuellen Zeitplan haben wird. Auch wird dieser Weg durch Rückfallsituationen oder schwerwiegende weitere Suchtmittelabhängigkeiten (z. B. Benzodiazepin- und Alkoholkonsum) und desolate soziale Situationen (z. B. Einsamkeit, langjährige Obdachlosigkeit) erschwert.

### Phase I: Klärung

- Einstellung auf das Substitutionsmittel,
- Körperliche und labortechnische Untersuchung (z. B. Urinscreening, Hepatisserologie),

- Suchtanamnese und allgemeine Anamnese,
- Klärung der psychosozialen Probleme (z. B. Krankenversicherung, Haftbefehl, Busfahrkarte),
- bei vorliegender Obdachlosigkeit ggf. Unterbringung in einem stabilen Wohnumfeld (z. B. Einrichtung gem. §72 BSHG, Wohngemeinschaft, Frauenhaus).

Die erste Phase dient der Klärung des körperlichen, seelischen und psychischen Befindens und der Beziehungsaufnahme. Aufgrund der dargestellten Inhalte der ersten Phase wird deutlich, daß bereits hier die Kooperation zwischen Patient, Arzt und Sozialarbeiter verabredet sein sollte. In dieser Phase sollte problemlösungsorientiert gearbeitet werden, um eine bessere Anbindung zu erzielen.

## Phase II: Stabilisierung

- Besprechen der Untersuchungsergebnisse und längerfristiger Behandlungsmaßnahmen, z. B. Interferonbehandlung oder Impfung gegen Hepatitis A und B,
- Einstellungsphase und evtl. Beikonsumentgiftung sind abgeschlossen,
- ausführliche Anamneseerhebung zur Persönlichkeitsdiagnostik,
- Erarbeitung weiterer Behandlungsziele: z. B. Wiederherstellung der Arbeitsfähigkeit, festes Wohnumfeld, Familienzusammenführung, Schuldenregulierung, Ableistung von Sozialstunden.

Die zweite Phase dient der Erarbeitung längerfristiger Ziele. Voraussetzung ist eine ausführliche psychosoziale Anamnese. Eine stationäre Entgiftungs- und Entwöhnungsbehandlung können notwendige intermittierende Möglichkeiten sein, wenn die Herstellung der Arbeitsfähigkeit und die weitere Gesundung im ambulanten Rahmen nicht gewährleistet werden können. Ein großer Anteil der Patienten wird in dieser Phase der Stabilisierung aufgrund mangelnder Toleranzgrenze, eingeschränkter Konfliktfähigkeit und Affektkontrolle regelmäßige Gespräche und eine intensive Begleitung benötigen, um im ambulanten Rahmen die Ziele der regelmäßigen Arbeit und des festen, neuen Wohnumfeldes zu erreichen.

## Phase III: Reintegrationsphase

- Entweder Wiederaufnahme aus der stationären Behandlung oder
- Fortführung der regelmäßigen Gespräche. Aufarbeitung der persönlichen Konfliktebene,
- Beginn der Interferonbehandlung bei stabiler Lebensführung.

Durch die Lösung aus der Szene und Verhaltensänderung werden in dieser Phase die intra- und interpersonellen Probleme deutlich. Eine kontinuierliche Begleitung und regelmäßige Gespräche werden für einen großen Teil der Patienten weiterhin notwendig sein. Ggf. Anregung in eine ambulante Psychotherapie.

In dieser Phase äußern die Patienten oftmals den Wunsch der ambulanten Entgiftung. Dieser Wunsch sollte gemeinsam überprüft und im Rahmen eines eigenen Behandlungsplanes durchgeführt werden. Evtl. im Anschluß Nemexinbehandlung.

## Phase IV: Probephase Selbständigkeit

- Krisenintervention in Rückfallsituationen,
- Interferonbehandlung wird abgeschlossen,
- problemlösungsorientiertes Arbeiten,
- begleitende Gespräche.

Der Patient hat zu einer stabilen und autonomen Lebensführung gefunden. Der Bedarf nach begleitenden Gesprächen kann noch vorhanden sein.

## Phase V: Abschied

- Übernahme des Patienten in die alltägliche Praxis ist möglich.
- Ausschleichen des Medikamentes Methadon in Absprache mit dem Patienten.
- Der Behandlungsvertrag kann aufgelöst werden.

## Alltägliche Probleme

### Praxisproblem

Substituierte Patienten verändern aufgrund ihrer Lebenswelt das Praxisbild, d. h. einige Patienten wünschen sich ihren Hund mit in die Praxis nehmen zu dürfen.

### Praxistip

- Die interne Kooperation in Ihrer Praxis ist genauso vorauszuplanen wie die externe.

### Patientenproblem

Sie stellen fest, daß der Patient keine Terminvereinbarung einhält. Sie werden von ihm/ihr bedrängt, mehr Methadon bzw. andere Medikamente zu verschreiben.

## Praxistip

- Es kann sein, daß ein fortwährender Konsum anderer Drogen oder Medikamente stattfindet, die ihm es nicht ermöglichen, sich an die Verabredung zu halten. Evtl. ist hier eine Entgiftungsbehandlung angezeigt.
- Die ersten Ziele sind zu hoch gesteckt und müssen zusammen neu definiert werden.
- Er erlebt Sie als „Gott in Weiß", d. h. als unnahbare Autorität und tritt in den Widerstand.

## Sozialarbeiterproblem

Sie haben den Eindruck: „Die tun nichts und sind nie da". Sie fühlen sich ständig moralisch von der Beratungsstelle unter Druck gesetzt.

## Praxistip

- Sozialarbeiter- und -pädagogen treten in Beziehung mit ihren Klienten. Bestimmte Prozesse in dieser Beziehung (z. B. Erarbeitung der Konfliktfähigkeit) nehmen sehr viel Zeit in Anspruch.
- Die Zahl der substituierten Patienten ist nicht parallel mit den Stellen in den Beratungseinrichtungen gewachsen, d. h. die Einrichtungen sind personell nicht bedarfsgerecht ausgestattet.

## Nutzen der Kooperation

Je intensiver externe Kooperationen genutzt werden, desto klarer sind der Behandlungsrahmen und die Bezugspunkte für den Patienten. Auf dem Hintergrund der phasengerechten Behandlung und dem Blick auf die primären Ziele der drei Kooperationspartner Wohlergehen, Gesunderhaltung und Reintegration besteht die Möglichkeit, daß das Medikament Methadon seinen Patienten zur Entfaltung ihrer Persönlichkeit verhilft.

# Anhang 1

**Bundesgesetzblatt: Zehnte Verordnung zur Änderung betäubungsmittelrechtlicher Vorschriften (Zehnte Betäubungsmittelrechts-Änderungsverordnung – 10. BtMÄndV) vom 20. Januar 1998**

Aufgrund des § 1 Abs. 2 des Betäubungsmittelgesetzes in der Fassung der Bekanntmachung vom 1. März 1994 (BGBl. I S. 358) nach Anhörung von Sachverständigen und aufgrund des § 11 Abs. 2 sowie des § 13 Abs. 3 dieses Gesetzes verordnet die Bundesregierung:

**Artikel 1**

**Änderung des Betäubungsmittelgesetzes**

Das Betäubungsmittelgesetz in der Fassung der Bekanntmachung vom 1. März 1994 (BGBl. I S. 358), zuletzt geändert durch Artikel 7 des Gesetzes vom 18. Juni 1997 (BGBl. I S. 1430), wird wie folgt geändert:

2. Die Anlage II wird wie folgt geändert:
   a) Die Positionen Codein, Dihydrocodein und Oxycodon werden mit allen Angaben gestrichen.
3. Die Anlage III wird wie folgt gefaßt:
   Anlage III (zu § 1 Abs. 1): Verkehrsfähige und verschreibungsfähige Betäubungsmittel
   – Codein: 4,5α-Epoxy-3-methoxy-17-methyl-7-morphinen-6α-ol, ausgenommen in Zubereitungen, die ohne einen weiteren Stoff der Anlagen I bis III bis zu 2,5 vom Hundert oder je abgeteilte Form bis zu 100 mg Codein, berechnet als Base, enthalten. Für ausgenommene Zubereitungen, die für betäubungsmittelabhängige Personen verschrieben werden, gelten jedoch die Vorschriften über das Verschreiben und die Abgabe von Betäubungsmitteln.

- Dihydrocodein: 4,5α-Epoxy-3-methoxy-17-methyl-6α-morphinanol, ausgenommen in Zubereitungen, die ohne einen weiteren Stoff der Anlagen I bis III bis zu 2,5 vom Hundert oder je abgeteilte Form bis zu 100 mg Dihydrocodein, berechnet als Base, enthalten. Für ausgenommene Zubereitungen, die für betäubungsmittelabhängige Personen verschrieben werden, gelten jedoch die Vorschriften über das Verschreiben und die Abgabe von Betäubungsmitteln.
- Flunitrazepam: 5-(2-Fluorphenyl-1-methyl-7-nitro-1 H-1,4-benzodiazepin-2(3H)-on, ausgenommen in Zubereitungen, die ohne einen weiteren Stoff der Anlagen I bis III je abgeteilte Form bis zu 1 mg Flunitrazepam enthalten. Für ausgenommene Zubereitungen, die für betäubungsmittelabhängige Personen verschrieben werden, gelten jedoch die Vorschriften über das Verschreiben und die Abgabe von Betäubungsmitteln.
- Levacetylmethadol (3 S,6 S)-6-Dimethylamino-4,4-diphenylheptan-3-ylacetat
- (LAAM)
- Levomethadon: (-)-6-Dimethylamino-4,4-diphenyl-3-heptanon
- Methadon: (t)-6-Dimethylamino-4,4-diphenyl-3-heptanon
- die Salze und Molekülverbindungen der in dieser Anlage aufgeführten Stoffe, wenn sie nach den Erkenntnissen der medizinischen Wissenschaft ärztlich, zahnärztlich oder tierärztlich verwendet werden; die Zubereitungen der in dieser Anlage aufgeführten Stoffe, wenn sie nicht
  a) ohne am oder im menschlichen oder tierischen Körper angewendet zu werden, ausschließlich diagnostischen oder analytischen Zwecken dienen und ihr Gehalt an einem oder mehreren Betäubungsmitteln, bei Lyophilisaten und entsprechend zu verwendenden Stoffgemischen in der gebrauchsfertigen Lösung, jeweils 0,01 vom Hundert nicht übersteigt oder radioaktiv markiert oder deuteriert sind oder
  b) besonders ausgenommen sind. Für ausgenommene Zubereitungen – außer solchen mit Codein oder Dihydrocodein – gelten jedoch die betäubungsmittelrechtlichen Vorschriften über die Einfuhr, Ausfuhr und Durchfuhr. Nach Buchstabe b der Position Barbital ausgenommene Zubereitungen können jedoch ohne Genehmigung nach § 11 des Betäubungsmittelgesetzes ein-, aus- oder durchgeführt werden, wenn nach den Umständen eine mißbräuchliche Verwendung nicht zu befürchten ist."

## Artikel 3

### Verordnung über das Verschreiben, die Abgabe und den Nachweis des Verbleibs von Betäubungsmitteln (Betäubungsmittel-Verschreibungsverordnung – BtMVV): Grundsätze

(1) Die in Anlage III des Betäubungsmittelgesetzes bezeichneten Betäubungsmittel dürfen nur als Zubereitungen verschrieben werden. Die Vorschriften dieser Verordnung gelten auch für Salze und Molekülverbindungen der Betäubungsmittel, die nach den Erkenntnissen der medizinischen Wissenschaft ärztlich, zahnärztlich oder tierärztlich angewendet werden. Sofern im Einzelfall nichts anderes bestimmt ist, gilt die für ein Betäubungsmittel festgesetzte Höchstmenge auch für dessen Salze und Molekülverbindungen.

(2) Betäubungsmittel für einen Patienten oder ein Tier und für den Praxisbedarf eines Arztes, Zahnarztes oder Tierarztes dürfen nur nach Vorlage eines ausgefertigten Betäubungsmittelrezeptes (Verschreibung), für den Stationsbedarf nur nach Vorlage eines ausgefertigten Betäubungsmittelanforderungsscheines (Stationsverschreibung), abgegeben werden.

(3) Der Verbleib und der Bestand der Betäubungsmittel sind in den Apotheken, den tierärztlichen Hausapotheken, den Praxen der Ärzte, Zahnärzte oder Tierärzte, auf den Stationen der Krankenhäuser oder der Tierkliniken, in den Einrichtungen der Rettungsdienste sowie auf den Kauffahrteischiffen, die die Bundesflagge führen, lückenlos nachzuweisen.

### § 2
### Verschreiben durch einen Arzt

(1) Für einen Patienten darf der Arzt innerhalb von 30 Tagen verschreiben:
   a) bis zu zwei der folgenden Betäubungsmittel unter Einhaltung der nachstehend festgesetzten Höchstmengen:
   1. Amphetamin – 600 mg,
   2. Buprenorphin – 150 mg,
   3. Codein (nur für Betäubungsmittelabhängige) – 30.000 mg,
   4. Dihydrocodein (nur für Betäubungsmittelabhängige) – 30.000 mg,
   5. Dronabinol – 500 mg,
   6. Fenetyllin – 2500 mg,
   7. Fentanyl – 1000 mg,
   8. Hydrocodon – 1200 mg,
   9. Hydromorphon – 5000 mg,
   10. Levacetylmethadol – 2000 mg,
   11. Levomethadon – 1500 mg,
   12. Methadon – 3000 mg,
   13. Methylphenidat – 1500 mg,
   14. Modafinil – 12.000 mg,

15. Morphin – 20.000 mg,
16. Opium, eingestelltes – 4.000 mg,
17. Opiumextrakt – 2000 mg,
18. Opiumtinktur – 40.000 mg,
19. Oxycodon – 15.000 mg,
20. Pentazocin – 15.000 mg,
21. Pethidin – 10.000 mg,
22. Phenmetrazin – 600 mg,
23. Piritramid – 6000 mg,
24. Tilidin – 18.000 mg

oder

b) eines der weiteren in Anlage III des Betäubungsmittelgesetzes bezeichneten Betäubungsmittel außer Alfentanil, Kokain, Etorphin, Pentobarbital, Remifentanil und Sufentanil.

(2) In begründeten Einzelfällen und unter Wahrung der erforderlichen Sicherheit des Betäubungsmittelverkehrs darf der Arzt für einen Patienten, der in seiner Dauerbehandlung steht, von den Vorschriften des Absatzes 1 hinsichtlich

1. des Zeitraumes der Verschreibung,
2. der Zahl der verschriebenen Betäubungsmittel und
3. der festgesetzten Höchstmengen

abweichen. Eine solche Verschreibung ist mit dem Buchstaben „A" zu kennzeichnen.

(3) Für seinen Praxisbedarf darf der Arzt die in Absatz 1 aufgeführten Betäubungsmittel sowie Alfentanil, Kokain zur Lokalanästhesie bei Eingriffen am Kopf als Lösung bis zu einem Gehalt von 20 vom Hundert oder als Salbe bis zu einem Gehalt von 2 vom Hundert, Pentobarbital, Remifentanil und Sufentanil bis zur Menge seines durchschnittlichen Zweiwochenbedarfs, mindestens jedoch die kleinste Packungseinheit, verschreiben. Die Vorratshaltung soll für jedes Betäubungsmittel den Monatsbedarf des Arztes nicht überschreiten.

(4) Für den Stationsbedarf darf nur der Arzt verschreiben, der ein Krankenhaus oder eine Teileinheit eines Krankenhauses leitet oder in Abwesenheit des Leiters beaufsichtigt. Er darf die in Absatz 3 bezeichneten Betäubungsmittel unter Beachtung der dort festgelegten Beschränkungen über Bestimmungszweck, Gehalt und Darreichungsform verschreiben. Dies gilt auch für einen Belegarzt, wenn die ihm zugeteilten Betten räumlich und organisatorisch von anderen Teileinheiten abgegrenzt sind.

## § 3
**Verschreiben durch einen Zahnarzt**

## § 4
**Verschreiben durch einen Tierarzt**

## § 5
**Verschreiben eines Substitutionsmittels**

(1) Für einen Patienten darf der Arzt ein Substitutionsmittel unter den Voraussetzungen des § 13 Abs. 1 des Betäubungsmittelgesetzes für folgende Bestimmungszwecke verschreiben:

1. die Behandlung der Opiatabhängigkeit mit dem Ziel der schrittweisen Wiederherstellung der Betäubungsmittelabstinenz einschließlich der Besserung und Stabilisierung des Gesundheitszustandes,
2. den befristeten Austausch eines unerlaubt konsumierten Opiats durch ein Substitutionsmittel im Rahmen der Behandlung einer neben der Betäubungsmittelabhängigkeit bestehenden schweren Erkrankung oder
3. die Verringerung der Risiken einer Opiatabhängigkeit während einer Schwangerschaft und nach der Geburt.

(2) Das Verschreiben eines Substitutionsmittels ist zulässig, wenn und solange

1. der Patient für eine Substitution geeignet ist,
2. die Substitution im Rahmen eines darüber hinausgehenden Behandlungskonzeptes erfolgt, das erforderliche begleitende psychiatrische, psychotherapeutische oder psychosoziale Behandlungs- und Betreuungsmaßnahmen mit einbezieht,
3. der Arzt auf die Durchführung erforderlicher begleitender Behandlungs- und Betreuungsmaßnahmen hinwirkt,
4. die vom Arzt durchgeführten Erhebungen keine Erkenntnisse ergeben haben, daß der Patient
   a) von einem anderen Arzt verschriebene Substitutionsmittel erhält,
   b) nach Nummer 2 erforderliche begleitende Behandlungs- und Betreuungsmaßnahmen dauerhaft nicht in Anspruch nimmt,
   c) Stoffe gebraucht, deren Konsum nach Art und Menge den Zweck der Substitution gefährdet, oder
   d) das ihm verschriebene Substitutionsmittel nicht bestimmungsgemäß verwendet, und
5. der Patient mindestens einmal wöchentlich den behandelnden Arzt konsultiert.

Im übrigen sind die anerkannten Regeln nach dem Stand der medizinischen Wissenschaft zu beachten. Die Bundesärztekammer kann Empfehlungen für das Verschreiben von Substitutionsmitteln auf Grundlage des Standes der medizinischen Wissenschaft abgeben.

(3) Die Verschreibung über ein Substitutionsmittel ist mit dem Buchstaben „SO" zu kennzeichnen. Als Substitutionsmittel darf der Arzt für einen Patienten nur Zubereitungen von Levomethadon, Methadon oder ein zur

Substitution zugelassenes Arzneimittel oder in anders nicht behandelbaren Ausnahmefällen Codein oder Dihydrocodein verschreiben. Die oberste Landesgesundheitsbehörde kann zur Bestimmung der anders nicht behandelbaren Ausnahmefälle nähere Festlegungen treffen. Bei der Wahl des Substitutionsmittels sind die Regeln nach dem Stand der medizinischen Wissenschaft zu beachten. Im Falle des Verschreibens nach Absatz 7 ist das Substitutionsmittel in einer zur parenteralen Anwendung nicht verwendbaren gebrauchsfertigen Form zu verschreiben.

(4) Der Arzt, der ein Substitutionsmittel für einen Patienten verschreibt, darf die Verschreibung außer in den in Absatz 7 genannten Fällen nicht dem Patienten aushändigen. Das Rezept darf nur von ihm selbst, seinem ärztlichen Vertreter oder durch das in Absatz 5 Satz 1 bezeichnete Personal in der Apotheke eingelöst werden.

(5) Das Substitutionsmittel ist dem Patienten vom behandelnden Arzt, seinem ärztlichen Vertreter oder von dem von ihm angewiesenen oder beauftragten, eingewiesenen und kontrollierten medizinischen, pharmazeutischen oder in staatlich anerkannten Einrichtungen der Suchtkrankenhilfe tätigen und dafür ausgebildeten Personal zum unmittelbaren Verbrauch zu überlassen. Im Falle des Verschreibens von Codein oder Dihydrocodein kann dem Patienten nach der Überlassung jeweils einer Dosis zum unmittelbaren Verbrauch die für einen Tag zusätzlich benötigte Menge des Substitutionsmittels in abgeteilten Einzeldosen ausgehändigt und ihm dessen eigenverantwortliche Einnahme gestattet werden, wenn dem Arzt keine Anhaltspunkte für eine nicht bestimmungsgemäße Verwendung des Substitutionsmittels durch den Patienten vorliegen.

(6) Das Substitutionsmittel ist dem Patienten in der Praxis eines behandelnden Arztes, in einem Krankenhaus oder in einer Apotheke oder in einer hierfür von der zuständigen Landesbehörde anerkannten anderen geeigneten Einrichtung oder, im Falle einer ärztlich bescheinigten Pflegebedürftigkeit, bei einem Hausbesuch zum unmittelbaren Verbrauch zu überlassen. Der Arzt darf die benötigten Substitutionsmittel in einer der in Satz 1 genannten Einrichtungen unter seiner Verantwortung lagern; die Einwilligung des über die jeweiligen Räumlichkeiten Verfügungsberechtigten bleibt unberührt. Für den Nachweis über den Verbleib und Bestand gelten die §§ 13 und 14 entsprechend.

(7) Der Arzt oder sein ärztlicher Vertreter in der Praxis kann abweichend von den Absätzen 4 bis 6 dem Patienten einmal in der Woche eine Verschreibung über die für bis zu 7 Tage benötigte Menge des Substitutionsmittels aushändigen und ihm dessen eigenverantwortliche Einnahme erlauben, wenn und solange

1. dem Patienten seit mindestens 6 Monaten ein Substitutionsmittel entsprechend den Absätzen 1 bis 6 verschrieben, und zum unmittelbaren Verbrauch überlassen wurde,

2. die Einstellung auf die jeweils erforderliche Dosierung des Substitutionsmittels abgeschlossen ist,

3. die vom Arzt durchgeführten Erhebungen keine Erkenntnisse ergeben haben, daß der Patient

    a) Stoffe gebraucht, deren Konsum nach Art und Menge die eigenverantwortliche Einnahme des Substitutionsmittels nicht erlaubt, oder das ihm verschriebene Substitutionsmittel nicht bestimmungsgemäß verwendet.

Das Rezept ist dem Patienten durch den Arzt oder seinen ärztlichen Vertreter im Rahmen einer persönlichen ärztlichen Konsultation auszuhändigen.

(8) Patienten, die die Praxis des behandelnden Arztes zeitweilig oder auf Dauer wechseln, hat der behandelnde Arzt vor der Fortsetzung der Substitution auf einem Betäubungsmittelrezept eine Substitutionsbescheinigung auszustellen. Auf der Substitutionsbescheinigung sind anzugeben:

1. Name, Vorname und Anschrift des Patienten, für den die Substitutionsbescheinigung bestimmt ist,
2. Ausstellungsdatum,
3. das verschriebene Substitutionsmittel und die Tagesdosis,
4. Beginn des Verschreibens und der Abgabe nach den Absätzen 1 bis 6 und ggf. Beginn des Verschreibens nach Absatz 7,
5. Gültigkeit: von/bis,
6. Name des ausstellenden Arztes, seine Berufsbezeichnung und Anschrift einschließlich Telefonnummer,
7. Unterschrift des ausstellenden Arztes.

Die Substitutionsbescheinigung ist mit dem Vermerk „Nur zur Vorlage beim Arzt" zu kennzeichnen. Teil I der Substitutionsbescheinigung erhält der Patient, die Teile II und III verbleiben bei dem ausstellenden Arzt. Nach Vorlage des Teils I der Substitutionsbescheinigung durch den Patienten und Überprüfung der Angaben zur Person durch Vergleich mit dem Personalausweis oder Reisepaß des Patienten kann ein anderer Arzt das Verschreiben des Substitutionsmittels fortsetzen; erfolgt dies nur zeitweilig, hat der andere Arzt den behandelnden Arzt unverzüglich nach Abschluß seines Verschreibens schriftlich über die durchgeführten Maßnahmen zu unterrichten.

(9) Der Arzt hat die Durchführung der nach den vorstehenden Absätzen erforderlichen Maßnahmen zu dokumentieren. Die Dokumentation ist auf Verlangen der zuständigen Landesbehörde zur Einsicht und Auswertung vorzulegen oder einzusenden.

(10) Die Vorschriften nach den Absätzen 1 bis 9 sind entsprechend anzuwenden, wenn das Substitutionsmittel aus dem Bestand des Praxisbedarfs oder Stationsbedarfs zum unmittelbaren Verbrauch überlassen oder abgegeben wird.

## § 6
**Verschreiben für Einrichtungen des Rettungsdienstes**

## § 7
**Verschreiben für Kauffahrteischiffe**

## § 8 Betäubungsmittelrezept

(1) Betäubungsmittel für Patienten, den Praxisbedarf und Tiere dürfen nur auf einem dreiteiligen amtlichen Formblatt (Betäubungsmittelrezept) verschrieben werden. Das Betäubungsmittelrezept darf für das Verschreiben anderer Arzneimittel nur verwendet werden, wenn dies neben der eines Betäubungsmittels erfolgt. Die Teile I und II der Verschreibung sind zur Vorlage in einer Apotheke bestimmt, Teil III verbleibt bei dem Arzt, Zahnarzt oder Tierarzt, an den das Betäubungsmittelrezept ausgegeben wurde.

(2) Betäubungsmittelrezepte werden vom Bundesinstitut für Arzneimittel und Medizinprodukte auf Anforderung an den einzelnen Arzt, Zahnarzt oder Tierarzt ausgegeben. Das Bundesinstitut für Arzneimittel und Medizinprodukte kann die Ausgabe versagen, wenn der begründete Verdacht besteht, daß die Betäubungsmittelrezepte nicht den betäubungsmittelrechtlichen Vorschriften gemäß verwendet werden.

(3) Die numerierten, mit dem Ausgabedatum des Bundesinstitutes für Arzneimittel und Medizinprodukte und der BtM-Nummer des einzelnen Arztes, Zahnarztes oder Tierarztes versehenen Betäubungsmittelrezepte sind nur zu dessen Verwendung bestimmt und dürfen nur im Vertretungsfall übertragen werden. Die nicht verwendeten Betäubungsmittelrezepte sind bei Aufgabe der ärztlichen, zahnärztlichen oder tierärztlichen Tätigkeit dem Bundesinstitut für Arzneimittel und Medizinprodukte zurückzugeben.

(4) Der Arzt, Zahnarzt oder Tierarzt hat die Betäubungsmittelrezepte gegen Entwendung zu sichern. Ein Verlust ist unter Angabe der Rezeptnummern dem Bundesinstitut für Arzneimittel und Medizinprodukte unverzüglich anzuzeigen, das die zuständige oberste Landesbehörde unterrichtet.

(5) Der Arzt, Zahnarzt oder Tierarzt hat Teil III der Verschreibung und die Teile I bis III der fehlerhaft ausgefertigten Betäubungsmittelrezepte nach Ausstellungsdaten oder nach Vorgabe der zuständigen Landesbehörde geordnet drei Jahre aufzubewahren und auf Verlangen der nach § 19 Abs. 1 Satz 3 des Betäubungsmittelgesetzes zuständigen Landesbehörde einzusenden oder Beauftragten dieser Behörde vorzulegen.

(6) Außer in den Fällen des § 5 dürfen Betäubungsmittel für Patienten, den Praxisbedarf und Tiere in Notfällen unter Beschränkung auf die zur Behebung des Notfalls erforderliche Menge abweichend von Absatz 1 Satz 1 verschrieben werden. Verschreibungen nach Satz 1 sind mit den Angaben nach § 9 Abs. 1 zu versehen und mit dem Wort „Notfall-Verschreibung" zu kennzeichnen. Die Apotheke hat den verschreibenden Arzt, Zahnarzt oder Tierarzt unverzüglich nach Vorlage der Notfall-Verschreibung und möglichst vor der Abgabe des Betäubungsmittels über die Belieferung zu informieren. Dieser ist verpflichtet, unverzüglich die Verschreibung auf einem Betäubungsmittelrezept der Apotheke nachzureichen, die die Notfall-Verschreibung beliefert hat. Die Verschreibung ist mit dem Buchstaben „N" zu kennzeichnen. Die Notfall-Verschreibung ist dauerhaft mit dem in der Apotheke verbleibenden Teil der nachgereichten Verschreibung zu verbinden.

## § 9
## Angaben auf dem Betäubungsmittelrezept

(1) Auf dem Betäubungsmittelrezept sind anzugeben
1. Name, Vorname und Anschrift des Patienten, für den das Betäubungsmittel bestimmt ist; bei tierärztlichen Verschreibungen die Art des Tieres sowie Name, Vorname und Anschrift des Tierhalters,
2. Ausstellungsdatum,
3. Arzneimittelbezeichnung, soweit dadurch eine der nachstehenden Angaben nicht eindeutig bestimmt ist, jeweils zusätzlich Bezeichnung und Gewichtsmenge des enthaltenen Betäubungsmittels je Packungseinheit, bei abgeteilten Zubereitungen je abgeteilter Form, Darreichungsform,
4. Menge des verschriebenen Arzneimittels in Gramm oder Milliliter, Stückzahl der abgeteilten Form oder Größe und Anzahl der Packungseinheiten,
5. Gebrauchsanweisung mit Einzel- und Tagesgabe oder im Falle, daß dem Patienten eine schriftliche Gebrauchsanweisung übergeben wurde, der Vermerk „Gemäß schriftlicher Anweisung"; im Falle des § 5 Abs. 7 zusätzlich die Reichdauer des Substitutionsmittels in Tagen,
6. in den Fällen des § 2 Abs. 2 und des § 4 Abs. 2 der Buchstabe „A", in den Fällen des § 5 Abs. 3 der Buchstabe „S", in den Fällen des § 7 Abs. 5 Satz 2 der Buchstabe „K", in den Fällen des § 8 Abs. 6 Satz 4 der Buchstabe „N",
7. Name des verschreibenden Arztes, Zahnarztes oder Tierarztes, seine Berufsbezeichnung und Anschrift einschließlich Telefonnummer,
8. in den Fällen des § 2 Abs. 3, § 3 Abs. 2 und § 4 Abs. 3 der Vermerk „Praxisbedarf" anstelle der Angaben in den Nummern 1 und 5,
9. Unterschrift des verschreibenden Arztes, Zahnarztes oder Tierarztes, im Vertretungsfall darüber hinaus der Vermerk „i.V.".
(2) Die Angaben nach Absatz 1 sind dauerhaft zu vermerken und müssen auf allen Teilen der Verschreibung übereinstimmend enthalten sein. Die Angaben nach den Nummern 1 bis 8 können durch eine andere Person als den Verschreibenden erfolgen. Im Falle einer Änderung der Verschreibung hat der verschreibende Arzt die Änderung auf allen Teilen des Betäubungsmittelrezeptes zu vermerken und durch seine Unterschrift zu bestätigen.

## § 10
## Betäubungsmittelanforderungsschein

## § 11
## Angaben auf dem Betäubungsmittelanforderungsschein

**§ 12**
**Abgabe**

(1) Betäubungsmittel dürfen vorbehaltlich des Absatzes 2 nicht abgegeben werden:
  1. auf eine Verschreibung,
     a) die nach den §§ 1 bis 4 oder § 7 Abs. 2 für den Abgebenden erkennbar nicht ausgefertigt werden durfte,
     b) bei deren Ausfertigung eine Vorschrift des § 7 Abs. 1 Satz 2, des § 8 Abs. 1 Satz 1 und 2 oder des § 9 nicht beachtet wurde,
     c) die vor mehr als sieben Tagen ausgefertigt wurde oder
     d) die mit dem Buchstaben „K" oder „N" gekennzeichnet ist;

**§ 13**
**Nachweisführung**

(1) Der Nachweis von Verbleib und Bestand der Betäubungsmittel in den in § 1 Abs. 3 genannten Einrichtungen ist unverzüglich nach Bestandsänderung nach amtlichem Formblatt zu führen. Es können Karteikarten oder Betäubungsmittelbücher mit fortlaufend numerierten Seiten verwendet werden. Die Aufzeichnung kann auch mittels elektronischer Datenverarbeitung erfolgen, sofern jederzeit der Ausdruck der gespeicherten Angaben in der Reihenfolge des amtlichen Formblattes gewährleistet ist. Im Falle des Überlassens eines Substitutionsmittels zum unmittelbaren Verbrauch nach § 5 Abs. 5 Satz 1 sind Verbleib und Bestand patientenbezogen nachzuweisen.
(2) Die Eintragungen über Zugänge, Abgänge und Bestände der Betäubungsmittel sowie die Übereinstimmung der Bestände mit den geführten Nachweisen sind
1. von dem Apotheker für die von ihm geleitete Apotheke,
  2. von dem Tierarzt für die von ihm geleitete tierärztliche Hausapotheke und
  3. von dem in den §§ 2 bis 4 bezeichneten, verschreibungsberechtigten Arzt, Zahnarzt oder Tierarzt für den Praxis- oder Stationsbedarf,
  4. von dem nach § 6 Abs. 2 beauftragten Arzt für die Einrichtungen des Rettungsdienstes,
  5. vom für die Durchführung der Krankenfürsorge Verantwortlichen für das jeweilige Kauffahrteischiff, das die Bundesflagge führt,
  6. vom behandelnden Arzt im Falle des Nachweises nach Absatz 1 Satz 4
am Ende eines jeden Kalendermonats zu prüfen und, sofern sich der Bestand geändert hat, durch Namenszeichen und Prüfdatum zu bestätigen. Für den Fall, daß die Nachweisführung mittels elektronischer Datenverarbeitung erfolgt, ist die Prüfung auf der Grundlage zum Monatsende angefertigter Ausdrucke durchzuführen.
(3) Die Karteikarten, Betäubungsmittelbücher oder EDV-Ausdrucke nach Absatz 2 Satz 2 sind in den in § 1 Abs. 3 genannten Einrichtungen drei Jahre, von der letzten Eintragung an gerechnet, aufzubewahren. Bei einem

Wechsel in der Leitung einer Krankenhausapotheke, einer Einrichtung eines Krankenhauses, einer Tierklinik oder eines Rettungsdienstes sind durch die in Absatz 2 genannten Personen das Datum der Übergabe sowie der übergebene Bestand zu vermerken und durch Unterschrift zu bestätigen. Die Karteikarten, die Betäubungsmittelbücher und die EDV-Ausdrucke sind auf Verlangen der nach § 19 Abs. 1 Satz 3 des Betäubungsmittelgesetzes zuständigen Landesbehörde einzusenden oder Beauftragten dieser Behörde vorzulegen. In der Zwischenzeit sind vorläufige Aufzeichnungen vorzunehmen, die nach Rückgabe der Karteikarten und Betäubungsmittelbücher nachzutragen sind.

## § 14
### Angaben zur Nachweisführung

(1) Beim Nachweis von Verbleib und Bestand der Betäubungsmittel sind für jedes Betäubungsmittel dauerhaft anzugeben:
1. Bezeichnung, bei Arzneimitteln entsprechend § 9 Abs. 1 Nr. 3,
2. Datum des Zugangs oder des Abgangs,
3. zugegangene oder abgegangene Menge und der sich daraus ergebende Bestand; bei Stoffen und nicht abgeteilten Zubereitungen die Gewichtsmenge in Gramm oder Milligramm, bei abgeteilten Zubereitungen die Stückzahl; bei flüssigen Zubereitungen, die im Rahmen einer Behandlung angewendet werden, die Menge auch in Millilitern,
4. Name oder Firma und Anschrift des Lieferers oder des Empfängers oder die sonstige Herkunft oder der sonstige Verbleib,
5. in Apotheken im Falle der Abgabe auf Verschreibung, in Krankenhäusern und Tierkliniken im Falle des Erwerbs auf Verschreibung, der Name und die Anschrift des verschreibenden Arztes, Zahnarztes oder Tierarztes und die Nummer des Betäubungsmittelrezeptes oder Betäubungsmittelanforderungsscheines.

Bestehen bei den in § 1 Abs. 3 genannten Einrichtungen Teileinheiten, sind die Aufzeichnungen in diesen zu führen.

(2) Bei der Nachweisführung ist bei flüssigen Zubereitungen die Gewichtsmenge des Betäubungsmittels, die in der aus technischen Gründen erforderlichen Überfüllung des Abgabebehältnisses enthalten ist, nur zu berücksichtigen, wenn dadurch der Abgang höher ist als der Zugang. Die Differenz ist als Zugang mit „Überfüllung" auszuweisen.

## §15
### Formblätter

Das Bundesinstitut für Arzneimittel und Medizinprodukte gibt die amtlichen Formblätter für das Verschreiben (Betäubungsmittelrezepte und Betäubungsmittelanforderungsscheine) und für den Nachweis von Verbleib und Bestand (Karteikarten und Betäubungsmittelbücher) heraus und macht sie im Bundesanzeiger bekannt.

## § 16
### Straftaten

Nach § 29 Abs. 1 Satz 1 Nr. 14 des Betäubungsmittelgesetzes wird bestraft, wer

1. entgegen § 1 Abs. 1 Satz 1, auch in Verbindung mit Satz 2, ein Betäubungsmittel nicht als Zubereitung verschreibt,
2. a) entgegen § 2 Abs. 1 oder 2 Satz 1, § 3 Abs. 1 oder § 5 Abs. 1 oder Abs. 3 Satz 2 für einen Patienten,
   b) entgegen § 2 Abs. 3 Satz 1, § 3 Abs. 2 Satz 1 oder § 4 Abs. 3 Satz 1 für seinen Praxisbedarf oder
   c) entgegen § 4 Abs. 1 für ein Tier
   andere als die dort bezeichneten Betäubungsmittel oder innerhalb von 30 Tagen mehr als zwei Betäubungsmittel oder ein Betäubungsmittel über die festgesetzte Höchstmenge hinaus oder unter Nichteinhaltung sonstiger Beschränkungen verschreibt,
3. entgegen § 2 Abs. 4, § 3 Abs. 3 oder § 4 Abs. 4
   a) Betäubungsmittel für andere als die dort bezeichneten Einrichtungen,
   b) andere als die dort bezeichneten Betäubungsmittel oder
   c) dort bezeichnete Betäubungsmittel unter Nichteinhaltung der dort genannten Beschränkungen verschreibt oder
4. entgegen § 7 Abs. 2 Betäubungsmittel für die Ausrüstung von Kauffahrteischiffen verschreibt.

## § 17
### Ordnungswidrigkeiten

Ordnungswidrig im Sinne des § 32 Abs. 1 Nr. 6 des Betäubungsmittelgesetzes handelt, wer vorsätzlich oder leichtfertig

1. entgegen § 5 Abs. 8 Satz 2 und 3, auch in Verbindung mit § 5 Abs. 10, § 7 Abs. 1 Satz 2 oder Abs. 4, § 8 Abs. 6 Satz 2, § 9 Abs. 1, auch in Verbindung mit § 2 Abs. 2 Satz 2, § 4 Abs. 2 Satz 2, § 5 Abs. 3 Satz 1, § 7 Abs. 5 Satz 3 oder § 8 Abs. 6 Satz 5, § 11 Abs. 1 oder § 12 Abs. 3 eine Angabe nicht, nicht richtig, nicht vollständig oder nicht in der vorgeschriebenen Form macht,
2. entgegen § 5 Abs. 9 die erforderlichen Maßnahmen nicht oder nicht vollständig dokumentiert oder der zuständigen Landesbehörde die Dokumentation nicht zur Einsicht und Auswertung vorlegt,
3. entgegen § 8 Abs. 1 Satz 1, auch in Verbindung mit § 7 Abs. 1, Betäubungsmittel nicht auf einem gültigen Betäubungsmittelrezept oder entgegen § 10 Abs. 1 Satz 1, auch in Verbindung mit § 6 Abs. 1, Betäubungsmittel nicht auf einem gültigen Betäubungsmittelanforderungsschein verschreibt,
4. entgegen § 8 Abs. 3 für seine Verwendung bestimmte Betäubungsmittelrezepte überträgt oder bei Aufgabe der Tätigkeit dem Bundesinstitut für Arzneimittel und Medizinprodukte nicht zurückgibt,
5. entgegen § 8 Abs. 4 Betäubungsmittelrezepte nicht gegen Entwendung sichert oder einen Verlust nicht unverzüglich anzeigt,

6. entgegen § 8 Abs. 5, § 10 Abs. 4 oder § l2 Abs. 4 Satz 1 die dort bezeichneten Teile der Verschreibung oder Stationsverschreibung nicht oder nicht vorschriftsmäßig aufbewahrt,

7. entgegen § 8 Abs. 6 Satz 4 die Verschreibung nicht unverzüglich der Apotheke nachreicht,

8. entgegen § 10 Abs. 3 Satz 3 keinen Nachweis über die Weitergabe von Betäubungsmittelanforderungsscheinen führt oder

9. einer Vorschrift des § 13 Abs. 1 Satz 1, Abs. 2 oder 3 oder des § 14 über die Führung von Aufzeichnungen, deren Prüfung oder Aufbewahrung zuwiderhandelt.

### §18
### Übergangsvorschriften

(1) § 5 Abs. 3 Satz 2 findet auf das Verschreiben eines Substitutionsmittels für Betäubungsmittelabhängige, denen vor Inkrafttreten dieser Verordnung Codein oder Dihydrocodein zur Substitution verschrieben wurde, ab dem 1. Juli 1998 Anwendung.

(2) § 5 Abs. 7 Nr. 1 gilt auch als erfüllt, wenn zum Zeitpunkt des Inkrafttretens dieser Verordnung in derselben Praxis mindestens sechs Monate Codein oder Dihydrocodein zum Zweck der Substitution für einen Patienten verschrieben wurde.

### Artikel 6

### Inkrafttreten, Außerkrafttreten

Diese Verordnung tritt am 1. Februar 1998 in Kraft. Gleichzeitig tritt die Betäubungsmittel-Verschreibungsverordnung in der Fassung der Bekanntmachung vom 16. September 1993 (BGBl. I S. 1637), zuletzt geändert durch Artikel 3 § 2 des Gesetzes vom 24. Juni 1994 (BGBl. I S. 1416), außer Kraft.

# Anhang 2

### Richtlinien über die Einführung neuer Untersuchungs- und Behandlungsmethoden und über die Überprüfung erbrachter vertragsärztlicher Leistungen

Der Bundesausschuß der Ärzte und Krankenkassen hat in seiner Sitzung am 26. April 1999 beschlossen, in die Anlage A der Richtlinien des Bundesausschusses der Ärzte und Krankenkassen über die Einführung neuer Untersuchungs- und Behandlungsmethoden und über die Überprüfung erbrachter vertragsärztlicher Leistungen gemäß § 135 Abs. 1 in Verbindung mit § 92 Abs. 1 Satz 2 Nr. 5 SGB V in der Fassung vom 01.10.1997 (BAnz. S. 15232), zuletzt geändert am 24. April 1998 (BAnz. S. 10507) die folgenden Richtlinien aufzunehmen:

### Anlage A: Anerkannte Untersuchungs- und Behandlungsmethoden

### 2. Richtlinien zur substitutionsgestützten Behandlung Opiatabhängiger

### Präambel

Krankenbehandlung im Sinne des § 27 SGB V umfaßt auch die Behandlung von Suchterkrankungen. Das alleinige Auswechseln des Opiats durch ein Substitutionsmittel stellt jedoch keine geeignete Behandlungsmethode dar und ist von der Leistungspflicht der Gesetzlichen Krankenversicherung (GKV) nicht umfaßt.

Oberstes Ziel der Behandlung ist die Suchtmittelfreiheit. Ist dieses Ziel nicht unmittelbar und zeitnah erreichbar, so ist im Rahmen eines umfassenden Behandlungskonzeptes, das erforderliche begleitende psychiatrische und/oder psychotherapeutische Behandlungs- oder psychosoziale Betreuungs-Maßnahmen mit einbezieht, eine Substitution zulässig. Eine Leistungspflicht der Krankenkassen für die begleitende psychiatrische und/oder psychotherapeutische Betreuung besteht nur insoweit, als diese zur Krankenbehandlung erforderlich ist. Die nach der Betäubungsmittel-Verschreibungsverordnung (BtmVV) vorgesehene psychooziale Betreuung fällt nicht unter die Leistungspflicht der GKV.

## A) Allgemeine Bestimmungen

### § 1
### Inhalt

Die Richtlinie regelt die Voraussetzungen zur Durchführung der substitutionsgestützten Behandlung (im folgenden: „Substitution") bei manifest Opiatabhängigen in der vertragsärztlichen Versorgung. Die Richtlinie gilt für alle Substitutionen, unabhängig davon, mit welchen nach der BtmVV zugelassenen Substitutionsmitteln sie durchgeführt werden. Als manifest opiatabhängig im Sinne dieser Richtlinie gelten auch solche Abhängige, die bereits mit einem Drogenersatzstoff (z. B. Codein/DHC) substituiert werden. Neben den Vorgaben dieser Richtlinie sind die einschlägigen gesetzlichen Bestimmungen, insbesondere des Betäubungsmittelgesetzes (BtMG) und der Betäubungsmittel-Verschreibungsverordnung (BtmW) zu beachten.

### § 2
### Genehmigungspflicht, Bewilligung

(1) In der vertragsärztlichen Versorgung dürfen Substitutionen nur von solchen Ärzten durchgeführt werden, die gegenüber der Kassenärztlichen Vereinigung (KV) ihre fachliche Befähigung nachgewiesen haben und denen die KV eine Genehmigung zur Substitution erteilt hat.

(2) Darüber hinaus ist die Substitution nur dann im Rahmen der Leistungspflicht der gesetzlichen Krankenkassen zulässig, wenn die Substitution des jeweiligen Patienten durch den substitutionsberechtigten Vertragsarzt bei der zuständigen kassenärztlichen Vereinigung beantragt wurde und ein zustimmendes Votum der Beratungskommission der KV vorliegt.

## B) Medizinische Indikationen, Bewilligung der Substitution, zugelassene Substitutionsmittel, Dokumentation

### § 3
### Indikationen

Die Substitution kann Bestandteil eines Therapiekonzeptes zur ärztlichen Behandlung der Opiatabhängigkeit mit dem Ziel der Betäubungsmittelabstinenz sein. Ist bei einem manifest Opiatabhängigen im Einzelfall eine drogenfreie Therapie nicht durchführbar, so stellt der zur Substitution berechtigte Vertragsarzt unter Berücksichtigung der Ultima-Ratio-Regelung des § 13 des BtMG, unter Berücksichtigung der Regeln der ärztlichen Kunst und unter Einbeziehung der Substitution in ein weitergehendes Behandlungskonzept die medizinische Indikation für eine Substitution nach den folgenden Voraussetzungen:

1.  *Indikationen für eine unbefristete Substitution sind:*
    1. Opiatabhängigkeit bei malignen Tumoren,
    2. Opiatabhängigkeit bei HIV-Infektion,
    3. Opiatabhängigkeit bei chronischer Hepatitis (B + C).
2.  *Indikationen für eine zunächst bis zu 12 Monaten befristete Substitution sind:*
    1. Opiatabhängigkeit bei rezidivierender Abszeßerkrankung,
    2. Opiatabhängigkeit bei wiederholten (Broncho-) Pneumonien,
    3. Opiatabhängigkeit bei behandlungsbedürftiger Tuberkulose,
    4. Opiatabhängigkeit bei vergleichbar schweren behandlungsbedürftigen Suchtbegleit- oder Suchtfolgeerkrankungen (auch psychiatrische Erkrankungen),
    5. Opiatabhängigkeit in der Schwangerschaft und bis zu 6 Monaten nach der Geburt.
3.  *Indikationen für eine bis zu sechs Monaten befristete Substitution sind:*
    1. Überbrückung (auch nach stationärer Behandlung unter Substitution) bei zugesagtem Therapieplatz zur Entgiftung und anschließender Entwöhnung bei Opiatabhängigkeit

## § 3a
### Weitergehende Zulässigkeit der Substitutionsbehandlung

(1) Über die in § 3 geregelten Indikationen hinaus ist eine Substitutionsbehandlung auch dann zulässig, wenn
1. eine drogenfreie Therapie aus medizinischen Gründen nicht durchgeführt werden kann und
2. Aussichten bestehen, daß
    a) durch die Behandlung eine Stabilisierung und Besserung des Gesundheitszustandes sowie
    b) durch allmähliches Herunterdosieren schrittweise eine Drogenfreiheit erreicht werden kann.

(2) Die medizinischen Gründe im Sinne von Absatz 1 Nr. 1 sind vom Vertragsarzt zu dokumentieren. Die Substitution ist zunächst für einen Zeitraum bis zu 12 Monaten zu befristen.

## § 4
### Ausschlußkriterien

Bei folgenden Ausschlußkriterien kann eine Substitution nicht durchgeführt werden:
1. Anfangsstadium der Opiatabhängigkeit (weniger als 2 Jahre),
2. fehlende Vorbehandlung eines schwerwiegenden Beigebrauchs von Alkohol, Benzodiazepinen oder anderen Stoffen, soweit dieser Beigebrauch der Aufnahme der Substitution entgegensteht

## § 5
### Bewilligung der Substitution beim einzelnen Patienten

(1) Die Substitution ist in jedem Einzelfall unverzüglich durch den zur Substitution berechtigten Vertragsarzt bei der für ihn zuständigen KV zu beantragen. Dem Antrag sind die in § 9 Abs. 3 und Abs. 4 genannten Unterlagen für die Beratungskommission der KV beizufügen.

(2) Die Substitution des jeweiligen Patienten ist erst dann zulässig, wenn die zuständige Kassenärztliche Vereinigung dem behandelnden Arzt die Bewilligung zur Substitution bezogen auf den Einzelfall auf Grundlage eines zustimmenden Votums der Beratungskommission gemäß § 9 erteilt hat.

(3) In Notfällen, die aus medizinischen Gründen den sofortigen Beginn der Substitutions-Behandlung notwendig machen, kann der substitutionsberechtigte Vertragsarzt die erforderlichen Maßnahmen auch dann durchführen, wenn die Bewilligung nach Abs. 2 noch nicht erteilt worden ist: Die Bewilligung ist in diesen Fällen am Tag der ersten Substitution im Wege eines Eilantrages bei der KV unter Beifügung der in § 9 Abs. 3 und 4 genannten Unterlagen zu beantragen.

(4) Wird die Substitution befristet bewilligt, so ist eine Verlängerung nur zulässig, wenn nach erneuter Antragstellung und erneuter Überprüfung durch die Beratungskommission von der KV eine erneute Bewilligung ausgesprochen worden ist.

## § 6
### Zugelassene Substitutionsmittel

Zur Substitution in der vertragsärztlichen Versorgung darf der Arzt nur solche Substitutionsmittel verwenden, die gemäß BtmVV für diesen Bestimmungszweck zugelassen sind. Zur Wahrung des Wirtschaftlichkeitsgebotes hat der Arzt gemäß den Arzneimittel-Richtlinien grundsätzlich das kostengünstigste Substitutionsmittel in der preisgünstigsten Darreichungsform zu verwenden. In den von der BtmVV vorgesehenen anders nicht behandelbaren Ausnahmefällen kann von diesem Grundsatz abgewichen werden.

## § 7
### Dokumentation der substitutionsgestützten Behandlung

(1) Bei Einleitung einer Substitution dokumentiert der Arzt die festgestellte medizinische Indikation und die im Rahmen des umfassenden Behandlungskonzeptes vorgesehenen weiteren medizinischen Behandlungsmaßnahmen. Außerdem sind die Substitutionsmodalitäten festzulegen sowie die Abbruchkriterien bei fortgesetztem, die Substitution gefährdendem Beigebrauch. Darüber hinaus ist in der Dokumentation anzugeben, durch welche Stelle die begleitende psychosoziale Betreuung durchgeführt wird.

(2) Beginn und Beendigung einer Substitution hat der Arzt unverzüglich der zuständigen KV und der leistungspflichtigen Krankenkasse anzuzeigen.

(3) Liegen einer Krankenkasse Meldungen vor, daß ein Patient durch mehrere Ärzte substituiert wird oder mehrere Anträge auf Substitution gestellt hat, so benachrichtigt sie alle beteiligten Ärzte, um eine Mehrfachsubstitution zu verhindern. Die Ärzte legen unter Beteiligung des Patienten schriftlich fest, welcher Arzt die Substitution durchführt. Die leistungspflichtige Krankenkasse und die Beratungskommission der KV sind entsprechend zu benachrichtigen.

(4) Der substituierende Arzt überprüft regelmäßig die Fortschritte des Patienten hinsichtlich der Ziele der medizinischen Maßnahmen des vorgesehenen Gesamtkonzeptes. Insbesondere ist kritisch zwischen den Vor- und Nachteilen einer Fortführung der Substitution gegenüber dem Übergang in eine drogenfreie Behandlung abzuwägen. Der Zeitraum der Reduktion bzw. des allmählichen Absetzens des Substitutionsmittels sind in Zusammenarbeit mit dem Patienten in einem Behandlungs- bzw. Dosierungsschema festzulegen. Bei Nebenkonsum ist wegen der damit möglicherweise verbundenen lebensbedrohlichen Gefährdung eine sorgfältige individuelle Risikoabwägung zwischen Fortführung und Beendigung der Substitution vorzunehmen.

## § 8
### Abbruchkriterien zur Substitution

Unter folgenden Sachverhalten ist die Substitution zu beenden:

1. Gleichzeitige Substitution durch einen anderen Arzt, sofern die Mehrfachsubstitution nicht nach § 7 (3) einvernehmlich eingestellt wird,
2. nicht bestimmungsgemäße Verwendung des Substitutionsmittels,
3. Ausweitung oder Verfestigung des Gebrauchs von Suchtstoffen neben der Substitution,
4. dauerhafte Nicht-Teilnahme des Substituierten an begleitenden Therapiemaßnahmen.

## § 9
### Überprüfung der Einzelfallindikationen durch Beratungskommissionen der KVen

(1) Die KVen richten fachkundige Kommissionen zur Beratung bei der Erteilung von Genehmigungen für Substitutionsbehandlungen sowie für die Bewilligung von Substitutionsbehandlungen im Einzelfall (Überprüfung der Indikationsstellungen zur Substitution) ein. Die Kommission besteht aus sechs Mitgliedern. Drei Mitglieder werden von der KV benannt, darunter sollen zwei Ärzte mit besonderer Erfahrung in der Behandlung von Suchtkranken sein. Zwei in Drogenproblemen fachkundige Mitglieder werden von den Landesverbänden der Krankenkassen und ein in Drogenproblemen fachkundiges Mitglied von den Verbänden der Ersatzkassen benannt.

(2) Bei der Beratung der Einzelfallindikationen hat die Kommission der leistungspflichtigen Krankenkasse und dem Versicherten, bei dem die Substi-

tutionsbehandlung durchgeführt werden soll, Gelegenheit zur schriftlichen Stellungnahme zu geben. Über das Beratungsergebnis unterrichtet
die KV den Arzt, der die Substitutionsbehandlung für den Versicherten
beantragt hat, sowie die leistungspflichtige Krankenkasse.

(3) Zur Überprüfung der Indikation durch die Beratungskommission der KV
legt der indikationsstellende Arzt für jeden zu substituierenden Patienten
eine schriftliche Begründung vor, aus der neben der medizinischen Indikation und in Fällen des § 3a das Vorliegen der dort geforderten Voraussetzungen hervorgeht, für welchen Zeitraum die Substitution vorgesehen
ist, welche Ziele angestrebt werden und welche ergänzenden medizinischen Maßnahmen im Rahmen eines umfassenden Therapiekonzeptes
vorgesehen sind.

(4) Dem Antrag des Arztes ist eine schriftliche Erklärung des Patienten beizufügen, daß die Substitution nicht gleichzeitig an anderer Stelle durchgeführt wird, daß er mit den erforderlichen Therapiemaßnahmen einverstanden ist und daß er der Übermittlung der personenbezogenen Angaben
zustimmt.

(5) Der zur Substitution berechtigte Arzt teilt in jedem Substitutionsantrag
der KV gleichzeitig auch die Anzahl der Patienten mit, die durch ihn
bereits im Rahmen der vertragsärztlichen Versorgung substituiert werden.

## § 10
### Genehmigung der Leistungserbringung,
### Genehmigungsumfang

(1) Die Durchführung und Abrechnung der Substitution im Rahmen der vertragsärztlichen Versorgung setzt eine Genehmigung der KV für den substituierenden Arzt voraus.

(2) Der Antrag des Arztes auf Genehmigung zur Durchführung und Abrechnung der Substitution ist an die zuständige KV zu stellen. Die erforderlichen Nachweise (z. B. Zeugnisse und Bescheinigungen) über die fachliche
Befähigung gemäß § 11 sind dem Antrag beizufügen. Über den Antrag entscheidet die KV.

(3) Die Genehmigung zur Durchführung und Abrechnung der Substitution ist
zu erteilen, wenn aus den vorgelegten Zeugnissen und Bescheinigungen
hervorgeht, daß die in § 11 genannten Voraussetzungen an die fachliche
Befähigung erfüllt sind.

(4) Die Anzahl der vertragsärztlich durchzuführenden Substitutionsbehandlungen sind je Arzt begrenzt. Ein Arzt soll in der Regel nicht mehr als
zwanzig Opiatabhängige gleichzeitig substituieren. Die KV kann in geeigneten Fällen zur Sicherstellung der Versorgung den Genehmigungsumfang
erweitern.

## § 11
### Voraussetzungen an die fachliche Befähigung des substituierenden Arztes

(1) Voraussetzung für die Durchführung und Abrechnung der Substitution in der vertragsärztlichen Versorgung ist der Nachweis der fachlichen Befähigung des substituierenden Arztes.

(2) Die fachliche Befähigung gilt als nachgewiesen durch Vorlage eines Zeugnisses über den Erwerb der Fachkunde „Suchtmedizinische Grundversorgungung" entsprechend dem Beschluß der Bundesärztekammer vom 11.09.1998.

## § 12
### Übergangsregelung

(1) Ärzte, die bis zum Inkrafttreten dieser Richtlinie aufgrund einer Genehmigung ihrer KV Substitutionen durchführen durften, behalten diese Berechtigung.

(2) Substitutionen, die zum Zeitpunkt des Inkrafttretens dieser Richtlinie auf Grundlage der bisherigen NUB-Richtlinie ohne zeitliche Begrenzung zu Lasten der GKV mit Methadon/Levomethadon durchgeführt werden, sind innerhalb eines Zeitraumes von zwei Jahren nach Inkrafttreten dieser Richtlinie einer Indikationsüberprüfung durch die Beratungskommission der KV zu unterziehen.

(3) Substitutionen, die zum Zeitpunkt des Inkrafttretens dieser Richtlinie auf Grundlage der bisherigen NUB-Richtlinie befristet zu Lasten der GKV mit Methadon/Levomethadon durchgeführt werden, gelten bis zum Ablauf dieser Frist als genehmigt.

## § 13
### Inkrafttreten

Diese Richtlinien treten am Tage nach der Bekanntmachung im Bundesanzeiger in Kraft.

Die Richtlinien des Bundesausschusses zur Methadon-Substitutionsbehandlung bei i.v.-Heroinabhängigen (NUB-Richtlinien, Anlage 1 Nr. 2) in der Fassung vom 02.07.1991 (Bundesarbeitsblatt Nr. 10 vom 30. September 1991), zuletzt geändert am 16.02.1994 (BAnz. S. 3156) treten am selben Tage außer Kraft.

Köln, den 26.04.1999
Bundesausschuß der Ärzte und Krankenkassen
Der Vorsitzende
Jung

### Erläuterung der KBV

Die vorstehenden Richtlinien zur substitutionsgestützten Behandlung Opiatabhängiger werden am 17. Juni 1999 im Bundesanzeiger veröffentlicht und treten am darauf folgenden Tage in Kraft. Sie ersetzen die bisherigen NUB-Richt-linien zur Methadon-Substitution i.v.-Heroinabhängiger

# Anhang 3

**Leitlinien der Bundesärztekammer
zur Substitutionstherapie Opiatabhängiger
(15. November 1996)**

## Präambel

Drogenabhängigkeit ist eine behandlungsbedürftige chronische Krankheit. Oberstes Ziel der Behandlung ist die Suchtfreiheit.
    Mögliche Stufen der Behandlung sind:
- Sicherung des Überlebens,
- gesundheitliche und soziale Stabilisierung,
- berufliche Rehabilitation und soziale Reintegration,
- Opiatfreiheit.

Das Erreichen dieser Ziele hängt wesentlich von der individuellen Situation des Opiatabhängigen ab. Die Behandlung verläuft individuell, in zeitlich unterschiedlich langen Phasen. Neben anderen Therapieformen kann bei einem Teil der Kranken eine Substitutionsbehandlung die Therapie der Wahl sein, auch wenn sie nicht unmittelbar und zeitnah zur Opiatfreiheit führt. Die qualifizierte Substitutionsbehandlung ist darüber hinaus eine präventive Maßnahme hinsichtlich der Verbreitung von Infektionskrankheiten, insbesondere durch HIV und Hepatitis-Erreger. Dies gilt sowohl für den Drogenabhängigen selbst wie auch mittelbar für die Gesamtbevölkerung.
    Die Regelungen dieses Leitfadens sollen als Richtschnur dienen. Jede Entscheidung muß im Einzelfall einer kritischen Überprüfung unterzogen werden. Eine umfassende Beratung zu allen Aspekten der qualifizierten Substitutionstherapie sollte durch eine Beratungskommission der Ärztekammer gewährleistet sein. Die Regelungen des Betäubungsmittelgesetzes (BtMG) und der Betäubungsmittelverschreibungsverordnung (BtMVV) sind in jedem Falle zu beachten.

## 1. Anamnese und Diagnostik

Voraussetzung für eine Behandlung ist die ausführliche diagnostische Abklärung. Dazu gehören die somatische Anamnese, eine gründliche Basisdiagnostik einschließlich laborchemischer und technischer Untersuchungen sowie die gezielte Suche nach häufigen Begleiterkrankungen der Drogenabhängigkeit, die Erhebung der psychischen Anamnese und des psychischen Befundes und die soziale Anamnese.

Vor Beginn der Behandlung muß die Diagnose einer Drogenabhängigkeit vom Morphintyp gesichert sein. Der aktuelle Drogenkonsum der letzten vier Wochen soll hierbei explizit nach Menge, Frequenz und Applikationsform abgefragt werden.

### Drogenanamnese

Erstkontakt, Dauer, Frequenz und Applikationsform aller bekannten Suchtstoffe (auch z. B. Nikotin, Alkohol, Schnüffelstoffe, Cannabis, Halluzinogene, Amphetamine, Designerdrogen), Benzodiazepine, Barbiturate, Kokain und Opiate.

Ergänzt wird die Drogenanamnese durch Angaben zu bisher durchgeführten Entzugsversuchen, stationären Entzugs- und/oder Entwöhnungsbehandlungen und ambulanten Abstinenz- oder Substitutionsbehandlungen und Rückfällen sowie den Gründen für den jetzigen Substitutionswunsch.

### Somatische Anamnese und körperliche Untersuchung

Vor Behandlungsbeginn sollte ein körperlicher Untersuchungsbefund erhoben werden. Dazu zählen der Allgemein- und Ernährungszustand, Gewicht, Puls und Blutdruck. Gefragt und untersucht werden sollten:
- Häufigkeit und Lokalisation von Spritzenabszessen,
- Hepatitiden,
- Haut- und Geschlechtskrankheiten,
- Traumata oder andere Schädigungen des Gehirns (z. B. Infektionen, zerebrale Krampfanfälle),
- Endokarditiden und Thrombosen,
- Lungenerkrankungen wie insbesondere Pneumonien und Tuberkulose,
- Osteomyelitiden,
- Zahnstatus,
- HIV-Infektionen.

Bei weiblichen Patienten muß eine gynäkologische Anamnese erhoben werden, insbesondere im Hinblick auf:
- Geburten/Fehlgeburten/Schwangerschaftsabbrüche,
- Amenorrhö,
- gynäkologische Erkrankungen.

Hinweis: Die bei Heroingebrauch relativ häufige Amenorrhö ist unter Methadon-substitution in den meisten Fällen reversibel. Die Frage der Schwangerschaftsver-hütung muß also von Anfang an angesprochen werden.

Vor Beginn der Behandlung sollte in jedem Falle eine orientierende internisti-sche und neurologische Untersuchung des gesamten Körpers erfolgen, um häufig bestehende behandlungsbedürftige Begleiterkrankungen der Drogenabhängig-keit sofort therapieren zu können.

Die Laboratoriumsdiagnostik sollte neben den allgemeinen Blutuntersuchun-gen folgende Untersuchungen umfassen:
- Hepatitisserologie (namentliche Meldepflicht),
- Luesserologie (anonyme Meldepflicht),
- HIV-Antikörpertest (nur mit Einverständnis des Patienten).

Bei Vorliegen einer HIV-Infektion zusätzlich:
- Lymphozytenstatus, P24 Antigen, Elektrophorese, Immunglobuline, Toxoplas-mose, Zytomegalie und Herpes-Antikörper, Gerinnungsstatus.

Weitere Untersuchungen:
- Urinstatus,
- Tinetest, evtl. Thoraxröntgen – EKG,
- Schwangerschafttest.

## Psychische Anamnese

- Bestehende Suizidalität – Halluzinationen,
- andere schwere psychische Beeinträchtigungen,
- psychiatrische Erkrankungen, auch in der Familie,
- hirnorganische Vorschädigungen und schwere Entwicklungsstörungen,
- familiäre Belastungen.

Bei der Befunderhebung sollen die Bewußtseinslage, das Kontaktverhalten, die Grundstimmung und der Affekt sowie das formale und inhaltliche Denken und Phobien sowie Zwänge dokumentiert werden.

## Soziale Anamnese

Die ärztliche Behandlung sollte in Kenntnis der sozialen Situation des Patienten erfolgen und folgende Bereiche umfassen:
- Sucht oder sonstige schwere Erkrankungen in der Familie,
- wichtige biographische Ereignisse (z. B. Heim- oder Haftaufenthalte),
- aktuelle Lebenssituation/Bezugsrahmen (z. B. Wohnsituation, drogenfreie Kontakte, Erwerbstätigkeit, Partnerschaft, Kinder),
- juristische Situation (offene Verfahren, Bewährungsauflagen, Therapieaufla-gen),
- finanzielle Situation.

Die umfassende Klärung und Verbesserung der sozialen Situation der Patienten ist primär Aufgabe der psychosozialen Betreuung (s. Punkt 3. )

## 2. Behandelnde(r) Ärztin/Arzt

Die Indikationsstellung erfolgt durch den behandelnden Arzt. Ist dieser in der Therapie Opiatabhängiger noch unerfahren, sollte er die Indikation in Zusammenarbeit mit einem im Umgang mit Opiatabhängigen erfahrenen Fachkollegen stellen. Voraussetzung für die Durchführung der Behandlung ist der Erwerb einer von der Ärztekammer definierten Qualifikation.

In der Regel sollten nicht mehr als zehn Patienten von einem Arzt gleichzeitig substituiert werden. In Praxen oder speziellen Einrichtungen, die sich auf die Behandlung von Opiatabhängigen spezialisiert haben und in denen eine organisatorische und fachliche Einheit mit einem psychosozialen Team besteht, ist eine Behandlung von mehr Patienten möglich.

Die Durchführung der erforderlichen Maßnahmen ist vom behandelnden Arzt zu dokumentieren und – mit Zustimmung des Patienten – der zuständigen Behörde anzuzeigen.

## 3. Psychosoziale Betreuung

Die kontinuierliche psychosoziale Betreuung ist entscheidend für den Erfolg der Substitutionstherapie. Ihr Umfang richtet sich dabei nach den individuellen Bedürfnissen und dem Krankheitsverlauf des Patienten. Sie kann je nach Qualifikation und Möglichkeit von verschiedenen Institutionen durchgeführt werden. Der indikationsstellende Arzt sollte möglichst schon vor Therapiebeginn Kontakt zu den betreuenden Institutionen aufnehmen.

## 4. Einleitung der Substitutionstherapie

Die Einstellung auf die erforderliche Dosis des Substitutes muß mit besonderer Sorgfalt geleistet werden. In schwierigen Fällen, insbesondere bei polyvalentem Mißbrauch, sollte die Dosisfindung stationär erfolgen. Dies gilt besonders beim regelmäßigen Nebenkonsum von Benzodiazepinen und Barbituraten, da beim Absetzen dieser Substanzen Krampfanfälle auftreten können.

Vor Beginn der ambulanten Therapie muß die Wochenendvergabe geklärt und organisiert sein.

## 5. Zusammenarbeit mit der Apotheke

Um einen reibungslosen Ablauf der Substitutionsbehandlung zu garantieren, sollten rechtzeitig mit dem Apotheker die Lieferungs- und Vergabemodalitäten besprochen werden.

## 6. Wahl des Substitutionsmittels

Mittel der ersten Wahl sind Methadon bzw. Levomethadon.
Aus Gründen der Dosierungsgenauigkeit und der vereinfachten Handhabung für den Arzt wird die Verordnung von trinkfertigen Lösungen als Rezepturarzneimittel empfohlen. Die maximal auf einem Rezept verschreibungsfähige Menge und Anzahl der Tage, wie in der BtMVV festgelegt, ist zu beachten.

In seltenen Fällen kann auch eine qualifizierte Substitutionsbehandlung mit Dihydrocodein angezeigt sein. Dies gilt praktisch für die wohl seltene Levomethadonunverträglichkeit und ggf. zur sehr kurzfristigen Überbrückungsbehandlung. Dafür ist eine strenge Indikationsstellung ebenso erforderlich wie eine psychosoziale Betreuung.

## 7. Verabreichung unter kontrollierten Bedingungen

Bezüglich der Abgabe gelten die Bestimmungen der BtMVV. Die Applikation darf nur oral, mittels nicht injizierbarer Trinklösung, in Tagesdosen erfolgen. Sie soll durch den Arzt, dessen Vertreter oder – wo rechtlich zulässig – durch den Apotheker oder durch von dem Arzt beauftragtes, entsprechend qualifiziertes medizinisches Fachpersonal persönlich durchgeführt werden. Im Falle seiner kurzfristigen Verhinderung (Feiertagsversorgung, Wochenendvergabe) kann die Verabfolgung des Substitutes durch andere Institutionen erfolgen (z. B. Sozialstation, Klinikambulanz). Für langfristige Verhinderungen (Urlaub, Krankheit) sollte ein ärztlicher Vertreter mit der Verabfolgung beauftragt werden. Der Arzt oder die Vertretung müssen sich von der ordnungsgemäßen Einnahme überzeugen, d. h. die Trinklösung muß vom Patienten in jedem Falle vor den Augen der verantwortlichen Person eingenommen werden. Bei Abgabe des Substitutes im Sinne einer Take-home-Vergabe wird auf die entsprechenden Bestimmungen der BtMVV verwiesen.

## 8. Behandlungsausweis

Der behandelnde Arzt stellt dem Patienten einen Behandlungsausweis aus, in dem die aktuelle Tagesdosis in Milligramm (mg) aufgeführt ist.

## 9. Umfassendes Therapiekonzept

Die Verabreichung des Medikamentes ist nur ein Teil der Behandlung. Es müssen regelmäßig Gespräche mit dem Patienten und medizinische Untersuchungen zur Kontrolle des Gesundheitszustandes stattfinden. Eine ärztliche Untersuchung in dreimonatigen Abständen wird empfohlen. Die psychosoziale Betreuung und ärztliche Behandlung sollten koordiniert werden.
Die Therapieziele sollten gemeinsam formuliert werden.

## 10. Therapiekontrolle/Beikonsum

Für das Drogenscreening gelten die Vorschriften der BtMVV. Es müssen unange-meldete, stichprobenartige qualitative Urinkontrollen auf Beigebrauch anderer Suchtmittel durchgeführt werden. Hierbei richten sich Untersuchungsumfang und -frequenz nach den individuellen Gegebenheiten. Empfohlen wird bei entspre-chendem Verdacht insbesondere die Untersuchung auf Beigebrauch anderer Opia-te, Barbiturate, Benzodiazepine, Codeinpräparate, Kokain und Amphetamine.

Die Vergabe der Trinklösung hat zu unterbleiben, wenn ein aktueller Beikon-sum festgestellt wird, der den Patienten bei zusätzlicher Verabreichung des Sub-stituts gesundheitlich gefährden würde. Insbesondere ist darauf zu achten, daß eine Einnahme des Substituts in Kombination mit Alkohol und/oder Sedativa zu Atemdepressionen mit tödlichem Ausgang führen kann.

Der behandelnde Arzt ist zu einer sorgfältigen Dokumentation des Behand-lungsverlaufes verpflichtet.

Es gibt vielfältige Gründe für den Beikonsum, die abgeklärt werden müssen. Bei nachgewiesenem Beikonsum sollte zunächst die Ursache eruiert und nach Möglichkeiten der Beseitigung gesucht werden. Hierbei ist die Zusammenarbeit mit der psychosozialen Betreuungsstelle angeraten. Häufig kann durch Dosisan-passung eine Beendigung des Beikonsums erreicht werden.

## 11. Abbruch der Substitutionsbehandlung

Führen eine Ursachenforschung und die Anpassung der Dosis nicht zum gewünschten Ergebnis, gelten als Abbruchkriterien:
- fortgesetzter, problematischer, die Therapieziele gefährdender Beikonsum,
- Verweigerung der Kontrollen,
- unzureichende Kooperationsbereitschaft des Patienten.

Wenn ein Patient in der Praxis nicht mehr tragbar ist (häufige Intoxikationen, Gewaltandrohung oder -anwendung, Diebstähle) und in der bisherigen Praxis nicht weiter behandelt werden kann, sollte die psychosoziale Betreuungsstelle unterrichtet werden und eine andere Behandlungseinrichtung für den Patienten gefunden werden, wofür insbesondere die Drogenambulanzen in Frage kommen.

## 12. Beendigung der Behandlung

Eine Beendigung der Behandlung kann dann angestrebt werden, wenn sich die Lebenssituation des Patienten stabilisiert hat. Das Methadon sollte langsam aus-schleichend abgesetzt werden, Dosisreduzierungen von weniger als 10 Prozent in der Woche werden im allgemeinen gut vertragen.

Falls ein endgültiges Absetzen des Methadons in der ambulanten Behandlung nicht gelingt, sollte dem Patienten die Gelegenheit zu einem stationären Entzug gegeben werden.

# Anhang 4

**Bundessozialhilfegesetz**

**Unterabschnitt 4 – Vorbeugende Gesundheitshilfe**

**§ 36**

(1) Personen, bei denen nach ärztlichem Urteil eine Erkrankung oder ein sonstiger Gesundheitsschaden einzutreten droht, soll vorbeugende Gesundheitshilfe gewährt werden. Außerdem können zur Früherkennung von Krankheiten Vorsorgeuntersuchungen gewährt werden; sie sind zu gewähren, soweit Versicherte nach den Vorschriften der gesetzlichen Krankenversicherung Anspruch auf Leistungen zur Förderung der Gesundheit sowie zur Verhütung und Früherkennung von Krankheiten haben.

(2) Zu den Maßnahmen der vorbeugenden Gesundheitshilfe gehören vor allem die nach dem Gutachten des Gesundheitsamtes oder des Medizinischen Dienstes der Krankenversicherung im Einzelfall erforderlichen Erholungskuren, besonders für Kinder, Jugendliche und alte Menschen sowie für Mütter in geeigneten Müttergenesungsheimen. Die Leistungen sollen in der Regel den Leistungen entsprechen, die nach den Vorschriften über die gesetzliche Krankenversicherung gewährt werden.

(3) Die gesetzlichen Aufgaben der Gesundheitsämter bleiben unberührt.

**Unterabschnitt 5 – Krankenhilfe, sonstige Hilfe**

**§ 37**
**Krankenhilfe**

(1) Kranken ist Krankenhilfe zu gewähren.

(2) Die Krankenhilfe umfaßt ärztliche und zahnärztliche Behandlung, Versorgung mit Arzneimitteln, Verbandmitteln und Zahnersatz, Krankenhausbehandlung sowie sonstige zur Genesung, zur Besserung oder zur Linderung der Krankheitsfolgen erforderliche Leistungen. Die Leistungen sollen in der Regel den Leistungen entsprechen, die nach den Vorschriften über die gesetzliche Krankenversicherung gewährt werden.

(3) Ärzte und Zahnärzte haben für ihre Leistungen Anspruch auf die Vergütung, welche die Ortskrankenkasse, in deren Bereich der Arzt oder der
Zahnarzt niedergelassen ist, für ihre Mitglieder zahlt. Der Kranke hat die
freie Wahl unter den Ärzten und Zahnärzten, die sich zur ärztlichen oder
zahnärztlichen Behandlung im Rahmen der Krankenhilfe zu der in Satz 1
genannten Vergütung bereit erklären.

(4) Absatz 3 gilt entsprechend bei ärztlichen oder zahnärztlichen Leistungen
in den Fällen der §§ 36, 37a, 37b, 38 und 40 Abs. 1 Nr. 1 und 2.

### Unterabschnitt 7 – Eingliederungshilfe für Behinderte

### § 39
### Personenkreis und Aufgabe

(1) Personen, die nicht nur vorübergehend körperlich, geistig oder seelisch
wesentlich behindert sind, ist Eingliederungshilfe zu gewähren. Personen
mit einer anderen körperlichen, geistigen oder seelischen Behinderung
kann sie gewährt werden.

(2) Den Behinderten stehen die von einer Behinderung Bedrohten gleich. Dies
gilt bei Personen, bei denen Maßnahmen der in den §§ 36 und 37 genannten Art erforderlich sind, nur, wenn auch bei Durchführung dieser Maßnahmen eine Behinderung einzutreten droht.

(3) Aufgabe der Eingliederungshilfe ist es, eine drohende Behinderung zu verhüten oder eine vorhandene Behinderung oder deren Folgen zu beseitigen
oder zu mildern und den Behinderten in die Gesellschaft einzugliedern.
Hierzu gehört vor allem, dem Behinderten die Teilnahme am Leben in der
Gemeinschaft zu ermöglichen oder zu erleichtern, ihm die Ausübung eines
angemessenen Berufs oder einer sonstigen angemessenen Tätigkeit zu
ermöglichen oder ihn soweit wie möglich unabhängig von Pflege zu machen.

(4) Eingliederungshilfe wird gewährt, wenn und solange nach der Besonderheit des Einzelfalles, vor allem nach Art und Schwere der Behinderung,
Aussicht besteht, daß die Aufgabe der Eingliederungshilfe erfüllt werden
kann.

### § 40
### Maßnahmen der Hilfe

(1) Maßnahmen der Eingliederungshilfe sind vor allem
1. ambulante oder stationäre Behandlung oder sonstige ärztliche oder
ärztlich verordnete Maßnahmen zur Verhütung, Beseitigung oder Mil-
derung der Behinderung,
2. Versorgung mit Körperersatzstücken sowie mit orthopädischen oder
anderen Hilfsmitteln,

2a. heilpädagogische Maßnahmen für Kinder, die noch nicht im schulpflichtigen Alter sind,

3. Hilfe zu einer angemessenen Schulbildung, vor allem im Rahmen der allgemeinen Schulpflicht und durch Hilfe zum Besuch weiterführender Schulen einschließlich der Vorbereitung hierzu; die Bestimmungen über die Ermöglichung der Schulbildung im Rahmen der allgemeinen Schulpflicht bleiben unberührt,

4. Hilfe zur Ausbildung für einen angemessenen Beruf oder für eine sonstige angemessene Tätigkeit,

5. Hilfe zur Fortbildung im früheren oder einem dieser verwandten Beruf oder zur Umschulung für einen angemessenen Beruf oder eine sonstige angemessene Tätigkeit; Hilfe kann auch zum Aufstieg im Berufsleben gewährt werden, wenn die Besonderheit des Einzelfalles dies rechtfertigt,

6. Hilfe zur Erlangung eines geeigneten Platzes im Arbeitsleben insbesondere in einer anerkannten Werkstatt für Behinderte oder in einer sonstigen Beschäftigungsstätte (§ 41),

6a. Hilfe bei der Beschaffung und Erhaltung einer Wohnung, die den besonderen Bedürfnissen des Behinderten entspricht,

7. nachgehende Hilfe zur Sicherung der Wirksamkeit der ärztlichen oder ärztlich verordneten Maßnahmen und zur Sicherung der Eingliederung des Behinderten in das Arbeitsleben,

8. Hilfe zur Teilnahme am Leben in der Gemeinschaft.

(2) (gestrichen)

(3) (gestrichen)

(4) Soweit es im Einzelfall gerechtfertigt ist, können Beihilfen an den Behinderten oder seine Angehörigen zum Besuch während der Durchführung der Maßnahmen der Eingliederungshilfe in einer Anstalt, einem Heim oder einer gleichartigen Einrichtung gewährt werden.

# Anhang 5

## Serviceadressen[1]

## Bundesärztekammer

**Bundesärztekammer** Arbeitsgemeinschaft der Deutschen Ärztekammern
**Herbert-Lewin-Str. 1, 50931 Köln**
(Tel.: 0221 / 4004–0, Fax: 0221 / 4004–388, e-mail: baek@dgn.de)

## Landesärztekammern

**Landesärztekammer Baden-Württemberg**
Jahnstr. 40, 70597 Stuttgart
(Tel.: 0711 / 7689–0, Fax: 0711 / 7698950,
e-mail: laek-baden-wuerttemberg@dgn.de)

**Bayerische Landesärztekammer**
Mühlbaurstr. 16, 81677 München
(Tel.: 089 / 4147–1, Fax: 089 / 4147–280,
e-mail: blaek@blaek.de)

**Ärztekammer Berlin**
Flottenstr. 28–42, 13407 Berlin
(Tel.: 030 / 40806–0, Fax: 030 / 40806–126,
e-mail: kammer@aerztekammer-berlin.de)

**Landesärztekammer Brandenburg**
Dreifertstr. 12, 03044 Cottbus
(Tel.: 0355 / 78010–0, Fax: 0355 / 78010–36,
e-mail: aerztekammer. brandenburg@t-online.de)

---

[1] Auflistung enthält nur Adressen, für die eine Abdruckgenehmigung erteilt wurde.

**Ärztekammer Bremen**
Schwachhauser Heerstr. 30, 28209 Bremen
(Tel.: 0421 / 3404–200, Fax: 0421/3404–209)

**Ärztekammer Hamburg**
Humboldtstr. 56, 22083 Hamburg
(Tel.: 040 / 22802–596, Fax: 040 / 2209980,
e-mail: Aerztekammer HH@compuserve.com)
**für die Landesärztekammer Hessen**
Dr. phil. nat. Wilfried Köhler, Bürgerhospital Frankfurt
Chefarzt der Abteilung für Abhängigkeitserkrankungen und Konsiliarpsychiatrie
Nibelungenallee 37–41, 60318 Frankfurt
(Tel.: 069 / 150 088–0, Fax: 069 / 1500 940)

**Ärztekammer Mecklenburg-Vorpommern**
Humboldtstr. 6, 18055 Rostock
(Tel.: 0381 / 49280–0, Fax: 0381/49280–44)

**Ärztekammer Niedersachsen**
Berliner Allee 20, 30175 Hannover
Tel.: 0511 / 38002, Fax: 0511/3802–240, e-mail: info@aekn.de)

**Ärztekammer Nordrhein**
Tersteegenstr. 31, 40474 Düsseldorf
(Tel.: 0211 / 4302–0, Fax: 0211 / 4302–200,
e-mail: aeknoweb@www.aekno.de)

**Landesärztekammer Rheinland-Pfalz**
Deutschhausplatz 3, 55116 Mainz
(Tel.: 06131 / 28822–0, Fax: 06131 / 28822–88,
e-mail: laek.rlp@t-online.de)

**Ärztekammer des Saarlandes**
via Herrn Dr. Ulrich Hutschenreuter (Tel. 06897 / 768 143) oder
ÄK des Saarlandes, Faktoreistr. 4, 66111 Saarbrücken
(Tel.: 0681 / 4003–0, Fax: 0681 / 4003–340)

**Sächsische Landesärztekammer**
Schützenhöhe 16–18, 01099 Dresden
(Tel.: 0351 / 8267–0, Fax 0351 / 8267–412,
e-mail: dresden@slaek.de)

**Ärztekammer Sachsen-Anhalt**
Doktor-Eisenbart-Ring 2, 39120 Magdeburg
(Tel.: 0391 / 6054–6, Fax: 0391 / 6054–700,
e-mail: aeksa@aerztekammer-sa.de)

**Ärztekammer Schleswig-Holstein**
Bismarckallee 8–12, 23795 Bad Segeberg
(Tel.: 04551 / 803–0, Fax: 04551 / 803–180,
e-mail: Aerztekammer_SH@T-Online.de)

**Landesärztekammer Thüringen**
Frau Dr. Christiane Becker, Suchtausschuß LÄK Thüringen
Im Semmicht 33, 07751 Jena Maua
(Tel.: 03641 / 614–111, Fax: 03641 / 614–199,
e-mail: lak_thuer@t-online.de)

**Ärztekammer Westfalen-Lippe**
Gartenstr. 210–214, 48147 Münster
(Tel. : 0251 / 929–0, Fax: 0251 / 929–2999,
e-mail: aek-westfalen-lippe@dgn. de)

## Kassenärztlichen Vereinigungen

**Kassenärztliche Bundesvereinigung**
Herbert-Lewin-Str. 3, 50931 Köln
(Tel.: 0221 / 4005–0, Fax: 0221 / 408039,
e-mail: SMTP:Post@KBV. DGN.DE)

**Kassenärztliche Vereinigung Bayerns**
Postfach 81 05 60, 81905 München
(Tel. /Fax: 089 / 92096–0,
e-mail: Landesgeschaeftsstelle@kvb.de)

**Kassenärztliche Vereinigung Berlin**
Bismarckstr. 95/96, 10625 Berlin
(Tel.: 030 / 31003–0, Fax: 030 / 31003–302)

**Kassenärztliche Vereinigung Brandenburg**
Gregor-Mendel-Str. 10/11, 14469 Potsdam
(Tel.: 0331 / 2868–0, Fax: 0331 / 2868–175)

**Kassenärztliche Vereinigung Bremen**
Schwachhauser Heerstr. 26/28, 28209 Bremen
(Tel.: 0421 / 3404–0, Fax: 0421 / 3404–109)

**Kassenärztliche Vereinigung Hamburg**
Frau Sabine Nowicki und Frau Marion Rupsch
Humboldstr. 56, 22083 Hamburg
(Tel.: 040 / 22802–406, Fax: 040 / 22802–420)

**Kassenärztliche Vereinigung Hessen**
Geschäftsstelle der Hessischen Substitutions-Kommission
Herr Dr. Wolf-Dieter Hofmeister-Wagner
Georg-Voigt-Str. 15, 60325 Frankfurt
(Tel.: 069 / 79502–593, Fax: 069 / 79502–485)

**Kassenärztliche Vereinigung Koblenz**
Frau Haupt, Abt. Qualitätssicherung
Emil-Schüller-Str. 14–16, 56073 Koblenz
(Tel.: 0261 / 39002–236, Fax: 0261 / 39002–111)

**Kassenärztliche Vereinigung Mecklenburg-Vorpommern**
Neumühler Str. 22, 19057 Schwerin
(Tel.: 0385 / 7431–0, Fax: 0385 / 7431222)

**Kassenärztliche Vereinigung Niedersachsen**
Berliner Allee 22, 30175 Hannover
(Tel.: 0511 / 380–03, Fax: 0511 / 380–3236)

**Kassenärztliche Vereinigung Nordbaden**
Keßlerstr. 1, 76185 Karlsruhe
(Tel.: 0721 / 5961–0, Fax: 0721 / 5961–188,
e-mail: kv_nb. ls@t-online.de)

**Kassenärztliche Vereinigung Nordrhein**
Emanuel-Leutze-Str. 8, 40547 Düsseldorf
(Tel.: 0211 / 5970–0, Fax: 0211 / 5970–287)

**Kassenärztliche Vereinigung Nord-Württemberg**
Albstadtweg 11, 70567 Stuttgart
(Tel.: 0711 / 7875–0, Fax: 0711 / 7875–274,
e-mail: KVNW@dgn.de)

**Kassenärztliche Vereinigung Pfalz**
Herr Guido Appel
Maximilianstr. 22, 67433 Neustadt
(Tel.: 06321 / 893–153, Fax: 06121 / 893–139,
e-mail: 101643.1417@compuserve.com)

**Kassenärztliche Vereinigung Rheinhessen**
Herr Dr. med. Jürgen Hardt, Vorsitzender der Methadon-Kommission
Isaac-Fulda-Allee 14, 55124 Mainz
(Tel.: 06131 / 326–1200, Fax: 06131 / 326–150)

**Kassenärztliche Vereinigung Sachsen**
Schützenhöhe 12, 01099 Dresden
(Tel.: 0351 / 829–50, Fax: 0351 / 829–063)

**Kassenärztliche Vereinigung Sachsen-Anhalt**
Frau Dr. med. Maria-Tatjana Kunze
Postfach 1664, 39006 Magdeburg
(Tel.: 0391 / 627-6437, Fax: 0391 / 627-8999)

**Kassenärztliche Vereinigung Schleswig-Holstein**
Frau Astrid Patscha, Methadonkommission
Bismarckallee 1-3, 23795 Bad Segeberg
(Tel.: 04551 / 883-340, Fax: 04551 / 883-209)

**Kassenärztliche Vereinigung Südbaden**
Sundgauallee 27, 79114 Freiburg
(Tel.: 0761 / 884-0, Fax: 0761 / 884-145)

**Kassenärztliche Vereinigung Südwürttemberg**
Haldenhausstr. 11, 72770 Reutlingen
(Tel.: 07121 / 917-0, Fax: 07121 / 917-100)

**Kassenärztliche Vereinigung Trier**
Balduinstr. 10-14, 54290 Trier
(Tel.: 0651 / 4603-0, Fax: 0651 / 4603-171)

**Kassenärztliche Vereinigung Westfalen-Lippe**
Robert-Schirmrigk-Str. 4-6, 44141 Dortmund
(Tel.: 0231 / 9432-0, Fax: 0231 / 9432-267)

## Soziale Beratungsstellen und -Einrichtungen

**Arbeitskreis für Jugendhilfe e. V.**
Release Stationäre Drogenhilfeeinrichtung
Besonderheit: „Aufnahme v. substituierenden Patienten möglich"
Merschstraße 49, 59387 Ascheberg-Herbern
(Tel.: 02599 / 9385-0, Fax: 02599 / 9385-85)

## Informierende Praxen

Centrum für interdisziplinäre Medizin (CIM)
Salzstraße 58, 48143 Münster
(Tel.: 0251 / 98700-0; Fax: 0251 / 98700-60)

## Informierende Firmen

**addiCare Arzneimittel GmbH**
Ein Unternehmen der Hexal AG
Herr Dr. Ray Masch (Geschäftsleitung)
Industriestr. 25, 83607 Holzkirchen
(Tel.: 08024 / 908–456, Fax: 08024 / 908–505)

**Essex Pharma GmbH**
Frau Dr. Katharina Thiel, Produktmanagement
Thomas-Dehler-Str. 27, 81737 München
(Tel.: 089 / 62731–345, Fax: 089 / 62731–292)

**Hoechst Marion Roussel**
Gräfin Dr. Marinanne v. Schmettow, Produktmanagement Analgetika
Königsteiner Str. 10, 65812 Bad Soden am Taunus
(Tel.: 069 / 305–83702, Fax:069 / 305–83322)

**Hoffmann-La-Roche AG**
Frau Dr. Iris Wiesel, Produktmanagement
Emil-Barell-Str. 1, 79639 Grenzach-Wyhlen
(Tel.: 07624 / 14-2407, Fax: 07624 / 14–3212)

## Internet-Adressen (Auswahl)

- http://hiv. net/hiv/drugs/opiate/methad.htm – Methadon im HIV-Net/Stein-häuser-Verlag
- http://home. muenster. net/~indro/index/htm – INDRO e. V in Münster
- http://www. drogenberatung-jj.de – Drogenberatung Hessen
- http://www. drugtext.org Drugtext
- http: www. fh-fulda. de/projekte/drugs – Herr Steybe/FH Fulda,
- http://www. lindesmith.org – Lindesmith Center, Drug policy research institute
- http://www. methadone.org/belgium.html Methadon/Belgien
- http://www. methadone.org Nat. Alliance of Methadone Advocates (USA)
- http://www. dgds.de – Dt. Ges. für Drogen u. Suchtmed. e. V.
- http://www. nida.nih. gov – Nat. Institute on Drug Abuse, USA
- http://www. meb.uni-bonn.de/giftzentrale/drogeidx.html – Giftzentrale Uni Bonn

# Anhang 6

**Auszug aus den Therapierichtlinien der Deutschen
Gesellschaft für Drogen- und Suchtmedizin e. V.**

### Einleitung

(...) Heroinabhängigkeit ist eine chronisch-rezidivierende Krankheit. (...) Langzeittherapie und Substitution sind sich ergänzende Therapieformen dieser chronisch-rezidivierenden Krankheit. Streitig ist, ob es eine die Sucht heilende Behandlungsmethode gibt oder ob Heroinabhängigkeit meist nach 10–20 Jahren ausheilt und ob es dann wichtigste Aufgabe der Ärzte ist, irreversible Schäden zu verhüten. (...)

Die Diagnose der Heroinabhängigkeit muß sorgfältig gestellt und dokumentiert werden. (...)

Die Behandlung ist nur ausreichend und sinnvoll, wenn die Entzugssymptome vollständig beseitigt sind und der Patient sicher sein kann, daß er täglich seine Dosis erhält. Neben der Medikamentengabe sind die Gespräche mit dem Patienten wichtiger Teil der Behandlung. (...)

### Behandlung

### Methadon

Wenn der Patient bis zuletzt Straßenheroin konsumiert hat, soll die 1. Dosis *maximal* 20 mg L-Polamidon = 40 mg Methadon betragen. (...) Langfristige Behandlungen mit höheren Methadondosen zeigen bessere Ergebnisse als kurzfristige, niedrigdosierte Behandlungen. Maßstab der Dosierung ist das subjektive Wohlbefinden des Patienten. Serumspiegel geben keine Information. (...)

Die BtMVV schreibt noch Abgabemodalitäten vor, die sachlich nicht gerechtfertigt sind und die Rehabilitation behindern, aber die behandelnden Ärzte rechtlich binden. (...) Mitgaberegelungen nach Behandlungserfolg sind eine positive Rückmeldung für die Patienten und tragen zur Stabilisierung bei. In der Anfangsphase der Behandlung muß mit unkontrollierter Einnahme gerechnet werden.

Die mitgegebenen Dosen dürfen bei noch nicht stabilisierten Patienten nicht lebensgefährlich sein. (...)

Bei der Mitgabe müssen folgende Risiken beachtet werden:
1. unkontrollierte Einnahme, besonders in Krisensituationen,
2. Verkauf,
3. Einnahme durch Nichttolerante, bes. Kinder.

### Dihydrocodein (DHC)

Mit dem Patienten soll die 3–4malige tägliche Einnahme besprochen werden, um – vergleichbar der Schmerztherapie – der Entzugssymptomatik zuvorzukommen. Ziel ist wie bei der Behandlung mit Methadon, die Entzugssymptome vollständig und dauernd zu unterdrücken. (...)

Zur Kontrolle auf zusätzlichen Heroingebrauch müssen die Opioide differenziert werden. Die Gruppenreaktionen unterscheiden nicht zwischen DHC und Heroin.

### Beikonsum

Opioidbeikonsum zeigt häufig eine zu niedrige Dosierung des Substitutionsmedikamentes an. Beikonsum anderer psychoaktiver Substanzen kann ein Zeichen für behandlungsbedürftige psychische Störungen sein. Die Bedeutung ist deshalb sorgfältig abzuklären, ggf. soll ein Psychiater hinzugezogen werden. Unter Berücksichtigung der Komorbidität soll der Beikonsum entzogen oder in kontrollierte Bahnen gelenkt werden. Kontrollierter, nicht gesundheitsschädlicher Gebrauch von psychoaktiven Substanzen ist kein medizinisches Problem und sollte auch kein juristisches sein.

(...) Ganz besonders beim Umgang mit dem Beikonsum soll der Rat von erfahrenen Kollegen gesucht werden.

Urinkontrollen können eine Hilfe für die Gespräche über den Beikonsum sein. Bei erfolgreicher Behandlung sind die Urinkontrollen eine wichtige Bestätigung für die Patienten.

### Behandlungsende

Eine Beendigung der Substitution kann nach meist mehrjähriger Behandlung erwogen werden, wenn die seelische und soziale Situation nachhaltig gebessert ist, besonders wenn auch in problematischen Situationen kein Rückfall mehr droht. Die Entzugssymptomatik wird bei einer Reduktion der Dosis um 10% pro Woche meist gut vertragen. (...) Manchmal ist ein stationärer Entzug von dem Substitutionsmedikament hilfreich. Wenn der Patient rückfällig wird, muß die sofortige Wiederaufnahme der Behandlung möglich sein. Es sollte auch geprüft werden, ob nach dem Absetzen der Opioide ein Opiatantagonist zur Stabilisierung nützlich ist.

## Behandlungsabbruch

Nur der behandelnde Arzt kann entscheiden, welche Maßnahme bei Behandlungskrisen für seinen Patienten vertretbar ist. Rückfälle sind bei Heroinabhängigkeit häufig und sind Grund zu intensivierter Behandlung. Sie sollen nicht zum Anlaß genommen werden, die weitere Behandlung zu verweigern. (...)

## Behandlungsvertrag und Dokumentation

Es ist bei der Behandlung von Abhängigen notwendig, Vereinbarungen über die Behandlungsmodalitäten zu treffen. Das schafft eine wichtige Stabilität für die Patienten. Zusätzlich ist es sinnvoll, zusammen mit dem Patienten Therapieziele zu formulieren und in Abständen zu überprüfen. (...) Auch der Behandlungsverlauf muß dokumentiert werden (Dosierung, Gründe für Dosisänderungen, Beikonsum, zusätzliche Verordnung psychoaktiver Medikamente, Modifizierung von Zielsetzungen u. a.).

## Behandlung der Begleitkrankheiten

Die Krankheiten, nach denen bei Heroinabhängigen besonders gesucht werden muß, sind im diagnostischen Teil aufgeführt. Sie sind in der Regel bei opioidbehandelten Patienten gut behandelbar, auch wenn mit Verleugnung der Krankheiten gerechnet werden muß. Deshalb wird bei manchen Patienten und Behandlungen (z. B. Tbc, Prophylaxe der HIV-assoziierten Krankheiten) eine Einnahmekontrolle empfohlen. Bei den prophylaktischen Maßnahmen soll auch an eine Überprüfung des Impfstatus, besonders Tetanus und Hepatitis A und B gedacht werden.

## Psycho-Soziotherapie

Viele Heroinabhängige benötigen besonders zu Beginn der Behandlung das Angebot einer begleitenden psychiatrisch-psychotherapeutischen Mitbehandlung, weil besonders in der Anfangsphase der Behandlung schwere psychiatrische Vorerkrankungen demaskiert werden können. Später kann die Bearbeitung der Suchtproblematik zum erfolgreichen Ausstieg aus der Sucht beitragen. Außerdem ist oft eine psychosoziale Betreuung notwendig, weil die Patienten Probleme wie Arbeitslosigkeit, Wohnungslosigkeit, Schulden, Gerichtsverfahren allein nicht lösen können. Es muß oft neu gelernt werden, auch in kritischen Lebenssituationen auf Drogen zu verzichten und Euphorie ohne Drogen zu erreichen. Entsprechende Beratungsstellen müssen in ausreichender Zahl vorhanden sein. Mit zunehmender sozialer Stabilisierung kann diese Therapie reduziert werden. Sie ist nicht bei allen Patienten zwingend notwendig.

## Fahrtüchtigkeit und Arbeitsfähigkeit

Nach internationalen Erfahrungen beeinträchtigt eine stabile Opioiddosierung kognitive und psychomotorische Fähigkeiten nicht. Die Opioidbehandlung beeinträchtigt also Fahrtüchtigkeit und Arbeitsfähigkeit nicht. Die Patienten sind darauf hinzuweisen, daß die Fähigkeit, am Straßenverkehr teilzunehmen und an gefährlichen Maschinen zu arbeiten, in der Einstellungsphase vermindert sein kann. Schwierig und nur im Einzelfall zu beurteilen ist die Fahrtüchtigkeit beim Gebrauch anderer psychoaktiver Substanzen. Für die Beurteilung darf nicht gefordert werden, daß keine psychoaktiven Substanzen genommen werden. Der Patient muß aber die Gewähr bieten, daß er (wie beim Alkohol) unter dem Einfluß solcher Substanzen kein Kraftfahrzeug benutzt.

(Die vollständigen Leitlinien können bei der Geschäftsstelle der DGDS angefordert werden: DGDS e. V. , Zimmer 509 (Frau Bartels), Berliner Allee 20, 30175 Hannover)

# Sachverzeichnis

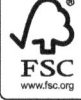